Gerhard Sprakties

Sinnorientierte Altenseelsorge

Die seelsorgliche Begleitung alter Menschen bei Demenz,
Depression und im Sterbeprozess

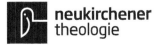

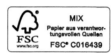

Dieses Buch wurde auf FSC®-zertifiziertem Papier gedruckt.
FSC® (Forest Steward-ship Council) ist eine nichtstaatliche, gemeinnützige
Organisation, die sich für eine ökologische und sozialverantwortliche
Nutzung der Wälder unserer Erde einsetzt.

Bibliografische Information der Deutschen Nationalbibliothek

Die Deutsche Nationalbibliothek verzeichnet diese Publikation in der
Deutschen Nationalbibliografie; detaillierte bibliografische Daten sind im
Internet über http://dnb.d-nb.de abrufbar.

© 2013
Neukirchener Verlagsgesellschaft mbH, Neukirchen-Vluyn
Alle Rechte vorbehalten
Umschlaggestaltung: Andreas Sonnhüter, Düsseldorf
Umschlagabbildung: Geber86/istockphoto.com
DTP: Breklumer Print-Service
Gesamtherstellung: Books on Demand, Norderstedt
Printed in Germany
ISBN 978–3–7887–2760–4 (Print)
ISBN 978–3–7887–2761–1 (E-Book-PDF)

www.neukirchener-verlage.de

GEWIDMET URTE UND ERIC

Inhalt

Zum Geleit

Alt sein will heute niemand mehr. Die meisten Deutschen bezeichnen sich frühestens mit 80 Jahren als alt, man wählt lieber die mit Würde konnotierte Bezeichnung Senioren oder Seniorinnen. Die Medien und mit ihnen einige Soziologen und Gerontologen bevorzugen Unterscheidungen wie Junge Alte, Hochaltrige, Neue Alte, die Freizeit- und Konsumindustrie bevorzugt Etikettierungen wie Golden oder Silver Ager, Silver Generation, Best-Ager, Woopies (well-off older people) oder Generation 59plus. Phänomene wie Demenz, Altersdepression oder Sterbebegleitung überlassen die meisten lieber Professionellen oder auch einigen hier engagierten Freiwilligen. Diese versuchen durchaus, ein adäquateres Bild der Menschen zu vermitteln, mit denen sie fast täglich umgehen. Ihnen zufolge werden Menschen mit Demenz keineswegs zu Post-Personen oder Nicht-Personen (so die Philosophen J. McMahan und M. Quante), also Wesen ohne Selbst, wie einst der Arzt Alois Alzheimer notierte. Selbst bei zunehmend schwindenden Erinnerungen erleben sie ihre Gegenwart mit Hilfe ihrer noch vitalen Neuronen als die ihre. Auch wenn die Erinnerungen an das eigene Leben schwinden, bleibt ein „Leibgedächtnis" (Thomas Fuchs), in dem Lebenserfahrungen verinnerlicht sind, was ein Gefühl von Selbstvertrautheit ermöglicht.

Ebenso wie ein Leben mit Demenz sind für die meisten Menschen Depressionen ein Horrorszenario. Den Umgang mit Depressiven sucht man zu vermeiden, und wer sich nicht entziehen kann, fühlt sich in der Regel hilflos. Auch diesen Menschen sollen Fachleute helfen. Allerdings gibt es viel zu wenig therapeutische Angebote und Möglichkeiten. Die Wartezeiten sind exorbitant, die Antragsverfahren aufwändig, und die Therapien selbst dauern sehr lange. Den (Aus-)Weg zu Seelsorgerinnen und Seelsorgern finden nur noch wenige. Und wer ihn geht, trifft häufig auf Geistliche, die mangels spezifischer Ausbildung der Aufgabe nicht gewachsen sind.

In seiner langjährigen Berufspraxis als Seelsorger in mehreren Pflegeheimen ist Gerhard Sprakties immer wieder Menschen mit Depressionen, mit zunehmender Demenz und solchen in der letzten Lebensphase begegnet und hat versucht, ihnen zu helfen. Er hat mit ihnen gelitten, er hat seine eigene Hilflosigkeit im Umgang mit ihnen durchlitten. Er hat aber niemanden aufgegeben, auch sich selbst nicht. Dagegen hat er sich von erfahrenen Pflegepersonen, Ärzten, Psychologen und Gerontologen beraten und anleiten lassen. Zudem hat er sich mit der Fachliteratur auseinandergesetzt und ist dabei auf die Logotherapie Viktor E. Frankls gestoßen, die aus Erfahrungen im Konzentrationslager erwachsen ist. Frankl hat die Logotherapie nicht speziell auf Demenz und Depression bezogen, sondern auf weniger dramatische, psychische Krisen, obwohl depressive Zustände angesichts der existentiellen Aussichts- und Zukunftslosigkeit in Konzentrationslagern nahelagen. Gehindert hat ihn vielleicht der Umstand, dass Sinnfindung („Logos") von einer vollen Funktionalität der kognitiven, neuronalen und interaktionalen Kapazitäten abhängig gemacht wird. Gerhard Sprakties hat demgegenüber in vielen seelsorgerlichen Interaktionen feststellen können, dass Sinnerfahrung, Erinnerungs- und Beziehungspflege auch mit demenzerkrankten und depressiven Menschen möglich sind. Dies hat ihn ermutigt, Frankls Logotherapie für den Umgang mit solchen Menschen gewissermaßen zu konkretisieren und selbst bei der Sterbebegleitung anzuwenden. Unter Verwendung der Validationstechniken bei Demenzerkrankten, durch Gesten, Berührung, Erzählen, Singen, Riten usw. hat er Wege gefunden, Sinn sinnlich erlebbar zu machen. Er hat erstmalig eine Praxis therapeutischer Seelsorge mit den Menschen gefunden und erprobt, die wir uns möglichst vom Leib halten und von denen wir auch möglichst wenig hören wollen, vielleicht weil sie Risiken unserer eigenen Zukunft sichtbar machen.

Es ist bewunderns- und dankenswert, dass Gerhard Sprakties seine neue „theoriegeleitete" Praxis nicht nur für sich pflegt und im engeren Kollegenkreis kommuniziert, sondern durch begleitende Verschriftlichung die Voraussetzung für eine Veröffentlichung geschaffen und deren theoretische Voraussetzungen dann auch noch expliziert hat. Es ist glücklicherweise dennoch kein theoretisches, sondern ein erzählendes Buch, aus einer theoretisch reflektierten Praxis für eine bessere und heilsame Praxis. Und weil der Autor so anschaulich und lebensnah schreibt, auch ein Buch nicht nur für „Fachleute" (Seelsorgerinnen, Therapeuten, Pflegepersonen u. ä.), sondern für jeden und jede, der und die betroffenen Menschen helfen will.

Prof. Dr. Heinz Schmidt

Einleitung

Bei einem Ausflug im Sommer 2006 in die wunderschöne österreichische Barockstadt Schärding fiel mir in der Innenstadt ein Plakat der Altenpflege des Landes Oberösterreich auf. Es trug die Überschrift: „Alte pflegen Erinnerungen". Es zeigte eine ältere Frau mit Brille, die an einer großen Muschel lauscht. Auf einem darunterstehenden Text hieß es: „Ich hab ein Zimmer mit Meerblick. Mitten in Linz. Ich muss nur meine Augen schließen und schon werden Erinnerungen lebendig. Die Altenfachbetreuerin in meinem Pflegeheim hat mir diese Muschel mitgebracht. Jetzt kann ich das Meer besser hören." Und weiter war auf dem Plakat zu lesen: „Das Wichtigste in der Altenpflege sind die älteren Menschen."

Was mich als Altenheimseelsorger an dieser Werbeanzeige besonders ansprach, war die Tatsache, dass man den älteren Menschen hier nicht bloß als ein zu betreuendes Objekt der Altenpflege ansieht, welches möglichst effizient nach den vorgegebenen Standards gepflegt und versorgt werden soll, sondern als ein eigenständiges Subjekt mit je individuellen Erfahrungen, Phantasien und Erinnerungen. An diese gilt es in der Altenpflege, aber auch in der Altenseelsorge anzuknüpfen. Sie können den alten Menschen in die Lage versetzen, das Hier und Jetzt des faktischen Pflegealltags besser zu bewältigen, und leisten darüber hinaus einen wichtigen Beitrag zur Sinnfindung im Alter.

Auch wenn sich die Sinnfrage in den verschiedenen Phasen unseres Lebens immer wieder neu stellt, so gewinnt sie im Alter doch an besonderer Relevanz.[1] Der alte Mensch wird verstärkt mit seiner eigenen Vergänglichkeit konfrontiert und macht eine Vielzahl von Verlusterfahrungen, die das bisherige Sinnsystem in Frage stellen. Der Tod des Lebenspartners, der Angehörigen, Freunde und Bekannten kann zu einem „Gefühl des Allein-Übrig-Bleibens oder der inneren Entfremdung" führen.[2] Die Übersiedlung ins

---

[1] In einer umfangreichen Studie zur Lebenssituation der älteren Generation aus dem Jahr 2007 heißt es: „Was Fitness, Sun und Fun für die Jüngeren sind, sind Sinn, Vitalität und Lebensfreude für die Älteren. Der Sinnfaktor ist für die Älteren genauso wichtig wie der Spaßfaktor für die Jüngeren." Horst W. Opaschowski, Ulrich Reinhardt, Altersträume – Illusion und Wirklichkeit, Darmstadt 2007, S. 126.
[2] Monika Bauer, Heinrich Burkhardt u.a., Wenn das Altwerden zur Last wird. Suizidprävention im Alter, 1. Aufl., Rostock 2005, S. 9.

Altenpflegeheim und der damit verbundene Verlust der eigenen Wohnung, des vertrauten Lebensumfelds und der Selbständigkeit sind nicht selten Auslöser einer tiefen Sinnkrise. „Als besonders schmerzlich wird das Gefühl von Älteren erlebt, bevormundet zu werden, nicht mehr gebraucht zu werden und nicht mehr nützlich zu sein".[3] Hinzu kommen die vielfältigen Krankheiten und psycho-physiologischen Beeinträchtigungen, denen viele Heimbewohner ausgesetzt sind. Bei meinen Gesprächen im Altenpflegeheim steht die Sinnthematik sehr oft im Hintergrund, bisweilen wird sie auch explizit angesprochen. Eine bereits hochbetagte bettlägerige Heimbewohnerin sagte mir einmal im Verlaufe eines Seelsorgegesprächs: „Mein Leben hat einfach keinen Sinn mehr. Wenn man so alt und krank ist wie ich, sollte man sterben dürfen." Vor diesem Hintergrund wird die Dringlichkeit einer sinnorientierten Altenseelsorge deutlich. Jürgen Ziemer schreibt in seiner Seelsorgelehre: „Seelsorge hat es immer auch mit der Sinnsuche des Menschen zu tun."[4] Diese Einsicht gilt – wie ich in diesem Buch aufzeigen möchte – in ganz besonderer Weise für die Altenseelsorge. Der alte Mensch braucht bei seinem Ringen nach Sinn eine Seelsorge, die sich dieser Thematik stellt und sie im Lichte der christlichen Frohbotschaft entfaltet.

Während meines Theologiestudiums in Berlin, Tübingen, Heidelberg und Basel habe ich begonnen, mich für die sinn- und wertzentrierte Psychotherapie Viktor E. Frankls zu interessieren. Die Begeisterung für seine Person und sein Werk haben mich und meine Theologie geprägt und begleiten mich bis heute. Wichtige Grundlagen der sinn- und wertzentrierten Psychotherapie wurden mir dabei durch Wolfram Kurz in Tübingen und Günter Funke in Berlin vermittelt, denen ich an dieser Stelle ganz herzlich danken möchte. Mein Zweitstudium in Diakoniewissenschaften habe ich mit einer Diplomarbeit abgeschlossen, die sich ebenfalls mit Frankls Logotherapie und Existenzanalyse befasst hat. Sie trägt den Titel: „Der leidende Mensch vor der Sinnfrage. Überlegungen zum Umgang mit Leid auf dem Hintergrund der Logotherapie und Existenzanalyse Viktor E. Frankls sowie der präferenzutilitaristischen Ethik Peter Singers".[5] Im Herbst 2001 begann ich als evangelischer Pfarrer in mehreren Mannheimer Altenpflegeheimen als Seelsorger zu arbeiten. Ich erkannte sehr bald, wie hilfreich Frankls Ansatz für meine Tätigkeit ist. Dieses Buch ist der Versuch, die dabei gewonnenen Einsichten zu beschreiben und sie Interessierten zugänglich zu machen.

---

3 Renate Ruhland, Sinnsuche und Sinnfindung im Alter als geragogische Herausforderung, Berlin 2006, S. 20.
4 Jürgen Ziemer, Seelsorgelehre. Eine Einführung für Studium und Praxis, 3. Aufl., Göttingen 2008, S. 218.
5 Gerhard Spraktes, Der leidende Mensch vor der Sinnfrage. Überlegungen zum Umgang mit Leid auf dem Hintergrund der Logotherapie und Existenzanalyse Viktor E. Frankls sowie der präferenzutilitaristischen Ethik Peter Singers, Diakoniewissenschaftliche Diplomarbeit, Heidelberg 1997.

Zunächst möchte ich Frankls sinn- und wertzentrierte Psychotherapie und ihre Bedeutung für die Altenseelsorge näher beschreiben.[6] An Beispielen aus der Seelsorge im Heim soll gezeigt werden, was ich unter Altenseelsorge als Sinnsorge verstehe. Sodann möchte ich deutlich machen, dass auch eine gezielte Erinnerungspflege einen wichtigen Beitrag zur Sinnfindung im Alter leistet. An den zwei häufigsten psychischen Erkrankungen, mit denen ich es als Altenheimseelsorger zu tun habe, den Demenzerkrankungen sowie den Depressionen, soll dann gezeigt werden, dass eine sinnorientierte Altenseelsorge auch hier wichtige Impulse und Hilfestellungen für die Praxis geben kann. Da ich für die seelsorgliche[7] Begleitung dementiell erkrankter Altenpflegeheimbewohner/innen Grundkenntnisse in Basaler Stimulation sowie in Validation für unabdingbar halte, werde ich diese beiden Ansätze kurz vorstellen. Zum Schluss meiner Ausführungen möchte ich dann noch auf einige spirituelle und theologische Aspekte unseres Themas eingehen, die mir für die Sinnfindung im Alter wichtig zu sein scheinen. Doch zunächst zu Viktor E. Frankls sinn- und wertzentrierter Psychotherapie.

---

6   Ich spreche in diesem Buch bewusst von Altenseelsorge und nicht von Altenheimseelsorge bzw. Altenpflegeheimseelsorge. Auch wenn sich die von mir beschriebenen Seelsorgebeispiele primär auf meine Erfahrungen in Altenpflegeheimen beziehen, bedeutet dies meines Erachtens nicht, dass sie sich nicht auch auf alte Menschen übertragen lassen, die noch in ihren eigenen vier Wänden wohnen. Der größte Teil der Senioren wird nach wie vor zu Hause gepflegt. So unterschiedlich die älteren Menschen heute sind, so individuell sind auch ihre Wohn- und Lebensstile. Doch mit fortgeschrittenem Alter wächst zunehmend das Risiko, auf fremde Hilfe angewiesen zu sein. Die Lebenssituation der Heimbewohner/innen spiegelt so gesehen die zugespitzte Problematik des Alters.
7   Mit Christian Möller spreche ich von „seelsorglicher" Begleitung und nicht von „seelsorgerlicher" Begleitung. Er schreibt in seinem Buch „Seelsorglich predigen: die parakletische Dimension von Predigt, Seelsorge und Gemeinde": „Mit Bedacht spreche ich (mit Kristlieb Adloff) nicht von der ‚seelsorger-lichen', sondern der ‚seelsorg-lichen' Predigt, weil mir das Adjektiv ‚seelsorgerlich' als eine pastorale Verengung erscheint, mit der die Person des Seelsorgers von vornherein in den Mittelpunkt gestellt wird … Übrigens spricht die deutsche Sprache auch in ähnlichen Adjektiven nicht von ‚pfleger-lichem', sondern ‚pfleg-lichem', nicht von ‚fürsorger-lichem', sondern von ‚fürsorg-lichem Umgang' u.a.m." (Christian Möller, Seelsorglich predigen: die parakletische Dimension von Predigt, Seelsorge und Gemeinde, 2., durchges. u. erw. Aufl., Göttingen 1990, S. 9.)

Die Logotherapie Viktor E. Frankls und ihre Bedeutung für die Altenseelsorge

Die vom Wiener Professor für Neurologie und Psychiatrie, Viktor E. Frankl (1905 –1997), begründete Logotherapie (= sinn- und wertzentrierte Psychotherapie) geht davon aus, dass der Mensch nicht primär lust- oder machtorientiert ist, sondern sinnorientiert.[8] Logotherapie bedeutet demnach: „Therapie im Mittel der Entdeckung von Sinn."[9] Sie ist eine spezielle psychotherapeutische Behandlungsmethode für Menschen, die sich in einer existentiellen Orientierungslosigkeit befinden, dem sog. „existentiellen Vakuum".[10] Es ist gekennzeichnet durch abgründige Apathie, lähmende Initiativlosigkeit, nihilistische und materialistische Anschauungen, dem Gefühl der inneren Leere, absoluten Sinnlosigkeitsgefühlen und dem Gefühl der Unzulänglichkeit menschlicher Existenz. Logotherapie versucht nun als eine „Psychotherapie vom Geistigen her", den Sinnstiftungsprozess und Sinnfindungsprozess zu aktivieren.[11] Frankl geht davon aus, dass der Mensch sein Leiden nur dann angemessen bewältigen kann, wenn er in ihm einen Sinn zu erkennen vermag. Er zitiert in diesem Zusammenhang Friedrich Nietzsche, der erklärt: „Wer ein Warum zu leben hat, erträgt fast jedes Wie."[12] Dass aber vielen Altenheimbewohner/innen gerade das „Warum" – oder sagen wir besser das „Wozu" – zum Leben fehlt, macht deutlich, wie notwendig eine sinnorientierte Altenseelsorge ist. Immer wieder begegnet mir die Frage: „Was habe ich denn noch vom Leben zu erwarten?"

Im Hintergrund steht vielfach das Gefühl, das Leben sei vorbei. Das Altenpflegeheim wird gleichsam als Endstation vor dem Tod empfunden. Hatte man früher noch Pläne geschmiedet und sich Ziele gesteckt, so fehlt jetzt häufig jedwede Lebensperspektive und Betätigung. Mag auch das Einzelzimmer im Heim noch so komfortabel und das Essen noch so bekömmlich sein, die meist unfreiwillige Übersiedlung ins – oftmals negativ besetzte Hilfesystem – Altenpflegeheim wird von vielen älteren Menschen als große

---

8 Für Viktor E. Frankl ist der Mensch sicher auch lustorientiert, wie Sigmund Freud behauptet, und machtorientiert, wie Alfred Adler meint, aber seinem Wesen nach ist er primär sinnorientiert. Das Streben nach Macht und das Verlangen nach Lust sind für ihn anthropologisch untergeordnete Aspekte.

9 W. Kurz, Menschenbild und therapeutische Zielsetzung, in: Sinnfrage und Suchtprobleme, Hamm 1986, S. 21.

10 Viktor E. Frankl, Ärztliche Seelsorge – Grundlagen der Logotherapie und Existenzanalyse, 8. Aufl., München 1975, S. 18 ff.

11 A.a.O., S. 38.

12 Friedrich Nietzsche, zitiert nach Viktor E. Frankl, a.a.O., S. 67. (Friedrich Nietzsche, Der Wille zur Macht, Musarionausgabe, München 1926, Gesammelte Werke XIX, 205. Dort heißt das Zitat im Original: „Ist man über das ‚Warum?' seines Lebens mit sich im Reinen, so gibt man dessen Wie? leichten Kaufs dahin.")

Zäsur, ja bisweilen sogar als Niederlage erlebt.[13] Häufig höre ich den Satz: „Ich hätte nie daran gedacht, dass ich einmal selber in ein Pflegeheim muss." Viele Heimbewohner/innen reagieren zunächst mit Verunsicherung und Angst auf die neue Umgebung, einige entwickeln sogar eine reaktive Depression. Die Tatsache, dass man sich im Heim nicht mehr um den Haushalt, die Wäsche, das Einkaufen, Kochen und Putzen kümmern muss, mag zwar für viele sehr entlastend sein, jedoch stellt sich oft das Gefühl ein, jetzt keine Aufgaben und Pflichten mehr zu haben.[14] Die Folge ist häufig eine verstärkte Hyperreflektion, d. h. der Heimbewohner beginnt in der ihm jetzt reichlich zur Verfügung stehenden Zeit über seine Lebenssituation nachzudenken und fragt dabei nicht selten nach dem Sinn.

Dass die Beantwortung der Sinnfrage für die Bewältigung von Krisen- bzw. Leidsituationen gerade im Alter von entscheidender Bedeutung ist, dürfte vor diesem Hintergrund einleuchten. Der Theologe und Logotherapeut Wolfram Kurz merkt hierzu an: „Die Sinnproblematik betrifft gerade auch das Alter, sie ist unter Umständen im Alter besonders zugespitzt. Denn die Gefahr, daß alte Menschen in ein existentielles Vakuum geraten, ist besonders groß. Dies hängt vor allem damit zusammen, daß im Alter nicht selten gleich mehrere Sinn gewährende Erfahrungsmöglichkeiten in zeitlich kürzerer Abfolge verstellt erscheinen und die Initiative des alten Menschen, seinem Sinnwillen gerecht zu werden, unter dem Eindruck einer massiven existentiellen Frustration schwer gelähmt wird."[15] Immer dann, wenn es dem älteren Menschen nicht gelingt, eine für sich stimmige Lebensinterpretation zu finden, kann sich eine Sinnstörung bzw. Sinnkrise entwickeln. Diese ist für Viktor E. Frankl allerdings nicht Ausdruck von etwas Krankhaftem am Menschen, sondern „vielmehr eigentlicher Ausdruck des Menschseins schlechthin", ja „Ausdruck nachgerade des Menschlichsten im Menschen".[16] Er widerspricht damit entschieden seinem Wiener Kollegen Sigmund Freud, der einmal in einem Brief an Marie Bonaparte schrieb: „Im Moment, da

---

13 Ich möchte nachdrücklich darauf hinweisen, dass ich auch immer wieder älteren Menschen begegne, die mit der Übersiedlung ins Pflegeheim gut klarkommen. Meist handelt es dabei um Menschen, die sich den Heimplatz selbst ausgesucht haben oder früher sozial sehr isoliert gelebt haben. Auch wenn ich hier die überwiegend negativen Aspekte eines Heimaufenthaltes beleuchte, bedeutet dies nicht, dass es nicht auch ältere Menschen gibt, die im Pflegeheim geradezu aufleben.
14 Auch die besten Programme der Beschäftigungstherapie / des sozial-kulturellen Dienstes können dies meines Erachtens nicht gänzlich verhindern.
15 Wolfram Kurz, Die Sinnfrage in der späten Lebensphase. Logotherapie in der Gerontagogik, in: Elisabeth Lukas, Geist und Sinn. Logotherapie – die dritte Schule der Psychotherapie, München 1990, S. 156.
16 Viktor E. Frankl, a.a.O., S. 39.

man nach Sinn und Wert des Lebens fragt, ist man krank ..."[17] Doch was versteht Frankl genau unter Sinn?

Das Sinnverständnis Viktor E. Frankls

Obgleich Frankl in keinem seiner Werke eine konkrete Definition von Sinn formuliert hat, lässt sich anhand einer Vielzahl von Aussagen sein Sinnbegriff näher bestimmen.[18] Für ihn ist ‚Sinn' zunächst einmal nie etwas Abstraktes, sondern immer etwas Konkretes, das heißt, Sinn ist eine „Möglichkeit vor dem Hintergrund der Wirklichkeit".[19] In seinem Buch „Ärztliche Seelsorge" schreibt er: „Die Frage nach dem Sinn des Lebens schlechthin ist sinnlos, denn sie ist falsch gestellt, wenn sie vage ‚das' Leben meint und nicht konkret ‚je meine' Existenz."[20] Frankl geht davon aus, dass es in jeder Lebenssituation – und mag sie noch so schwer sein – die Möglichkeit gibt, Sinn zu verwirklichen. Sein logotherapeutisches Credo lautet: Sinn ist immer schon da, er muss nur wahrgenommen werden! Er merkt hierzu an: „Jeder Tag, jede Stunde wartet also mit einem neuen Sinn auf, und auf jeden Menschen wartet ein anderer Sinn. So gibt es einen Sinn für einen jeden, und für einen jeden gibt es einen besonderen Sinn."[21] Ich möchte in diesem Zusammenhang aber nachdrücklich betonen, dass es in Therapie und Seelsorge nie darum gehen kann, den Menschen einen Sinn geben zu wollen, indem man ihm vielleicht sagt, der Sinn deiner Krankheit bzw. deines Leidens liegt darin, dass ...! Frankl weist zu Recht darauf hin: „Sinn muß gefunden werden, und er kann jeweils nur von einem selbst gefunden werden ... Sinn läßt sich nicht verschreiben."[22]

---

17 Sigmund Freud, Briefe 1873-1939, Frankfurt 1960, S. 429. Das vollständige Zitat lautet: „Im Moment, da man nach Sinn und Wert des Lebens fragt, ist man krank, denn beides gibt es ja in objektiver Weise nicht; man hat nur eingestanden, daß man einen Vorrat von unbefriedigter Libido hat, und irgend etwas anderes muß damit vorgefallen sein, eine Art Gärung, die zu Trauer und Depression führt." Und in „Das Unbehagen in der Kultur", 20. Aufl., Frankfurt 1971, 74 f. heißt es: „Die Frage nach dem Zweck des menschlichen Lebens ist unzählige Male gestellt worden; sie hat noch nie eine befriedigende Antwort gefunden, läßt eine solche vielleicht überhaupt nicht zu ... Es scheint ..., daß man ein Recht dazu hat, die Frage abzulehnen. Ihre Voraussetzung scheint jene menschliche Überhebung, von der wir soviel Äußerungen bereits kennen ... Es ist, wie man merkt, einfach das Programm des Lustprinzips, das den Lebenszweck setzt."
18 Vgl. hierzu: Karlheinz Biller, Der Sinn wartet auf den Menschen. Viktor E. Frankls Sinnkonzept, in: Otto Zsok (Hg.), Logotherapie in Aktion. Praxisfelder und Wirkungsweisen, München 2002 sowie J. Riemeyer, Die Logotherapie Viktor Frankls. Eine Einführung in die sinnorientierte Psychotherapie, Gütersloh 2002, S. 24-45.
19 Viktor E. Frankl, Das Leiden am sinnlosen Leben. Psychotherapie für heute, 20. Aufl., Freiburg i. Br. 2009, S. 28.
20 Viktor E. Frankl, Ärztliche Seelsorge, a.a.O., S. 72.
21 Viktor E. Frankl, Das Leiden am sinnlosen Leben, a.a.O., S. 30.
22 Viktor E. Frankl, Theorie und Therapie der Neurosen, München 1975, S. 15.

Frankls drei Arten von Sinn

Frankl unterscheidet drei Arten von Sinn:

a)   der konkrete Sinn der Situation
b)   der Lebenssinn eines Menschen
c)   der „Über-Sinn" (Meta-Sinn)

a) Der konkrete Sinn der Situation

Wie ich bereits oben dargelegt habe, geht es Frankl zunächst einmal um den konkreten Sinn in der Situation. Renate Ruhland beschreibt Frankls Auffassung so: „Der konkrete Sinn in der Situation oder des Augenblicks ist der Sinn, der als ‚Einzelsinn' im Laufe eines Lebens möglichst umfangreich verwirklicht und am Ende zum ‚Sinnganzen' wird, das sich aus ‚Teilsinnen' oder ‚Situationssinnen' zusammensetzt."[23] Auch in der Seelsorge, insbesondere im Altenpflegeheim, ist es meines Erachtens wichtig, zunächst einmal dem Sinngehalt der augenblicklichen Begegnung in all ihren Facetten nachzuspüren. Was für eine Atmosphäre herrscht im Raum, welches Licht, welche Farben, welcher Geruch, welche Möbelstücke, welche Bilder etc.? Was drückt das Gesicht (Mimik), die Atmung, die Körperhaltung (Gestik), die Kleidung etc. aus? Mit welcher Stimme (hoch, tief, unverständlich, klar, belegt etc.) spricht mein Gegenüber? In welcher Gemütslage (fröhlich, niedergeschlagen, müde, gereizt, aggressiv etc.) treffe ich den pflegebedürftigen alten Menschen an? All dies ist wichtig, will man dem einzigartigen, ja einmaligen Sinn der konkreten Begegnung wirklich gerecht werden. Es besteht nämlich die Gefahr, dass der Seelsorger / die Seelsorgerin viel zu schnell sich auf ein Lieblingsgesprächsthema oder eine das Gegenüber vielleicht gar nicht interessierende Fragestellung einlässt, ohne zunächst einmal zu erspüren, was im Hier und Jetzt wirklich Not tut (vgl. Lk. 10,38 ff.).

Der Seelsorger sollte versuchen – mit allen Sinnen –, den Sinngehalt der momentanen Begegnung zu erspüren, ja dem „Sinn-Anruf" des Augenblicks gerecht zu werden, und das heißt für mich konkret, unser Gegenüber zunächst einmal in seiner ganzen Einzigartigkeit und Fremdheit wahrzunehmen. Dass sich sodann – aus dem Wahrgenommenen – ein Gespräch ergeben kann, versteht sich von selbst. In diesem kann gemeinsam mit dem alten Menschen nach Sinnmöglichkeiten in der Gegenwart Ausschau gehalten werden. Oft

---

23   Renate Ruhland, Sinnsuche und Sinnfindung im Alter als geragogische Herausforderung, Berlin 2006, a.a.O., S. 74.

nehme ich Bezug auf den Kalender an der Wand oder ich lese einige Artikel aus der Heimzeitschrift (z.b. aktuelle Veranstaltungshinweise, Mitteilungen der Heimleitung etc.) oder nenne die genaue Uhrzeit oder beschreibe das Wetter draußen oder lese aus dem Speiseplan vor, was es heute zu essen gibt, usw.[24] Diese vielleicht banal erscheinenden Handlungen sind meines Erachtens für den alten Menschen im Altenpflegeheim hilfreich, damit er sich besser orientieren kann und um ihm die Sinnhaftigkeit der konkreten Situation zu vergegenwärtigen. Denn es muss einen nicht wundern, wenn ältere Menschen am Sinn ihres Daseins zu zweifeln beginnen, wenn der Abreißkalender einen falschen Tag oder sogar Monat zeigt und die Uhr an der Wand um mehr als eine Stunde vor- bzw. nachgeht.[25] Bevor ich auf die nächste Art von Sinn bei Frankl eingehe, möchte ich noch kurz einen Aspekt beleuchten, der mir für das Seelsorgegeschehen in diesem Zusammenhang wichtig erscheint. Die Tatsache, dass ein Heimbewohner / eine Heimbewohnerin Besuch bekommt, wird als sinnstiftender Faktor meist zu wenig beachtet. Gerade für Menschen, die keine Angehörige mehr haben – und deren Zahl wird immer größer –, sind Besuche von außerhalb des Heims sehr wichtig. In einer Handreichung eines Schweizer Altenpflegeheims fand ich unter der Überschrift „Besuche sind Wertschätzung – Schatzsuche" folgende Aussage: „Eines ist für mich nach vielen Jahren in der Pflege wichtig geworden. Vieles, was uns klein und nichtig erscheint, ist für viele Menschen, die in einer Institution leben, groß und wichtig. Ich sehe das regelmäßige Besuchen von kranken und betagten Menschen als eine der größten Wertschätzungen gegenüber einem Menschen. Regelmäßiger Besuch vermittelt den Besuchten: Du bist wertvoll, ich bin mit dir, ich will versuchen, dir zu helfen, ich bin für dich da."[26]

---

24 Vgl. Urte Bejick, Der essbare Gott … Die spirituelle Dimension der Diakonie am Beispiel des Essens und Trinkens in der Altenpflege, in: Arnd Götzelmann (Hg.), Diakonische Kirche, Anstöße zur Gemeindeentwicklung und Kirchenreform, FS Theodor Strohm (VDWI 17), Heidelberg 2003, S. 218 – 227.
25 Diese von mir häufig gemachte Beobachtung soll jedoch nicht als eine verdeckte Kritik am meist völlig überarbeiteten Pflegepersonal verstanden werden. Der Seelsorger / die Seelsorgerin können durch kleine Handreichungen oft sinnvolle Hilfe leisten. Manchmal ist ein nachgefülltes Glas Wasser oder ein zurechtgerückter Nachttisch auch ein seelsorgliches Handeln.
26 Infoblatt „Besuchen" des Altenpflegeheims „Reusspark" in CH-5524 Niederwil.

b) Der Lebenssinn eines Menschen

Aber nicht nur die einzelne konkrete Situation birgt Sinn, sondern auch das Leben als Ganzes. Freilich lässt sich der Lebenssinn oftmals nur vom Ende her bzw. in der Rückschau erschließen.[27] So wie der Betrachter eines Kinofilms gelegentlich am Sinn der Handlung zweifelt und fragt, ob der Film, den er gerade sieht, überhaupt sinnvoll ist bzw. welchen Sinn, welche Botschaft er uns wohl vermitteln will, so stellt der Mensch in bestimmten Situationen den Sinn seines Lebens in Frage. Doch am Ende seines Lebens – in der Rückschau – kann der „umfassende Sinn", der „End-Sinn" seines Daseins zum Vorschein kommen. Dann erkennt der Mensch bisweilen, dass auch Lebenssituationen, die ihm früher sinnlos, ja widersinnig erschienen sind, ein wichtiger Teilsinn auf dem Weg zum Lebenssinn gewesen sind. In der Altenseelsorge erlebe ich aber auch das Gegenteil. Manchmal führt die Rückschau aufs Leben zu einer negativen Lebensbilanz. Dann wird Enttäuschung über verpasste Chancen und Möglichkeiten zum Ausdruck gebracht und darüber geklagt, im Leben zu kurz gekommen zu sein. Auch das Gefühl, im Leben ungerecht behandelt worden zu sein und nicht genügend Liebe und Aufmerksamkeit empfangen zu haben, begegnet einem nicht selten.

Die Frankl-Schülerin Elisabeth Lukas hat vor dem Hintergrund dieser Problematik die Methode der „existentiellen Bilanz" entwickelt. Sie schreibt hierzu: „Nun, jeder Mensch zieht von Zeit zu Zeit Bilanz in seinem Leben, doch mancher irrt sich dabei und zieht die falsche Bilanz. Negative Lebensbilanzen gehen fast immer auf einen Irrtum zurück, weil sie auf der Habens-Ebene, statt auf der Seins-Ebene gezogen werden. Das sieht dann so aus: Was hat mir das Leben gegeben? Antwort ‚nichts Gutes' oder ‚wenig Erfreuliches'. Was habe ich vom Leben noch zu erwarten? Antwort: ‚erst recht nichts mehr'. Eine wahrhaft deprimierende Bilanz. Wo liegt der Fehler? Im Wörtchen ‚haben'. Denn die rechte, die ‚existentielle', d.h. der Existenz des Menschen gemäße Lebensbilanz ist eine zwischen Sein und Soll, nicht zwischen Haben und Soll, ist eine zwischen dem, was ich bin, geworden bin, und dem, was ich noch werden kann und soll."[28] Für Elisabeth Lukas geht

---

27 Ich beziehe mich hier auf ein Beispiel in Viktor E. Frankls Buch „Der unbewusste Gott". Er schreibt dort: „Denken wir doch nur an einen Film – er setzt sich aus Tausenden und Abertausenden von einzelnen Szenen zusammen, und jede einzelne trägt an den Zuschauer einen Sinn heran; aber der Sinn des ganzen Films dämmert uns erst gegen Ende der Vorstellung – vorausgesetzt, dass wir zunächst einmal auch den Sinn jeder einzelnen Situation ‚mitbekommen'! Und ergeht es uns im Leben nicht analog? Enthüllt sich uns der Sinn unseres Lebens, wofern überhaupt, nicht ebenfalls erst zuletzt? Und hängt dieser End-Sinn unseres Lebens nicht ebenfalls davon ab, ob wir zunächst einmal den Sinn jeder einzelnen Situation erfüllen, nach bestem Wissen und Gewissen?" (Viktor E. Frankl, Der unbewusste Gott. Psychotherapie und Religion, 7. Auflage, München 1988, S. 105)
28 Elisabeth Lukas, Alles fügt sich und erfüllt sich. Die Sinnfrage im Alter, 6. Aufl., Gütersloh 2004, S. 53 f.

es am Lebensende daher immer um zweierlei, einerseits um „Vergänglich-keitsbewältigung", andererseits um „Vergangenheitsbewältigung".[29] Wie dies in der Altenseelsorge konkret aussehen kann, möchte ich später aufzeigen. Hier sei nur so viel angemerkt, dass es ein wichtiges Anliegen unserer seelsorglichen Bemühungen sein sollte, dem alten Menschen zu helfen, sich mit seiner Lebensgeschichte auszusöhnen und mit ihm gemeinsam darüber nachzudenken, welchen unverwechselbaren, ja einzigartigen Sinn sein Leben hat.

c) Der „Über-Sinn" oder der Glaube an Gott

Viktor E. Frankl kennt jedoch nicht nur den Sinn der Situation sowie den Sinn des je einzelnen Lebens, sondern er kennt noch einen viel umfassende-ren Sinn, den er „Übersinn" nennt.

Dieser liegt jenseits aller partikulären Sinne und zielt aufs Ganze, d.h. er ist identisch mit dem „‚Zweck' des Weltgeschehens" und dem „Sinn des Weltganzen".[30] Der Übersinn ist als das „Übersinnvolle"[31] für Frankl zwar nicht beweisbar, aber doch wahrscheinlich.[32] Denn wenn für ihn das meis-te einen Sinn „hat", dann muss auch alles oder das Ganze einen Sinn ha-ben.[33] Hier wird deutlich, dass Frankl für Fragen des Glaubens bzw. der Metaphysik durchaus offen ist. In seinem Buch „Der unbewusste Gott" schreibt er im Kapitel „Logotherapie und Theologie": „Wenn die Psycho-therapie das Phänomen der Gläubigkeit nicht als ein Glauben an Gott, sondern als den umfassenden Sinnglauben auffaßt, dann ist es durchaus legitim, wenn sie sich mit dem Phänomen des Glaubens befaßt und be-schäftigt. Sie hält es dann eben mit Albert Einstein, für den die Frage nach dem Sinn des Lebens stellen religiös sein heißt. Ich möchte nun ergänzen, daß ein analoges Statement von Paul Tillich stammt, der uns die folgende Definition anbietet: ‚Religiös sein heißt, leidenschaftlich die Frage nach dem Sinn unserer Existenz zu stellen.' Jedenfalls ließe sich sagen, daß die Logotherapie – immerhin primär eine Psychotherapie und als solche der Psychiatrie, der Medizin zugehörig – dazu legitimiert ist, sich nicht nur mit dem Willen zum Sinn zu befassen, sondern auch mit dem Willen zu einem letzten Sinn, einem Über-Sinn, wie ich ihn zu nennen pflege, und der reli-

---

29 A.a.O., S. 52 f.

30 Viktor E. Frankl, Der Mensch vor der Frage nach dem Sinn. Eine Auswahl aus dem Gesamt-werk, München 1980, S. 268.

31 Viktor E. Frankl, Anthropologische Grundlagen der Psychotherapie, Bern/Stuttgart 1975, S. 307.

32 Vgl. hierzu: Karlheinz Biller, Der Sinn wartet auf den Menschen, S. 33, in: Otto Zsok (Hg.), Logotherapie in Aktion, München 2002.

33 Viktor E. Frankl, Anthropologische Grundlagen der Psychotherapie, S. 307.

giöse Glaube ist letztlich ein Glaube an einen Übersinn – ein Vertrauen auf den Übersinn."[34]

Dass der von Frankl geprägte Begriff „Übersinn" letztlich eine Metapher für Gott ist, hat Karlheinz Biller herausgearbeitet.[35] Er schreibt: „Da Frankl Sinn unter anderem auch als das ‚Gottgefällige' bezeichnet, überrascht es nicht, wenn Über-Sinn so viel wie Gott heißt oder ihn innerweltlich repräsentiert."[36] Für Viktor E. Frankl ist der Glaube an einen Über-Sinn „von eminenter psychotherapeutischer und psychohygienischer Bedeutung", denn für ihn gibt es „letzten Endes nichts Sinnloses".[37] Er merkt hierzu an: „Der religiöse Mensch ist selbst dann noch (gemeint ist: bei einem unabänderlichen Leiden bzw. in einer aussichtslosen Situation, d. Vf.) vor der Verzweiflung gefeit; denn er weiß darum, daß auch dann noch Gott von ihm etwas erwartet. Einen Sinn hat das Durchhalten trotz aller Aussichtslosigkeit einzig und allein dann, wenn man ahnt, daß ein unsichtbarer Zeuge und Zuschauer da ist. Erst im Angesicht Gottes, erst im Hinblick darauf, daß er es ist, vor dem der Mensch verantwortlich ist für die ihm abverlangte Erfüllung eines konkreten und persönlichen Lebenssinns, der auch noch Sinn des Leidens mit in sich einbegreift, wird das Menschliche Dasein in eine Dimension hineingerückt, in der es bedingungslos lebenswürdig ist: unter allen Bedingungen und unter allen Umständen."[38] Die Auffassung Frankls, dass unser Leben seinen Sinn bis zuletzt, ja auch im Angesicht von Krankheit und Leid behält, ist nicht nur von seelsorglicher Relevanz, sondern auch von Bedeutung für die gegenwärtig stark diskutierte Frage, ob aktive Sterbehilfe in Deutschland künftig erlaubt sein soll. Es ist meines Erachtens schon traurig, wenn ein Altenpflegeheim in der Schweiz eigens darauf hinweisen muss: „Wir sind ein ‚Euthanasiefreies Heim, ohne Beihilfe zum Suizid' im Sinne der Definition der Hippokratischen Gesellschaft der Schweiz".[39]

Gerade im Altenpflegeheim, wo viele Bewohner/innen am Sinn ihrer jetzigen Lebenssituation sowie am Sinn ihres Lebens zweifeln, ist es wichtig, auf die alles bergende und alles umfassende Dimension – den Übersinn – oder theologisch gesprochen „Gott" zu sprechen zu kommen. Wolfram Kurz schreibt hierzu: „Macht Logotherapie vertraut mit demjenigen, was dem Klienten natürlicherweise an Sinn in den Sinn kommen kann, so macht Seelsorge mit demjenigen vertraut, was dem Klienten natürlicherweise an Sinn niemals in den Sinn kommen kann: daß das Leben nicht als Zufall der

---

34 Viktor E. Frankl, Der unbewußte Gott, a.a.O., S. 74 f.
35 Ebd.
36 Karlheinz Biller, Der Sinn wartet auf den Menschen, a.a.O., S. 35.
37 Viktor E. Frankl, Ärztliche Seelsorge, a.a.O., S.46.
38 Viktor E. Frankl, Grundriß der Existenzanalyse und Logotherapie, in: Logotherapie und Existenzanalyse, München 1987, S. 144 f.
39 So in der Infomappe des „Alters- und Pflegeheims Sutsassialla" (Casa S. Martin) in CH-7166 Trun. Das obige Zitat stammt aus dem Leitbild der Einrichtung!

Materie, sondern als Schöpfung zu verstehen ist; daß der Mensch in der Entfremdung vom Grund seines Seins lebt, die Entfremdung im Glauben aber überwunden erscheint; daß die Fragmenthaftigkeit des einzelnen Individuums, die Fragmenthaftigkeit des geschichtlichen Prozesses und der Fragmenthaftigkeit der Welt im ganzen von Gott überwunden werden werden, der alles vollendet; daß der Prozeß der Vollendung, in den einzuschwingen und für den zu leben und zu arbeiten jeder Mensch aufgerufen ist, in Jesus Christus begonnen hat; daß in ihm der seiner essentiellen Bestimmung entsprechende Mensch erschienen ist und daß, im mathematischen Bilde des Nikolaus von Cues geredet, Gott der unbedingte Sinn von allem, was ist, ist: die alles umfassende und alles zentrierende Wirklichkeit."[40]

Die sinnstiftende Dimension des Glaubens an Gott sollte nicht unterschätzt werden. Ludwig Wittgenstein sagt zu Recht: „An Gott glauben heißt sehen, daß das Leben einen Sinn hat." (Tagebücher 1914 – 1916) Es kommt darauf an, dem alten Menschen deutlich zu machen, dass nach christlicher Auffassung das Leben eines jeden Menschen erst bei Gott sein Ziel und seine Vollendung findet. Unser Leben erhält Sinn und Wert nicht etwa aus dem, was wir geleistet und erworben haben, sondern daraus, dass Gott uns geschaffen hat und uns liebt. „Wenn das zeitliche Leben des Menschen endet, wird es nicht vom Nichts verschluckt, sondern – so begrenzt und bruchstückhaft es gewesen sein mag – vollendet, indem es in die Ganzheit des Lebens selbst eingeht; in der Sprache des Glaubens sagen wir: indem es Anteil am ewigen Leben Gottes erhält."[41] Für mich als Altenheimseelsorger, der durch die beratende und therapeutische Seelsorgeliteratur geprägt wurde, gab es zu Beginn meiner Tätigkeit eine gewisse Scheu, christliche Glaubensinhalte direkt anzusprechen. Ich wollte als noch recht junger Seelsorger vermeiden, bei den Heimbewohner/innen den Eindruck zu erwecken, als wollte ich sie auf ihre alten Tage noch belehren oder gar bekehren.[42] Doch mir wurde bei meinen Besuchen bald klar, dass ein gänzliches Verschweigen der Wirklichkeit Gottes im Seelsorgegespräch mit alten Menschen weder geboten noch hilfreich ist. Wir sollten den leidgeprüften und am Selbstwert zweifelnden alten Menschen zusprechen, dass auch ihr Leben nicht sinnlos oder lebensunwert ist, sondern dass es auf eine vielleicht geheime und uns verborgene Weise in höchstem Maße sinnhaltig ist. Dies kann meines Er-

---

40 Wolfram Kurz, Seel-Sorge als Sinn-Sorge: Zur Analogie von kirchlicher Seelsorge und Logotherapie, in: Wege zum Menschen, 37. Jg. 1985, S. 228.

41 „Du bist mir täglich nahe ... Sterben, Tod, Bestattung, Trauer". Eine evangelische Handreichung für Menschen, die trauern, und für die, die sie in ihrer Trauer begleiten. Hrsg. im Auftrag der VELKD vom Seelsorgeausschuss, 1. Aufl., Hannover 2006, S. 7.

42 N. Buske merkt hierzu an: „Alternde Menschen müssen gezielte Bekehrungsversuche abweisen, da sie ihnen die Identität mit ihrer Lebensgeschichte zu nehmen drohen, ohne ihnen die Möglichkeit zum Erwerb einer neuen Lebensgeschichte geben zu können." (Norbert Buske, Altersseelsorge: Handbuch der Seelsorge, Berlin 1983, S. 298)

achtens aber nur dadurch geschehen, dass wir der befreienden und frohmachenden Botschaft Jesu Christi im Seelsorgegespräch Raum geben und im geeigneten Augenblick ein „persönlichkeitsspezifisches Credo" ablegen.[43]

Die „drei Hauptstraßen zum Sinn"

Für Viktor E. Frankl ist die Sinnerfüllung an die Realisierung von Werten gebunden. Er bezieht sich dabei auf die Person- und Wertlehre Max Schelers. Für Frankl sind Werte „Sinnuniversalien", d.h. umfassende „Sinnmöglichkeiten".[44] Sein Interesse gilt dabei nicht primär den Werten an sich, sondern der mit ihrer Verwirklichung einhergehenden Sinnerfüllung. Karlheinz Biller weist in diesem Zusammenhang darauf hin: „Wert ist aber nicht mit Sinn identisch. Ein Wert, z.B. fünfzig Euro, kann auf verschiedene Objekte und Situationen übertragen werden. Nicht aber ein bestimmter Sinn, der immer an eine Person und eine Situation gebunden ist."[45] Frankl kennt drei Wege bzw. Möglichkeiten, wie wir in unserem Leben Sinn verwirklichen können, nämlich durch die Realisierung von:
– schöpferischen Werten
– Erlebniswerten
– sowie Einstellungswerten.
Für Frankl kann der Mensch sein ganzes Leben lang Werte verwirklichen:
„… das Leben des Menschen behält seinen Sinn bis ‚in ultimis' – demnach solange er atmet; solange er bei Bewußtsein ist, trägt er Verantwortung gegenüber Werten und seien es auch nur Einstellungswerte."[46] Doch was genau versteht Frankl unter diesen Werten und wie lassen sich diese im Altenpflegeheim verwirklichen?

Schöpferische Werte

Die erste Möglichkeit der Sinnerfüllung bieten nach Frankl die schöpferischen Werte. Er ordnet sie dem homo faber, dem tätigen, schaffenden Menschen, zu.[47] Dieser verwirklicht Sinn durch Werke und Taten. Wolfram Kurz erläutert dies: „Ist der Mensch im Prinzip das dem Leben gegenüber verantwortliche Wesen, dann ist er gehalten, den Herausforderungen seiner Existenz

---

43 Klaus Winkler, Krisenberatung in der Seelsorge, in: Kurzpsychotherapie und Krisenberatung in Sozialarbeit, Seelsorge und Therapie, hrsg. von Peter-Michael Pflüger, Fellbach 1978, S. 84.
44 Viktor E. Frankl, Ärztliche Seelsorge, a.a.O., S. 58.
45 Karlheinz Biller, Der Sinn wartet auf den Menschen, a.a.O., S. 28.
46 Viktor E. Frankl, Ärztliche Seelsorge, S. 61.
47 Vgl. hierzu: Viktor E. Frankl, Grundriß der Existenzanalyse und Logotherapie, a.a.O., S. 132.

im Mittel der Antwort zu begegnen. Aber nicht das Wort stellt eine angemessene Antwort dar, sondern die Tat. Durch die Tat setzt sich der Mensch
in aktiver Weise in Beziehung zur Welt. Die Tat wird ansichtig im Produkt
als ihrem Ziel, im geistigen Schaffen und in der Erkenntnis, im künstlerischen
Gestalten und im Kunstwerk, im Verwalten und in der Ordnung beispielsweise."[48] Dass es für einen Menschen kaum eine beglückendere Erfahrung
von Sinn geben kann, als wenn er eines von ihm geschaffenen Werkes ansichtig wird, dürfte einleuchten. Die Beschäftigungstherapie ist für die Sinnfindung im Alten(pflege)heim daher von großer Bedeutung. Für viele Heim-
bewohner/innen sind die angebotenen Bastel- oder Malstunden sowie die
Koch- oder Backaktionen sowie andere schöpferischen Betätigungen in Haus
und Garten sehr wichtig. „Durch das Verwirklichen schöpferischer Werte
wird im Austausch etwas Wertvolles in das eigene Leben gebracht und dadurch zu dessen Bereicherung beigetragen. Nicht die spektakuläre Leistung
ist hierbei entscheidend, sondern die Ernsthaftigkeit des Bemühens und die
Möglichkeit, eine Situation sinnvoll zu gestalten. Der alte Mensch kann also
bestimmte Aufgaben wählen, in denen er einen Sinn findet."[49] Aber nicht
nur „das sinnvolle Gestalten und kreative Erfinden" ermöglichen die Verwirklichung von schöpferischen Werten, sondern auch das aktive Mitgestal-
ten, z.B. bei Geburtstagsfeiern, im Gottesdienst oder die Mitwirkung im
Bibel- oder Lesekreis sowie ein eventuelles Engagement im Heimbeirat usw.[50]

Als Altenheimseelsorger erlebe ich jedoch auch häufig, dass Heimbewoh-
ner/innen darüber klagen, dass ihnen aufgrund ihrer vielfältigen gesundheitlichen Beeinträchtigungen (Stichwort: Multimorbidität)[51] keine sinnvolle
Betätigung mehr möglich ist und sie zum Nichtstun gezwungen sind. Hier
versuche ich im Gespräch deutlich zu machen, dass auch das Nichtstun
sinnvoll sein kann. In dem Buch „Ich bin vergnügt, erlöst, befreit. Von der
Kunst, alt zu werden" von Pfarrer Johannes Kuhn fand ich hierzu folgendes
Beispiel: „Vor einiger Zeit sagte mir jemand, der um die sechzig herum
seine Dienstzeit beendete: ‚Ich bin nun in den Ruhestand getreten. Weißt du,
was das heißt? Ich bin ins Leere gefallen'. Mancher sieht sich dabei in einem
Bild vom Herbst. Ein Baum, der seine Blätter abwirft und kahl seine Äste

---

48 Wolfram Kurz, Der leidende Mensch im Lichte der Logotherapie. Einführung in das psychotherapeutische Denken Viktor E. Frankls, in: Zentralblatt für Jugendrecht, 73. Jahrgang, Heft
4/1986, S. 123.
49 Renate Ruhland, a.a.O., S. 82.
50 Ebd.
51 Vgl. Ulrich Moser, Identität, Spiritualität und Lebenssinn: Grundlagen seelsorglicher Begleitung im Altenheim, Würzburg 2000, S. 107: „Lehmkuhl, Bosch u. Steinhart haben eine epidemio-
logische Untersuchung zum Gesundheits- bzw. Krankheitszustand von Heimbewohnern durchgeführt. Dabei wird die Tatsache der Multimorbidität von Heimbewohnern bestätigt. Es wird ein
Mittelwert von 4,5 (!) gleichzeitig vorhandenen Krankheiten festgestellt, der in etwa den meisten
Angaben der Literatur entspricht."

in den Himmel reckt. ‚Siehst du, so ist es bei mir. Da blüht nichts mehr, da grünt nichts mehr. Da ist alles starr.'"[52] Und Johannes Kuhn merkt hierzu an: „Aber das ist nur die eine Seite. Der Baum würde uns eine ganz andere Auskunft geben, wenn wir ihn fragen könnten. Was tut er denn, wenn er seine Blätter abwirft? Er lässt das Unnütze fallen; das, was er nicht mehr braucht. Er zieht alle seine Kräfte, die er hat, nach innen. Er weiß, nur so überstehe ich die kalte Zeit. So ein Baum ist ein Bild dafür, sich auf Wesentliches, Bleibendes zu konzentrieren. Gerade dies ist beim Älterwerden wichtig, diese Unterscheidungsfähigkeit zu lernen. Jetzt ist die Zeit dafür, abzuwerfen, was unnütz ist: Ärger, Sorgen, Unruhe, Hektik. Wir meinten, es müsse immer so weiter gehen, aber es muss nicht ... abwerfen und Kräfte nach innen holen."[53] Hier wird deutlich: Wir können in unserem Leben nicht nur Sinn verwirklichen durch ein Tun, sondern auch durch ein ‚Lassen' – ein Loslassen. „Einmal ausruhen, nichts aufnehmen, nichts annehmen, nichts gutheißen, schlechtheißen ... vielmehr nur dasein." (Marie Luise Kaschnitz)[54] Wir werden bei den Einstellungswerten noch genauer darauf eingehen, wie man auch dann, wenn man aufgrund einer unheilbaren Krankheit oder einem unabänderlichen Schicksal nicht mehr in der Lage ist, schöpferische Werte zu verwirklichen, trotzdem Sinn im Leben finden kann. Hier sei nur so viel angemerkt, dass gerade im Altenpflegeheim deutlich wird: Der Sinn des Lebens im Alter ist das Leben selbst – in seiner ganzen Verletzlichkeit und Fragmenthaftigkcit – und nicht die Frage nach der Brauchbarkeit oder dem Leistungspotential.

Erlebniswerte

Für Frankl kann der Mensch aber nicht nur durch ein aktives Tun Sinn verwirklichen, sondern auch durch ein passives Rezipieren, das heißt, indem er eine ihm wertvoll erscheinende äußere Realität in sein Inneres überführt.[55] Er nennt diese Werte Erlebniswerte und ordnet sie dem homo amans zu.[56] Wolfram Kurz schreibt hierzu: „Wenn der Mensch die erhabenen Bilder der Musik oder Natur, die schönen Bilder der Kunst, die ergreifenden Bilder der

---

52 Johannes Kuhn, Ich bin vergnügt, erlöst, befreit. Von der Kunst, alt zu werden, 1. Aufl., Lahr 2006, S. 35.
53 Ebd.
54 Marie Luise Kaschnitz, zitiert nach H. G. Pöhlmann, Die Altenarbeit der Kirche unter besonderer Berücksichtigung der Altenbildung, in: Zeitschrift für Gerontologie, Band 10, Heft 1 (1977), S. 19.
55 Es versteht sich dabei von selbst, dass es auch Formen einer überaus aktiven, ja fast schon schöpferischen Rezeption gibt.
56 Vgl. Viktor E. Frankl im Grundriß der Existenzanalyse und Logotherapie, S. 132: „... dem homo amans, der erlebend, begegnend und liebend sein Leben mit Sinn anreichert ..."

Musik oder das einzigartige Bild einer geliebten Person in sein Inneres hineinnimmt, sich beeindrucken lässt, die Bilder intellektuell in ihrer Struktur nachzeichnet und emotional in ihren Farbtönen und Tonfarben nachfühlt, dann ereignet sich das, was Frankl Erlebnis nennt."[57] Im Altenpflegeheim wird den Heimbewohner/innen vor allem durch die sozial-kulturellen Dienste die Verwirklichung von Erlebniswerten ermöglicht. Zu den Angeboten zählen unter anderem regelmäßige Kino- und Theaterbesuche sowie Kegelnachmittage, Zoo- und Zirkusbesuche, Spaziergänge, Schifffahrten, Stadtbummel, Besuche der regionalen Fastnachtsveranstaltungen, Weihnachtsfeiern, Dichterlesungen, Gedächtnistraining, Streichelnachmittag mit Tieren, Gymnastikgruppe, Entspannungsangebote, Wellness- und Kosmetiktage, Sturzprophylaxe, Cafeteria, Presseclub, Spielenachmittag usw. Für mich gehört auch ein geglücktes Seelsorgegespräch sowie ein Gottesdienst- und Abendmahlsbesuch zu den Erlebniswerten.

Bei all dem Neuen und Fremden, welches bei Übersiedlung ins Heim auf den alten Menschen einstürzt, kann der Gottesdienst mit seiner vertrauten Liturgie und den altbekannten Liedern, Gebeten und Bibeltexten ein Stück Geborgenheit und Kontinuität vermitteln. Er kann darüber hinaus dem Heimbewohner helfen, sein Leben im Lichte der Verheißungen Gottes neu zu sehen – im Sinne der Ermöglichung von „Selbsttranszendenz" bzw. „Selbstdistanzierung"[58] – und leistet dadurch einen wichtigen Beitrag zur Sinnfindung im Alter. Es muss in diesem Zusammenhang sicher nicht eigens betont werden, dass auch das Gemeinschaft stiftende Element des christlichen Glaubens im Allgemeinen und des Gottesdienstes im Besonderen eine wichtige sinnstiftende Funktion hat. Es kann den Gefühlen von Einsamkeit und Isolation, welche freilich nicht nur im Altenpflegeheim auftreten, entgegenwirken und die Verbundenheit untereinander fördern. Dass sich die Realisierung von Sinn durch Erlebniswerte nicht nur auf äußere Erfahrungen beschränken muss, sondern auch innere, kontemplative oder transpersonale Erfahrungen mit einbezieht, dürfte vor diesem Hintergrund deutlich wer-

---

57 Wolfram Kurz, Die Wechselseitigkeit von Sinnfrage und Schuldfrage im Kontext des funktionalen und intentionalen Beichtgesprächs, in: Wege zum Menschen, 35. Jahrgang, Göttingen 1983, S. 231.
58 Diese beiden Aspekte spielen in Viktor E. Frankls Sinnkonzept eine zentrale Rolle. Für Frankl kommt der Mensch nur zu sich selbst, indem er von sich wegkommt. In der Ärztlichen Seelsorge merkt er hierzu an: „Und nur in dem Maße, in dem der Mensch solcherart sich selbst transzendiert, verwirklicht er auch sich selbst: im Dienst an einer Sache – oder in der Liebe zu einer anderen Person! Mit anderen Worten: ganz Mensch ist der Mensch eigentlich nur dort, wo er ganz aufgeht in einer Sache, ganz hingegeben ist an eine andere Person. Und ganz er selbst wird er, wo er sich selbst – übersieht und vergißt." (Ärztliche Seelsorge, a.a.O., S. 180) Auf die Bedeutung der Selbstdistanzierung für das Seelsorgegespräch werden wir im nachfolgenden Kapitel näher eingehen. Hier sei nur so viel angemerkt, dass sich als Folge einer gelungenen Selbstdistanzierung oftmals eine veränderte Einstellung entwickelt, die es dem Menschen ermöglicht, zwischen der eigenen Person und der jeweiligen Problemlage bzw. Symptomatik zu unterscheiden.

den. Der Altenheimseelsorger sollte den alten Menschen im Gespräch immer wieder ermutigen, die vielfältigen Sinnangebote (Verwirklichung von Sinn durch schöpferische Werte und Erlebniswerte), die sich ihm im Heim bieten, wahrzunehmen.[59] Jedoch sollte er dabei nicht der Versuchung erliegen, die Heimbewohner/innen – vielleicht unbewusst – am Leitbild unserer „Erlebnisgesellschaft" zu messen, die der kurzweiligen Unterhaltung und dem Zeitvertreib huldigt.[60]

Sind doch wie oben bereits dargelegt gerade die Freiheit vom Leistungsdruck und Ehrgeiz der Jungen, die Unabhängigkeit, die Muße ein Vorrecht des Alters. Gleichwohl bleibt aber die Frage: Was ist eigentlich dann, wenn jemand ans Bett gefesselt ist oder infolge einer Behinderung das Leben nicht mehr schöpferisch gestalten kann und auch nur in sehr begrenzten Umfang in der Lage ist, Erlebniswerte zu realisieren? Ist dessen Leben dann nur noch bedingt sinnvoll oder hat es vielleicht seinen Sinn eingebüßt? Frankl verweist hier auf die Einstellungswerte.

Einstellungswerte

Immer dann, wenn ein Mensch infolge eines unabänderlichen Schicksals, zum Beispiel einer unheilbaren Krankheit, nicht mehr dazu in der Lage ist, Sinn durch schöpferische Werte oder durch Erlebniswerte zu verwirklichen, ist er aufgefordert, „Einstellungswerte" zu realisieren. Frankl schreibt hierzu: „Es gibt nämlich eine weitere Hauptgruppe von Werten, deren Verwirklichung eben darin gelegen ist, wie der Mensch zu seiner Einschränkung seines Lebens sich einstellt. Eben in seinem Sichverhalten zu dieser Einengung seiner Möglichkeiten eröffnet sich ein neues, eigenes Reich von Werten, die sicherlich sogar zu den höchsten gehören ... Diese Werte wollen wir Einstellungswerte nennen."[61] Gerade in der Altenseelsorge, wo wir es sehr häufig mit Menschen zu tun haben, die einer Vielzahl von körperlichen und psychischen Beeinträchtigungen ausgesetzt sind, die nur sehr bedingt verändert werden können, geht es darum, dem alten Menschen zu einer Einstellung zu verhelfen, die es ihm erlaubt, sein Leiden innerlich anzunehmen und es in Würde zu tragen. Ja, letztlich geht es darum – wie Frankl betont – ihn

---

59 In der Hauszeitschrift mehrerer Mannheimer Altenheime („die kleine Rundschau", Nr. 45 vom 15. März 2007, S. 29) schrieb zum Beispiel eine Heimbewohnerin unter der Überschrift „Aus meinem Leben": „Ich nehme regelmäßig an den hausinternen und externen Veranstaltungen teil. Dies bringt eine Struktur und vor allen Dingen Sinnhaftigkeit in mein Leben."
60 Vgl. hierzu den Beitrag von Hans-Joachim Höhn, Erlebnisgesellschaft! – Erlebnisreligion?, in: Klaus Hoffmeister u. Lothar Bauerochse (Hg.), Die Zukunft der Religion. Spurensuche an der Schwelle zum 21. Jahrhundert, Würzburg 1999, S. 11-21.
61 Viktor E. Frankl, Ärztliche Seelsorge, a.a.O., S. 61.

„leidensfähig" zu machen.[62] Denn die Leidensfähigkeit ist für ihn „die Fähigkeit, das zu verwirklichen, was wir als Einstellungswerte bezeichnen".[63] Für Frankl ist Leid ein integraler Bestandteil unseres Lebens, der innerlich angenommen und gestaltet werden will. Vor dem Hintergrund seiner schrecklichen KZ-Erfahrungen im Zweiten Weltkrieg versteht es sich von selbst, dass es ihm weder darum geht, Leid in irgendeiner Weise glorifizieren noch bagatellisieren zu wollen. Vielmehr betont er nachdrücklich, dass das unabwendbare und „unveränderliche Leiden"[64] eine Sinnhaftigkeit in sich birgt.[65]

Für Frankl enthält „rechtes Leiden" Sinn in vierfacher Weise:

- als Leistung, insofern im Leiden Werte verwirklicht werden;
- als Grund menschlichen Wachstums, insofern das Leid die Existenz erweitert;
- als Grund menschlicher Reifung zu innerer Freiheit, insofern mit einem unabwendbaren Leiden gelassen und konstruktiv umgegangen wird;
- als grundlegende Bereicherung des Lebens, insofern es den Menschen hellsichtig und die Welt durchsichtig macht.[66]

Dass die Übersiedlung ins Altenpflegeheim mit all den damit verbundenen Veränderungen, wie z. B. der neuen Strukturierung des Tages, der eingeschränkten Intim- und Privatsphäre, den fremden Bezugspersonen etc. eine ungeheure Leistung der alten Menschen – im Sinne einer Einstellungsmodulation – darstellt, dürfte einleuchten. In der Regel gelingt der sehr vielschichtige Umstellungs- und Anpassungsprozess mit Hilfe des Pflegepersonals und der Angehörigen auch problemlos, aber es gibt auch immer wieder Fälle, in denen es den neuen Heimbewohner/innen nicht gelingt, mit den fremden äußeren Gegebenheiten ohne weiteres klarzukommen. Manche leiden beträchtlich unter dem Verlust ihrer vertrauten Umgebung und zeigen bisweilen Verwirrtheitssymptome oder reagieren mit Niedergeschlagenheit, wenn nicht sogar mit einer Depression. Sie klagen im Gespräch darüber, dass sie ihre neue Lebenssituation als unfrei und fremdbestimmt erleben, und zweifeln nicht selten am Sinn des Ganzen.

---

62 Viktor E. Frankl, Grundriß der Existenzananalyse und Logotherapie, S. 125.
63 A.a.O., S. 126
64 Frankl ist sich diesbezüglich durchaus der Tatsache bewusst, dass es auch ein veränderbares, abwendbares Leiden gibt, welches zu erleiden nicht als sinnvoll betrachtet werden kann. Er merkt hierzu an: „Wer an einem operablen Karzinom leidet und sich trotzdem nicht operieren lässt, der leidet nicht sinnvoll; vielmehr würde es sich um mutwilliges Leiden handeln." (Viktor E. Frankl, Grundriß der Existenzananalyse und Logotherapie, S. 134)
65 Vgl. hierzu: Viktor E. Frankl, „... trotzdem ja zum Leben sagen". Ein Psychologe erlebt das Konzentrationslager, 26. Aufl., München 2006.
66 Vgl. Gerhard Spraktes, Der leidende Mensch vor der Sinnfrage, a.a.O., S. 40 f.

Eine ältere Dame, die krankheitsbedingt ins Heim übersiedeln musste, erklärte mir zu Beginn ihres Heimaufenthalts: „Das hat doch alles keinen Sinn mehr – am liebsten würde ich sterben." Im Verlaufe einer sinnorientierten Gesprächsreihe gelang es mir, der Frau klarzumachen, dass auch ihr Leben noch Sinn hat. Die gemeinsame Sinnfahndung führte in diesem Fall dazu, dass die Frau allmählich wieder Interesse am Leben entwickelte. So freundete sie sich in der Folgezeit mit einer Mitbewohnerin des Heims an und kümmerte sich liebevoll um ihre bettlägerige Zimmergenossin („Die Arme hat ja sonst niemanden mehr!"). Auch konnte sie sich gelegentlich dazu aufraffen, an den Veranstaltungen im Haus teilzunehmen, und zeigte im Gespräch ein verstärktes Interesse für das aktuelle Tagesgeschehen in der Welt. Das Beispiel macht für mich deutlich: Auch wenn man als Altenheimseelsorger in der Regel an den äußeren Lebensumständen der Heimbewohner/innen nichts oder nur wenig verändern kann, so hat man doch die Möglichkeit, ihnen im Gespräch zu einer veränderten inneren Einstellung zu den – oftmals als unveränderlich empfundenen – Gegebenheiten zu verhelfen.[67] „Denn was uns kleine Menschen dem riesigen Schicksal gegenüber überlegen macht, ist unsere geistige Freiheit. Eine Freiheit, die wir weniger ‚haben' als ‚sind': wir sind frei, Schicksalhaftes anzunehmen, wir sind frei, uns dem Schicksal zu beugen oder dem Schicksal zu trotzen. Freiheit ist der Bereich unserer jeweiligen Wahlmöglichkeiten. Und selbst Unabänderlichem gegenüber bleibt eine letzte Wahlmöglichkeit offen, nämlich zu entscheiden, wie wir innerlich dazu stehen. Das ‚letzte Wort' ist unser."[68] (Elisabeth Lukas)

Die Stärkung des Willens zum Sinn

Wie ich bereits dargelegt habe, kann durch eine Einstellungsmodulation der verschüttete, verdrängte oder frustrierte Wille zum Sinn wiederentdeckt, ja freigelegt werden. Es geht im sinnorientierten Altenseelsorgegespräch einerseits darum, den alten Menschen für die konkreten Sinnmöglichkeiten (Werte) zu sensibilisieren, die ihm noch offenstehen, und ihm andererseits zu einer Einstellung zu verhelfen, die es ihm ermöglicht, die nicht selten als sinnwidrig erlebten Situationen in der Gegenwart und Vergangenheit neu zu bewerten und, falls möglich, auch in einem neuen, konstruktiveren Lich-

---

67 „Ältere Menschen, die ihre persönliche Lebenssituation als eine wahrnehmen, die sich nicht mehr grundlegend verändern lässt, haben aus logotherapeutischer Perspektive die Möglichkeit, die ‚höchste Sinnform' zu erfahren, indem sie lernen, angemessen mit Einschränkungen, Schmerzen, Leiden etc. umzugehen." (Renate Ruhland, Sinnsuche und Sinnfindung im Alter, S. 104)
68 Elisabeth Lukas, Alles fügt sich und erfüllt sich, S. 59

te zu sehen.[69] Meine seelsorglichen Bemühungen zielen also letztlich auf die Gewinnung einer sinnorientierten Einstellung, welche es dem älteren Menschen ermöglicht, trotz aller erfahrenen Einschränkungen, Krisen und Verluste, das Leben als sinnvoll zu bejahen und die häufig anzutreffende leid- und schuldfixierte Hyperreflexion (übersteigerte Selbstbeobachtung) abzubauen. Wie dies im Einzelfall konkret aussehen kann, möchte ich nun an zwei kleinen Beispielen aus meiner Seelsorgepraxis verdeutlichen.

Eine bereits hochbetagte ältere Dame klagte bei jedem Besuch darüber, dass ihr Leben seit dem Tod ihres Mannes – vor einigen Jahren – jeden Sinn verloren habe. „Nun sitze ich hier im Pflegeheim und habe vom Leben nichts mehr zu erwarten. Alles, wofür es sich zu leben gelohnt hat, ist vorbei." Ich hörte mir ihr Jammern und Klagen immer wieder geduldig an, ohne ihre Aussagen in irgendeiner Weise zu kommentieren oder zu bewerten. Ich hoffte, dass sie durch das wiederholte Artikulieren ihrer seelischen Nöte und Ängste irgendwann in die Lage versetzt würde, sich innerlich davon zu distanzieren und für sich eine neue Perspektive zu entwickeln. Auch meine Versuche, aus dem Glauben heraus Trost zu spenden, verhallten scheinbar ungehört. Als ich sie eines Tages wieder besuchte, begann sie erneut ihr altes Klagelied. Ich spürte einen in mir bislang verdrängten Widerstand aufsteigen und wurde ungeduldig. Schließlich richtete sie an mich die Frage: „Warum nur musste mein Mann vor mir sterben?"

Nach einer längeren Pause erwiderte ich sinngemäß etwa Folgendes: „Liebe Frau M.[70], stellen Sie sich doch mal vor, es wäre alles ganz anders gekommen. Unser Vater im Himmel hätte Sie vor Ihrem Mann zu sich gerufen. Denken Sie, dass dies besser gewesen wäre?" Daraufhin sah sie mich erschrocken an! „Um Gottes Willen, das wäre ja furchtbar gewesen. Dann wäre mein armer Mann ja ganz auf sich allein gestellt gewesen. Wissen Sie – ohne mich war er ja völlig hilflos. Ich war immer für ihn da. Er konnte sich ohne mich noch nicht mal was zu essen machen. Und in den letzten Jahren habe ich ihn aufopfernd gepflegt ... Schließlich ist er in meiner Gegenwart sanft eingeschlafen." „Sehen Sie, Frau M. – vielleicht hat es unser himmlischer Vater ja gut mit Ihrem Mann gemeint und hat ihn deshalb vor Ihnen sterben lassen. Sie konnten ihm bis zu seinem Tod liebevoll zur Seite stehen und haben ihm sogar das Pflegeheim erspart. Nun haben Sie freilich

---

69 „Wesentlich ist, dass der Sinnwille eines älteren Menschen nicht auf eine einzige Dimension der Werteverwirklichungsmöglichkeiten fixiert wird, sondern dass der Betreffende Werteflexibilität zeigt: Diese liegt dann vor, wenn sich der Ältere nicht an die Leistungsdimension klammert, obwohl seine Schaffenskraft abnimmt. Werteflexibilität heißt, in derjenigen Dimension Sinn zu verwirklichen, in der der ältere Mensch seiner Lebenssituation gemäß Sinn möglichst optimal realisieren kann." (Renate Ruhland, Sinnsuche und Sinnfindung im Alter, a.a.O., S. 109)
70 Die Namen in den folgenden Seelsorgefällen wurden von mir stets geändert! Zur Wahrung des Seelsorgegeheimnisses habe ich die biographischen Daten so geändert, dass eine Identifikation der beschriebenen Personen ausgeschlossen ist.

die schwere Bürde zu tragen und müssen alles ganz allein bewältigen." Frau M. wurde daraufhin ganz still, und nach einer Weile sagte sie schließlich: „Sie haben Recht, Herr Pfarrer: Es ist schon besser, so wie es gekommen ist. Ich kann mit all dem Schweren ja viel besser umgehen als mein Mann." Als ich sie einige Monate später wieder besuchte, war ich sehr überrascht. Das scheinbar nicht enden wollende Klagelied war verstummt, und sie erzählte mir ausführlich von einem Ausflug und wirkte auf mich sehr gelassen und froh. Offensichtlich hatte sie zu dem schmerzlichen Verlust ihres Mannes und der ungewollten Übersiedlung ins Pflegeheim eine neue Einstellung gefunden. Jedenfalls kamen in unseren Seelsorgegesprächen in der Folgezeit ganz andere Themen zur Sprache.

Das kleine Beispiel zeigt, dass sich auch im hohen Alter noch Einstellungen ändern können und es zu einem Perspektivenwechsel, ja einer Neuorientierung kommen kann. Die aus der Logotherapie stammende „Sinnfahndung" mit Hilfe der „Was-wäre-wenn-Technik" habe ich bei meinen Seelsorgegesprächen im Altenpflegeheim wiederholt als hilfreich erlebt.[71] Renate Ruhland merkt zu dieser Gesprächstechnik an: „Ziel dieser Methode ist, die realistische Bewertung des faktisch Erlebten zu fördern und dadurch den Willen zum Sinn zu stärken."[72]

Das zweite Beispiel, von dem ich berichten möchte, stammt aus einem Seelsorgegespräch mit einem älteren Herrn, der mir ausführlich von seinen Erlebnissen während des Kriegs erzählte. Er war als Pilot im Kampfeinsatz tätig und hatte feindliche Stellungen bombardiert. Im Verlaufe des Gesprächs stand er plötzlich auf und ging zum Schrank: „Herr Pfarrer, ich will Ihnen mal was zeigen!" Schließlich kam er mit einer kleinen Schatulle zurück. Er öffnete sie und zeigte mir einige Orden, die er für seine Verdienste im Militär erhalten hatte. Nachdem ich sie einzeln interessiert betrachtet hatte, drängte sich mir die Frage auf: „Na, da sind Sie wohl mächtig stolz drauf?" Er blickte mich eine Weile schweigend an und sagte dann mit sehr nachdenklicher Stimme: „Ach, wissen Sie, wenn ich an all die vielen jungen Männer denke, die bei unseren Einsätzen damals gestorben sind, habe ich wohl keinen Grund, darauf stolz zu sein." Mit traurigem Gesichtsausdruck stand er wieder auf und legte die Holzschatulle zurück in den Kleiderschrank." Das Gespräch war für ihn damit spürbar beendet. Wir blickten uns noch eine Weile schweigend an, und ich fragte ihn dann, ob ich noch ein Vaterunser beten dürfe. Er nickte zustimmend, und ich begann mit dem Gebet, in welches er schließlich einstimmte. Bei meiner Verabschiedung machte er auf mich einen sehr ruhigen und gelösten Eindruck. Er bedankte sich für meinen Besuch und sagte, als ich bereits wieder auf dem Gang stand:

---

71 Vgl. hierzu: Elisabeth Lukas, Rat in ratloser Zeit. Anwendungs- und Grenzgebiete der Logotherapie, Freiburg/Basel/Wien 1984, S. 135 ff.
72 Renate Ruhland, Sinnsuche und Sinnfindung im Alter, a.a.O., S.105.

„Es wäre schön, wenn Sie mich mal wieder besuchen könnten." Rückblickend empfand ich das Gespräch wie eine verschlüsselte Beichte. Obgleich in seinen zum Teil sehr bedrückenden Kriegsschilderungen explizit nie von persönlichen Verfehlungen oder persönlicher Schuld die Rede war, stand sie für mich doch unausgesprochen im Raum. Wolfram Kurz schreibt dazu: „Der Sinn der funktionalen Beichte[73] aber liegt darin, dem Seelsorger u.U. völlig unbewußt zu signalisieren, daß man nicht nur Beratung im Sinne der Vermittlung lebenstechnischer Kompetenz erwartet, sondern auch Hilfe, mit der fundamentalen Verkehrung menschlicher Existenz in hilfreicher Weise umzugehen."[74]

Das Gebet hat für mich in diesem Zusammenhang eine überaus sinnstiftende Funktion. Es hilft uns, die Sprachlosigkeit und Ohnmacht zu überwinden, welche sich im Angesicht von Schuld und Leid bisweilen einstellt, indem es uns ermöglicht, sie auf Gott hin zu transzendieren. Es hilft, die leid- und schuldfixierte Hyperreflexion zu überwinden, es stärkt den Willen zum Sinn und kann eine umfassende Sinnesänderung einleiten. Letztlich ermöglicht es uns eine Begegnung mit dem „Du Gottes".[75] Die selbstkritische Antwort des älteren Herrn auf meine etwas unvermittelt gestellte Frage zeigt, dass im Verlaufe des Gesprächs bei ihm offensichtlich eine gewisse Einstellungsänderung erfolgt ist – zu Beginn klangen seine Kriegsschilderungen zum Teil noch sehr euphorisch – , während am Ende Zeichen von Reue und Neubesinnung spürbar wurden. In diesem Sinne hatte das Seelsorgegespräch für mich durchaus den Charakter einer Beichte: „Essentielles Ziel eines Beichtgespräches aber ist es, die notwendigen Bedingungen dafür zu schaffen, dass der Klient offen dafür wird, über seine Gesamtverfassung als Person nachzudenken, für die Erneuerung seiner ganzen Person empfänglich zu werden und in diesem Sinne eine radikale Umorientierung seiner Person an sich geschehen zu lassen. Diesen Vorgang aber nennt das Neue Testament ‚Metanoia', ein Wort, das wir herkömmlich mit Buße übersetzen, das aber, wörtlich verstanden, nichts anderes bedeutet als radikalen Wechsel der Gesinnung."[76]

Die beiden kleinen Beispiele zeigen, dass auch der ältere Mensch noch Sinn im Medium von Einstellungswerten verwirklichen kann. Jedoch möch-

---

73 Wolfram Kurz gebraucht hier den Begriff „funktionale Beichte" in Analogie zum Phänomen der funktionalen Erziehung, welche den Gegensatz zur intentionalen Erziehung darstellt. In einer Fußnote merkt er hierzu an: „Der unbeabsichtigte erzieherische Effekt potentiell aller zwischenmenschlicher Kommunikation fällt unter den Begriff der ‚funktionalen Erziehung'" (Wolfram Kurz, Die Wechselseitigkeit von Sinnfrage und Schuldfrage im Kontext des funktionalen und intentionalen Beichtgesprächs, in: WzM, 35. Jg., Heft 5/6, Göttingen 1983, S. 228 f.).
74 Ebd.
75 Vgl. Karl-Heinz Röhlin, Sinnorientierte Seelsorge (Diss.), München 1986, tuduv-Studien, Reihe: Religionswissenschaften Band 3, S. 206 f.
76 Wolfram Kurz, Die Wechselseitigkeit ..., a.a.O., S. 235.

te ich an dieser Stelle nachdrücklich betonen, dass es weder Aufgabe noch Anliegen unserer sinnorientierten Altenseelsorge sein kann, Einstellungsmuster, die sich beim älteren Menschen im Verlaufe von Jahrzehnten gebildet haben und die das Ergebnis sowohl beglückender als auch schmerzlicher Erfahrungen sind, in irgendeiner Weise bewerten oder gar korrigieren zu wollen. Der betagte Mensch hat ein Recht auf Eigensinn. Er hat ein Recht darauf, z. B. verzagt, niedergeschlagen oder lebensmüde zu sein. Gleichwohl sollten wir versuchen, seinen Willen zum Sinn zu stärken, und das heißt konkret, ihm Mut zum Leben zu machen und gegebenenfalls auch Mut zum Sterben.[77] Dass es im Verlaufe unserer sinnorientierten seelsorglichen Bemühungen beim Gesprächspartner – gleichsam als Nebeneffekt – immer wieder zu Einstellungsmodulationen kommen wird, versteht sich dabei von selbst. Wenn es gelingt, dass bei ihm an die Stelle von sehr negativen, ja bisweilen sogar destruktiven Einstellungsmustern, wie z.b. Abhängigkeits- und Ohnmachtsgefühlen, Resignation, Verbitterung, Angst, Verzweiflung bis hin zu Suizidphantasien, neue, konstruktivere Einstellungsmuster treten, die das Selbstvertrauen, die Autonomie, die Lebensfreude und Zuversicht stärken, ist dies natürlich überaus begrüßenswert. Manchmal freilich wird nicht mehr möglich sein, als einfach zuzuhören, der bedrückenden Situation standzuhalten und mitfühlend und tröstend Nähe zu signalisieren.

Zerstört der Tod den Sinn?

Es gibt heute kaum einen Ort, an dem man mit den Themen Vergänglichkeit, Sterben und Tod in solch intensiver Weise konfrontiert wird wie in einem Altenpflegeheim. Während man es früher in den Altenheimen noch mit überwiegend vitalen älteren Menschen zu tun hatte, überwiegt heute die Zahl der hochbetagten, schwerstpflegebedürftigen Heimbewohner/innen. Die durchschnittliche Verweildauer liegt häufig unter 1 ½ Jahren und die Zahl der dementen Bewohner/innen steigt ständig. Bei vielen älteren Menschen, die in ein Altenpflegeheim einziehen, hat der Sterbeprozess bereits begonnen. Sowohl für die Heimbewohner/innen als auch für die Angehörigen und das Pflegepersonal stellt sich auf diesem Hintergrund die Sinnfrage in ihrer ganzen Dringlichkeit. Viele Bewohner/innen fragen: Welchen Sinn hat mein Leben denn noch, wenn es so augenscheinlich von Sterben und

---

77 Bei vielen älteren Menschen, die ins Altenpflegeheim übersiedeln, hat der Sterbeprozess bereits begonnen. Der Verlust der eigenen Wohnung und der vertrauten Umgebung wird nicht selten als vorgezogener kleiner Tod empfunden. Die Vielzahl der Erkrankungen (Stichwort: Multimorbidität) sowie die beträchtlichen Einschränkungen in der Privat- und Intimsphäre, wie z.B. das Angewiesensein auf fremde Hilfe beim Essen, Waschen, Anziehen, Toilettengang etc., lässt die eigene Hinfälligkeit und Endlichkeit verstärkt ins Bewusstsein treten.

Tod bedroht ist? Und auch den Angehörigen und dem Pflegepersonal drängt sich die Frage auf: Welchen Sinn haben all unsere Bemühungen um den alten Menschen, wenn dieser doch bald stirbt? Zerstört nicht der Tod den Sinn? Für Viktor E. Frankl kann auch der Tod unserem Leben nicht seinen Sinn nehmen. Er weist vielmehr darauf hin, dass die Endlichkeit und Zeitlichkeit „nicht nur ein Wesensmerkmal" unseres menschlichen Lebens darstellt, sondern im Gegenteil für dessen Sinn geradezu „konstitutiv" ist.[78] Er schreibt: „Wären wir unsterblich, dann könnten wir mit Recht jede Handlung ins Unendliche aufschieben, es käme nie darauf an, sie eben jetzt zu tun, sie könnte ebenso gut auch erst morgen oder übermorgen oder in einem Jahr oder in zehn Jahren getan werden. So aber, angesichts des Todes als unübersteigbarer Grenze unserer Zukunft und Begrenzung unserer Möglichkeiten, stehen wir unter dem Zwang, unsere Lebenszeit auszunützen und die einmaligen Gelegenheiten – deren ‚endliche' Summe das ganze Leben darstellt – nicht ungenützt vorübergehen zu lassen."[79] Für Frankl ist jede ergriffene Möglichkeit, alles Durchlebte, Durchlittene und Errungene nicht der Vergänglichkeit preisgegeben. Nein, es „fließt über die Gegenwartsschwelle hinein in die Unendlichkeit des Seins, des Vergangen-Seins, fließt hinein in die ewige Wahrheit, in der es be-wahr-t ist vor jeglicher Zerstörung, in der es in seinem So-Sein bleibt, auch wenn das irdische Da-Sein längst vorüber ist".[80]

Ich möchte anhand von einem Gesprächsprotokoll Viktor E. Frankls zeigen, wie er im Angesicht von Krankheit, Sterben und Tod argumentiert. Das Protokoll ist in seinem Buch „Ärztliche Seelsorge" abgedruckt unter der Überschrift „Letzte Hilfe".[81] Er schreibt hierzu: „Das Tonband hält ein Gespräch zwischen einer Patientin und mir fest – es wurde während einer meiner klinischen Vorlesungen aufgenommen. Ich sprach mit einer Patientin vor meinen Hörern – Studenten der Medizin, Philosophie und Theologie. Es versteht sich von selbst, daß dieses Gespräch von A bis Z improvisiert wurde. Die Patientin war 80 Jahre alt und litt an einem Krebs, der nicht mehr zu operieren war, – selbstverständlich ist der Name der alten Frau fingiert: er wurde durch den einer Romanfigur ersetzt, nämlich den Namen jener Teta Linek aus Werfels ‚Veruntreutem Himmel', der die Patientin ungemein ähnlich war."

Frankl: „Nun, liebe Frau Linek, was halten Sie von Ihrem langen Leben
　　　　heute, wenn Sie darauf zurückblicken? War es ein schönes Leben?"
Patientin: „Ach, Herr Professor, ich muß wirklich sagen, es war ein gutes

---

78 Viktor, E. Frankl, Ärztliche Seelsorge, S. 83.
79 Ebd.
80 Elisabeth Lukas, Alles fügt und erfüllt sich, S. 42.
81 Viktor E. Frankl, Ärztliche Seelsorge, a.a.O., S. 231.

Leben. Das Leben war so schön. Und ich muß dem Herrgott danken für all das, was er mir geschenkt hat. Ich bin in Theater gekommen. Ich habe Konzerte gehört. Wissen Sie, die Familie, in deren Haus ich in Prag gedient habe – soviel Jahrzehnte hindurch –, die hat mich manchmal mitgenommen in Konzerte. Und für all das Schöne muß ich nun meinem Herrgott danken."

Frankl unterbricht hier das Gesprächsprotokoll und merkt an: „Aber ich mußte ihre unbewußte, verdrängte, existentielle Verzweiflung ins Bewußtsein heben. Sie sollte mit ihr ringen, wie Jakob mit dem Engel gerungen hatte, bis der Engel ihn segnete. Ich mußte sie so weit bringen, daß sie am Sinn ihres Lebens zunächst einmal zweifelte. Und zwar auf bewußter Ebene und nicht, wie sie es sichtlich getan hatte, ihre Zweifel verdrängend."

Frankl: „Sie sprechen von so schönen Erlebnissen, Frau Linek. Aber das wird doch nun alles aufhören."
Patientin (nachdenklich): „Ja, das wird nun alles aufhören."
Frankl: „Wie ist es nun, Frau Linek, glauben Sie, daß damit all die schönen Dinge, die sie erlebt haben, aus der Welt geschafft sind? Daß sie ungültig geworden – vernichtet sind?"
Patientin (noch immer nachdenklich): „Diese schönen Dinge, die ich erlebt habe ..."
Frankl: „Sagen Sie mir, Frau Linek, kann irgend jemand das Glück ungeschehen machen, das Sie erlebt haben? Kann jemand das auslöschen?"
Patientin: „Sie haben recht, Herr Professor, niemand kann das ungeschehen machen."
Frankl: „Oder kann jemand die Güte auslöschen, der Sie im Leben begegnet sind?"
Patientin: „Nein, auch das kann niemand."
Frankl: „Kann jemand auslöschen, was Sie erreicht und errungen haben?"
Patientin: „Sie haben recht, Herr Professor, das kann niemand aus der Welt schaffen."
Frankl: „Oder kann jemand aus der Welt schaffen, was Sie tapfer und mutig durchgestanden haben? Kann jemand all das aus der Vergangenheit herausschaffen? Aus der Vergangenheit, in die Sie das alles hineingerettet haben? In der Sie es aufgespart und aufgestapelt haben?"
Patientin (jetzt zu Tränen gerührt): „Niemand kann das. Niemand!" (Nach einer Weile:) „Sicher, ich habe viel zu leiden gehabt. Aber ich habe auch versucht, die Schläge einzustecken, die das Leben mir versetzt hat. Verstehen Sie, Herr Professor, ich glaube, daß das Leiden eine Strafe ist. Ich glaube nämlich an Gott."

Frankl unterbricht hier erneut: „Von mir aus hätte ich selbst redend niemals das Recht gehabt, die Sinndeutung in irgendeinem religiösen Sinn zu beleuchten und von der Kranken beurteilen zu lassen; diese Möglichkeit hat nur der Priester – der Arzt als solcher hat hierzu weder die Verpflichtung noch die Berechtigung. Sobald jedoch die positive religiöse Einstellung der Patientin zum Vorschein gekommen war, stand nichts mehr im Wege, sie als gegebenes Faktum auch in die Psychotherapie einzubauen."

Frankl: „Aber sagen Sie, Frau Linek, kann das Leiden denn nicht auch eine Prüfung sein? Kann es denn nicht auch sein, daß Gott hat sehen wollen, wie die Frau Linek das Leiden trägt? Und zum Schluß hat er vielleicht zugeben müssen: jawohl, sie hat es tapfer getragen. Und jetzt sagen Sie mir, was meinen Sie jetzt, kann jemand solche Leistungen ungeschehen machen?"[82]

Patientin: „Nein, das kann niemand."

Frankl: „Das bleibt doch, nicht wahr?"

Patientin: „Bestimmt: das bleibt!"

Frankl: „Wissen Sie, Frau Linek, Sie haben nicht nur allerhand geleistet in Ihrem Leben, sondern noch aus Ihrem Leiden das Beste gemacht! Und Sie sind in dieser Hinsicht für unsere Patienten ein Vorbild. Ich gratuliere Ihren Mitpatienten, daß sie sich Sie zum Beispiel nehmen können!"

Frankl schreibt über die Reaktion des Auditoriums: „In diesem Augenblick geschah etwas, das sich noch in keiner Vorlesung ereignet hat: die 150 Hörer brechen in einen spontanen Applaus aus! Ich aber wende mich wieder der alten Frau zu: ‚Sehen Sie, Frau Linek, dieser Applaus gilt Ihnen. Er gilt Ihrem Leben, das eine einzige große Leistung war. Sie können stolz sein auf dieses Leben. Und wie wenig Menschen gibt es, die stolz sein können auf ihr Leben! Ich möchte sagen, Frau Linek: Ihr Leben ist ein Denkmal. Ein Denkmal, das kein Mensch aus der Welt schaffen kann!'"

Am Ende des Gesprächsprotokolls merkt Viktor E. Frankl an: „Langsam ging die alte Frau aus dem Hörsaal. Eine Woche später starb sie. Sie starb wie Hiob: satt an Jahren. Während ihrer letzten Lebenswoche aber war sie nicht mehr deprimiert. Im Gegenteil, sie war stolz und gläubig.

---

82 Ich halte die religiöse Deutung der Leiden als „Prüfung" Gottes für nicht unproblematisch. Denn ist dies nicht gerade der Fehler der Freunde Hiobs, dass sie dessen Leiden als ihm von Gott auferlegt zu interpretieren versuchen und deshalb Ursachenforschung betreiben? Viktor E. Frankl weist in einem anderen Zusammenhang selber darauf hin: „Die einzige dem Menschen angemessene Haltung angesichts der Problematik einer Patho- oder gar der Theodizee ist die Einstellung des Hiob: der sich vor dem Geheimnis beugte – und, darüber hinaus, die Haltung des Sokrates, der zwar zu wissen vorgab, aber nur: daß er nichts weiß." (Viktor E. Frankl, Grundriß der Existenzanalyse und Logotherapie, S. 138)

Anscheinend hatte ich ihr zu zeigen vermocht, daß auch ihr Leben sinnvoll war, ja daß noch ihr Leiden einen tieferen Sinn hatte. Vorher war die
alte Frau, wie gesagt, bedrückt von der Sorge, daß sie nur ein nutzloses
Leben geführt habe. Ihre letzten Worte aber, wie sie in der Krankenge-
schichte eingetragen stehen, waren die folgenden: ,Mein Leben ist ein
Denkmal, hat der Professor gesagt. Zu den Studenten im Hörsaal. Mein
Leben war also nicht umsonst ...'"

Das Gesprächsprotokoll zeigt, wie Frankl auch im Angesicht von Krankheit, Sterben und Tod an den Willen zum Sinn appellieren kann und wie es
ihm gelingt, bei der Patientin eine Einstellungsänderung zu bewirken, die es
ihr ermöglicht, ihr Leiden innerlich anzunehmen, ohne daran zu verzweifeln.
Auch wenn das Gesprächsprotokoll aus dem Hörsaal sich nur bedingt auf
ein Seelsorgegespräch im Altenpflegeheim übertragen lässt, zeigt es doch
deutlich, wie auch eine ärztliche Seelsorge in der Lage ist, den alten Menschen
zu trösten und ihm in einer ausweglos erscheinendem Lage seelischen Beistand
zu leisten.[83] Frankl schreibt hierzu: „Der Einwand, die Psychotherapie habe
nicht zu trösten – auch dort nicht, wo sie (oder die Medizin überhaupt) nicht
mehr heilen kann –, verfängt nicht; denn nicht zufällig hat der weise Stifter
des Allgemeinen Krankenhauses in Wien, Kaiser Joseph II., über dem Tor
eine Tafel anbringen lassen mit der Inschrift: Saluti et solatio aegrorum –
gewidmet nicht nur der Heilung, sondern auch der Tröstung der Kranken."[84]
Was Frankl im Umgang mit Sterben und Tod – nämlich seelisch zu trösten
und Beistand zu leisten – als „Letzte Hilfe" des Arztes versteht, sollte für
uns als Altenheimseelsorger/innen demgegenüber gleichsam zur Ersten Hilfe gehören. Ich verstehe mich als Altenheimseelsorger immer auch als Bote
der Hoffnung!

Einer Hoffnung freilich, die auch durch Krankheit, Sterben und Tod nicht
zunichte gemacht wird. Von dieser Hoffnung gilt es Zeugnis abzulegen! Dies
ist sicher nicht immer einfach, zumal wir leidende und sterbende Menschen
nicht billig vertrösten wollen, aber wir sollten zumindest den Versuch wagen,
ihnen in ihrer oftmals bedrückenden Lebenssituation ganz persönlich aus
dem Glauben heraus Trost und Hoffnung zuzusprechen. Besonders hilfreich
ist für mich in diesem Zusammenhang eine bildreiche, metaphorische Spra-

---

83 Dass dies zwar immer wieder geschieht, muss an dieser Stelle sicher nicht eigens betont werden. Jedoch höre ich auch immer wieder in der Seelsorge von Beispielen, in denen ein Arzt / eine
Ärztin ohne jedwedes Einfühlungsvermögen mit den ihnen anvertrauten Patienten umgegangen
ist. So berichtete mir einmal eine ältere Dame: „Nachdem mein Mann im Krankenhaus verstorben
war, musste ich selber für einige Tage stationär behandelt werden. Auf dem Gang traf ich einen
ehemaligen Arzt meines Mannes, der ihn früher einmal längere Zeit gut betreut hatte. Ich sagte
ihm, dass mein Mann kürzlich verstorben sei. Das Einzige, was er darauf erwiderte war: ,Das kann
passieren'!" Wenn sich diese Begebenheit genauso zugetragen hat – und ich zweifle nicht daran –,
zeigt dies, wie häufig es doch an menschlicher Zuwendung und Mitgefühl mangelt.
84 Viktor E. Frankl, Ärztliche Seelsorge, S. 231.

che. Denn wie sagt schon das Sprichwort: „Ein Bild sagt mehr als tausend Worte." Gewiss, jeder muss hier seine eigenen Bilder finden.[85]

Ich habe es in einer Osterpredigt im Altenpflegeheim einmal so formuliert: „Wir treiben nicht dahin durchs Meer der Zeit und stranden irgendwann an den Ufern der Vergänglichkeit. Nein, es ist Gott, der uns in Händen hält. Er will uns zu seiner Herrlichkeit und Freiheit führen, er will, dass wir spüren, dass wir ihm unendlich wichtig sind. Deshalb hat er auch seinen einzigen, über alles geliebten Sohn zu uns gesandt, der für uns am Kreuz von Golgatha Sünde und Tod überwand.

In Jesu Tod und Auferstehung liegt der wahre Grund unserer Hoffnung. Die Liebe Gottes verbirgt sich im Kreuz von Golgatha. Dort wurde offenbar, dass Gottes Liebe mehr ist als eine vornehm bewilligte Gunst oder ein allgemeines Wohlwollen, nein, sie ist eine Liebe bis in den Tod. Diese Liebe kann nicht zusehen, wenn andere leiden, sondern sie geht selber ans Kreuz und leidet mit. Gott hat in seinem Sohn das Elend des Todes mit uns geteilt und uns dadurch neues Leben ermöglicht."

So weit Auszüge aus einer meiner Osterpredigten im Altenpflegeheim, in der ich unsere christliche Hoffnung bildhaft auszudrücken versucht habe. Freilich müssen diese Bilder nicht immer so hochtheologisch daherkommen. Manchmal kann ein schlichtes Zeugnis unserer Hoffnung unser Gegenüber viel eher erreichen. Der Dichterpfarrer Johannes Kuhn hat es für sich einmal so formuliert: „Damit wir, wohin wir auch kommen mögen, wissen, wir werden erwartet von dem, der uns kennt, der uns liebt und der uns unsere Zeit gibt, jedem nach seinem Maß."[86]

Zum Schluss dieses Kapitels möchte ich noch auf einige praktische Aspekte eingehen, die mir im Zusammenhang unserer eingangs gestellten Frage von besonderer Relevanz erscheinen. Es darf uns nicht wundern, wenn in Altenpflegeheimen ohne eine entsprechende Sterbe- und Abschiedskultur der Tod nicht selten als Angst machend und sinnlos empfunden wird. Die Heimbewohner/innen registrieren ganz genau, dass ihr Zimmernachbar oder ihre Tischgenossin plötzlich nicht mehr da sind. Ohne ein würdevolles Abschiednehmen oder Gedenken der Verstorbenen kann der Eindruck entstehen, die Toten würden gleichsam lautlos durch die Hintertür entsorgt. Hier gilt es, gemeinsam mit der Heimleitung und dem Pflegepersonal zu überlegen, welche angemessenen Maßnahmen man ergreifen kann, damit ein pietätvoller Abschied vom Verstorbenen im Heim ermöglicht werden kann. Kleine Rituale, wie z.B. eine Kerze am Essplatz, ein Singen des Lieblingsliedes, ein Gebet für den Verstorbenen, ein/e Kondolenztisch/-liste, ein Photo oder

---

85 Er kann sich dabei freilich der Fülle der biblischen Bilder bedienen, wie sie z.B. Christian Möller in seinem Buch „Kirche, die bei Trost ist. Plädoyer für eine seelsorgliche Kirche", Göttingen 2005, herausgearbeitet hat.
86 Johannes Kuhn, Ich bin vergnügt, erlöst, befreit. Von der Kunst, alt zu werden, S. 54.

ein Blumenstrauß an seinem Lieblingsplatz, ein kleiner Artikel in der Heimzeitung usw. sind nur einige Möglichkeiten, wie man sinnvoll des Verstorbenen gedenken kann. Auch eine Aussegnungs- oder Abschiedsfeier kann
den Bewohner/innen, den Angehörigen und dem Pflegepersonal die Gele-
genheit geben, vom Verstorbenen persönlich Abschied zu nehmen. Die sinnstiftende Funktion von Abschiedsritualen sowie Gedenkgottesdiensten im
Altenpflegeheim sollte nicht unterschätzt werden. Alle diese Bemühungen
können dazu beitragen, deutlich zu machen: Auch der Tod zerstört nicht
den Sinn!

Erinnerungspflege als Sinnfindungshilfe

Aber nicht nur unser christlicher Glaube – unsere Hoffnung – ist eine unerschöpfliche Sinnquelle, nein, auch die Erinnerungen enthalten ein gewaltiges sinnstiftendes Potential. Ein Sprichwort drückt dies so aus: „Gott hat der Hoffnung einen Bruder gegeben, er heißt Erinnerung." Wie sehr eine gezielte Erinnerungspflege der Sinnfindung dienen kann, möchte ich hier aufzeigen. Bei meiner Arbeit als Altenheimseelsorger erlebe ich es immer wieder, wie sehr es die alten Menschen genießen, in ihren Erinnerungen zu schwelgen. Da wird bis ins Detail von der Schulzeit erzählt, wie die erste Lesefibel aussah, welche Kleider die Lehrerin trug, ja selbst der Name der Klassenkameradin ist noch präsent. Auch wird berichtet, wie anstrengend früher die Hausarbeit war und welche strengen Regeln es in der Jugend zu beachten galt. Oder es werden Erlebnisse aus der Kriegs- und Nachkriegszeit erzählt, wie entbehrungsreich das Leben damals war. Gelegentlich wird auch von schlimmen Schicksalsschlägen, wie dem Tod eines nahen Angehörigen oder einer durchgestandenen Krankheit, berichtet. Nicht selten wird vor dem Hintergrund der geschilderten Ereignisse die Sinnfrage gestellt: Weshalb musste ich all das durchmachen? Welchen Sinn hatten all die Krisen und Bewährungsproben? Ja, war mein Leben überhaupt sinnvoll? Caroline Osborn betont in ihrem Buch „Erinnern: eine Anleitung zur Biographiearbeit mit alten Menschen", dass viele Menschen gerade im Alter ein Bedürfnis verspüren, ihrem verflossenen Leben Sinn zu geben.[87] Eine sinnorientierte Altenseelsorge geht auf diese Fragen ein, und das heißt, gemeinsam mit den alten Menschen überlegt sie, welchen Sinn ihre Erfahrungen und Erlebnisse in der Vergangenheit gehabt haben könnten. Sie denkt ferner darüber nach, ob nicht auch die scheinbar sinnwidrigen Geschehnisse auf verborgene und geheimnisvolle Weise überaus sinnvoll gewesen sind. Letztlich sollte man es aber dem sinnsuchenden alten Menschen selbst überlassen, „ob er vergangene Ereignisse als sinnvoll oder nicht bewertet."[88] Wie wichtig diese Rückbesinnung für den alten Menschen ist, erlebe ich bei meiner Arbeit immer wieder.

Im Herbst des Lebens kommt es meines Erachtens darauf an, die Ernte der Jahre in die Scheunen einzubringen und den Ertrag zu sichten. Viktor E. Frankl drückt dies in seinem Scheunengleichnis so aus: „Die Zeit wird

---

87 Caroline Osborn/Pam Schweitzer/Angelika Trilling, Erinnern: eine Anleitung zur Biographiearbeit mit alten Menschen, Freiburg i. Br. 1997, S. 10.
88 Irmgard Preißinger, Gesprächsorientierte Biographiearbeit und Erinnerungspflege zur Verbesserung der Lebensqualität im Alter. Ein didaktisch-methodisches Konzept zur Weiterbildung und Qualifizierung von Altenpflegerinnen und Altenpflegern, Inaugural-Dissertation, Bamberg 2004, S. 73.

mißverstanden. Denn wie steht der durchschnittliche Mensch zur ‚Zeit'? Er sieht nur das Stoppelfeld der Vergänglichkeit – aber er sieht nicht die vollen Scheunen der Vergangenheit. Er will, daß die Zeit stillstehe, auf daß nicht alles vergänglich sei; aber er gleicht darin einem Manne, der da wollte, daß eine Mäh- und Dreschmaschine still stehe und am Platz arbeitet, und nicht im Fahren; denn während die Maschine übers Feld rollt, sieht er – mit Schaudern – immer nur das sich vergrößernde Stoppelfeld, aber nicht die gleichzeitig sich mehrende Menge des Korns im Inneren der Maschine. So ist der Mensch geneigt, an den vergangenen Dingen nur zu sehen, daß sie nicht mehr da sind; aber er sieht nicht, in welche Speicher sie gekommen. Er sagt dann: sie sind vergangen, weil sie vergänglich sind – aber er sollte sagen: vergangen sind sie; denn ‚einmal' gezeitigt, sind sie ‚für immer' verewigt."[89] Wie wir bereits im vorangehenden Kapitel betont haben, kann die Vergänglichkeit dem menschlichen Dasein seinen Sinn nicht nehmen, nein, sie setzt dessen Vergänglichkeit sogar voraus. Ebenso verhält es sich im obigen Gleichnis: Der Sinn des Mähens setzt das Vorhandensein der Scheune voraus!

Den reichen Schatz an Erfahrungen und Erlebnissen, den die alten Menschen im Laufe ihres Lebens angesammelt haben, gilt es in der Altenseelsorge zu heben. Durch eine gezielte Erinnerungspflege, d.h. durch das erzählende Rückerinnern, kann dem Heimbewohner die Einmaligkeit und Einzigartigkeit seiner Person bewusst werden. Darüber hinaus ermöglicht ihm die Rückschau auf das bereits gelebte Leben eine Vergewisserung der eigenen Identität und des eigenen Wertes. Caroline Osborn merkt hierzu an: „Nur wer sich erinnern kann, weiß, wer er ist. In unserer Lebensgeschichte und den Geschichten unseres Lebens finden wir die Wurzeln für Selbstvertrauen und Individualität."[90] Meine Erinnerungspflege im Altenpflegeheim zielt letztlich darauf, dem alten Menschen bewusst zu machen, dass sein Leben trotz aller Verlusterfahrungen und erlittenen Entbehrungen noch immer sinnvoll und kostbar ist. Ja, dass er auf seine Lebensleistung, all das Gelungene und Geglückte und all das in Liebe gewirkte, aber auch auf all das durchgestandene Schwere und all die bewältigten Krisen stolz sein kann. Die erinnernde Vergegenwärtigung der eigenen Lebensleistung kann ihm die Sinnhaftigkeit seines Daseins vor Augen führen. Sie kann zu einem „Zuwachs an persönlicher Stärke, Gelassenheit und Lebensfreude" führen und dadurch sein Selbstbewusstsein bzw. sein Selbstwertgefühl stärken.[91] Wichtig erscheint mir in diesem Zusammenhang jedoch der Hinweis von Caroline Osborn, die betont, dass Erinnerungspflege nicht als eine therapeutische Sitzung

---

89 Viktor E. Frankl, Der Wille zum Sinn. Ausgewählte Vorträge über Logotherapie, Bern 1982, S. 56.
90 Caroline Osborn u.a., Erinnern, a.a.O., S. 18.
91 A.a.O., S. 10.

missverstanden werden sollte, bei der es darum geht, traumatische Ereignisse der Vergangenheit aufzuarbeiten und Verdrängtes in schmerzlichen Lernprozessen in das Bewusstsein zu holen.[92] Sie versteht unter Erinnerungspflege ein „Reminiszieren", ein lustvolles, bisweilen auch melancholisches Schwelgen in der Vergangenheit.[93] Dass der alte Mensch aus dem Be-sinn-en auf die eigene Identität und die eigenen Leistungen in der Vergangenheit neue Kraft für die Herausforderungen in der Gegenwart gewinnen kann, dürfte einleuchten.

Gewiss begegnet einem gelegentlich auch die Einstellung, das Leben sei nur vorwärts gerichtet interessant und von Erinnerungen könne man nicht leben. Ja, eigentlich komme es im Leben darauf an, ganz gegenwärtig zu sein und jeden Schritt im Hier und Jetzt zu tun. Aber für mich gilt hier die Einsicht Sören Kierkegaards: „Man kann das Leben nur rückwärts verstehen, aber man muss es vorwärts leben." So gesehen hat das Erinnern im Alter noch eine weitere wichtige Aufgabe: „Es ist gleichzeitig auch der Versuch, sich am Ende des Lebens mit seinem Schicksal auszusöhnen und interpretatorisch die Diskrepanz aufzuheben, die sich wohl bei den meisten Menschen zwischen den Hoffnungen und Träumen der Jugend und dem tatsächlichen Verlauf des Lebens ergibt."[94]

Wurde das Verweilen alter Menschen in den Erinnerungen früher bisweilen sogar als Zeichen einer krankhaften Entwicklung gedeutet und als besorgniserregend eingestuft, so finden wir heute eine Fülle von Konzepten und Methoden der Erinnerungspflege, die in ganz unterschiedlichen Arbeitsfeldern als hilfreich genutzt werden.[95] Irmgard Preißinger weist in ihrer Dissertation zur gesprächsorientierten Biographiearbeit und Erinnerungspflege darauf hin, dass gerontologische Untersuchungen die positive Wirkung der Erinnerungspflege nachweisen konnten. Sie schreibt: „Die Untersuchungsergebnisse zeigen, dass ältere Menschen, die sich mit ihrer Erinnerung auseinandersetzen, seltener depressiv und geistig gesünder sind als Gleichaltrige ohne diese Beschäftigung."[96] Für mich gehört daher zu den Aufgaben einer sinnorientierten Altenseelsorge immer auch die gemeinsame Rückschau auf das bereits gelebte Leben der alten Menschen. Elisabeth Lukas hat die Aufgaben solch einer Seelsorge mit Blick auf Frankls Scheunengleichnis einmal so beschrieben: „Die Alten, Schwachen können ihre Gegenwart nützen, um ihren Lebensschatz zu ergänzen, abzurunden, aufzupolieren, in die

---

92 A.a.O. S.11.
93 Ebd.
94 A.a.O, S. 10.
95 Vgl. hierzu: Irmgard Preißinger, a.a.O., S. 33 f. sowie S. 69. Interessant erscheint mir diesbezüglich auch die von Verena Kast speziell für ältere Menschen entwickelte „Lebensrückblicktherapie". (Verena Kast, Was wirklich zählt, ist das gelebte Leben. Die Kraft des Lebensrückblicks, Freiburg i. Br. 2010)
96 A.a.O., S. 33.

end-gültige Form zu bringen. Natürlich wird es ihnen nicht mehr möglich sein, spektakuläre Taten zu setzen, doch vielleicht ist es inzwischen der äußeren Taten genug, vielleicht geht es jetzt eher um das innere Leuchten, um die Ordnung des Eingebrachten in die Scheune. Da ist etwas darinnen, das nicht hinein gehört hätte: es muß noch bereut werden. Da ist etwas darinnen, das verflixt dornig ist und sticht: es muß noch verziehen werden. Da ist etwas darinnen, das ohne fremde Hilfe nicht hineinzuschaffen gewesen wäre: es muß mit einem guten Wort, einer freundlichen Geste bedacht werden. Da ist etwas darinnen, das mißverstanden worden ist: es muß noch in seinem Wert erkannt und gewürdigt werden. Und da ist ein letzter Garbenhaufen vor der Tür: der Friede mit sich und seinem Schöpfer muß geschlossen werden, bevor sich die Scheunentore schließen."[97] All diesen Aufgaben sollte sich eine sinnorientierte Altenseelsorge widmen. Sie sollte den Erinnerungen der alten Menschen Raum geben und dem Er-Inner-ten nachspüren.

Erinnerungspflege in der Altenseelsorge: Praxisbeispiele

An zwei kleinen Beispielen aus meiner Seelsorgepraxis im Altenpflegeheim möchte ich nun meine Erinnerungspflege verdeutlichen. Das erste Beispiel stammt von einer alten Dame, die ich bereits öfter im Heim besucht hatte. Sie klagte bei einem Besuch darüber, dass in der Reinigung eines ihrer Lieblingskleider verloren gegangen sei. Sie habe schon mehrfach nachgefragt, aber immer vergeblich. Das Kleid sei nicht mehr auffindbar. Frau S. war darüber untröstlich. Sie erzählte mir, wie unersetzlich gerade dieses Kleid für sie sei, da sie viele schöne Erinnerungen damit verbinde. Früher habe sie im Haushalt bei wohlhabenden „Herrschaften" gearbeitet und zu besonderen Anlässen habe sie stets ein Kleid geschenkt bekommen. Frau S. erzählte ausführlich über die glücklichen Jahre in dieser Familie. Für Frau S. waren diese Kleidungsstücke Erinnerungsstücke von unersetzlichem Wert. Während sie so erzählte, stand sie plötzlich auf und ging an ihren Kleiderschrank. „Herr Pfarrer, darf ich Ihnen meine Kleider zeigen?" Etwas überrascht stimmte ich zu: „Aber gewiss!" Sie nahm daraufhin ein Kleid nach dem anderen aus ihrem Schrank und erzählte mir zu jedem eine kleine Geschichte aus ihrem Leben. Auffallend für mich waren dabei die hellen, freundlichen Farben der Kleider. Entweder mit bunten Blumen gemustert oder einfarbig mit elegantem weißen Kragen. Für mich war der Blick in ihren Kleiderschrank wie ein Blick in ihr Leben, ein Stück Biographiearbeit.

Das Beispiel zeigt meines Erachtens, dass auch scheinbar nebensächlich oder unwichtig erscheinende Erinnerungsstücke, wie Kleider, aber auch alte

---

97 Elisabeth Lukas, a.a.O., S. 49.

Bilder, Möbelstücke und andere persönliche Gegenstände, wichtige Zugänge zur Biographie der alten Menschen im Heim eröffnen können. Häufig haben diese Sachen für die Heimbewohner/innen eine symbolische oder sogar religiöse Bedeutung, die es im Seelsorgegespräch zu würdigen gilt. Dass zum Beispiel Kleider in unserem Leben vielfältige Funktionen und Bedeutungen haben, dürfte einleuchten. Sie dienen dem Schutz des Körpers (z.B. vor Kälte), sie sind Ausdruck sozialer Zugehörigkeit (vgl. z. B. die Redensart: „Kleider machen Leute."), sie sind Ausdruck individueller Persönlichkeit (Ausdruck von Charakter und Geschmack), sie sind Schmuck (und folgen bestimmten Moden), sie haben gelegentlich Bekenntnischarakter (z. B. das Tragen des Kopftuchs im Islam, die Gewänder der Mönche und Nonnen), sie haben symbolische Bedeutung (z. B. das Tragen schwarzer Kleider bei Trauer), sie haben Signalfunktion (z. B. Betonung unseres Frau- und Mannseins) usw. Für Frau S. waren die Kleider nicht nur schmückendes Beiwerk oder Ausdruck einer Hochschätzung von Äußerlichkeiten, nein, sie waren Erinnerungsstücke mit einem symbolischen Mehrwert.

Im 1. Petrusbrief 3,3 f. heißt es: „Euer Schmuck soll nicht äußerlich sein wie Haarflechten, goldene Ketten oder prächtige Kleider, sondern der verborgene Mensch des Herzens im unvergänglichen Schmuck des sanften und stillen Geistes: das ist köstlich vor Gott. Denn so haben sich vorzeiten auch die heiligen Frauen geschmückt, die ihre Hoffnung auf Gott setzten ..." Die Kleider im Schrank von Frau S. sind für den vordergründigen Betrachter sicher nur uninteressante – längst aus der Mode gekommene – Textilien, aber für den tiefer Blickenden sind sie wertvolle Erinnerungsstücke mit tieferem Sinngehalt, ja letztlich sogar Zeichen der Hoffnung. Frau S., die durch eine Vielzahl von Krankheiten körperlich gezeichnet war, hat mir in einem Folgegespräch gesagt, sie vertraue darauf, dass ihr Gott eines Tages neue schöne Kleider schenken wird (vgl. 2. Kor. 5,1 ff.). So wie in der Geschichte vom verlorenen Sohn der Vater (Gott) seinem Sohn entgegenläuft und ihn liebevoll in den Arm nimmt und küsst und ihn sodann neu einkleiden lässt, so wird, bildhaft gesprochen, auch Gott sich unser erbarmen und uns ein heiles, neues Gewand schenken (vgl. Lukas 15,11 ff.). Letztlich geht es hier aber nicht um den Wechsel der irdischen Kleider, nein, es geht um einen Wechsel der inneren Person, ein Neuwerden im Geiste (vgl. Eph. 4,22-24). Das zweite Beispiel, das ich hier anführen möchte, stammt von einer Witwe, die aufgrund einer chronischen Erkrankung ins Altenpflegeheim übersiedeln musste. Von ihren gesundheitlichen Problemen einmal abgesehen, machte sie auf mich einen überaus vitalen und lebensfrohen Eindruck. Während meines Besuchs fiel mir in ihrem Zimmer ein Bild auf, das Frau M. offensichtlich mit ihrem verstorbenen Mann zeigte. Die beiden standen am Hafen eines südlichen Landes und warteten auf die Ankunft der Fähre. Frau M. erzählte mir, dass dieses Photo während eines Urlaubs mit ihrem Mann entstanden sei. Dieser habe sich sehr für Altertümer interessiert. Sie hätten bei ihren zahlreichen Auslandsreisen nicht nur das Festland gesehen, sondern auch viele Inseln besucht. Frau M. fragte mich im Verlaufe des Gesprächs, ob ich etwas Zeit hätte, sie würde mir gerne ihre Urlaubsphotos zeigen. Als ich dies kopfnickend bejahte, sagte sie: „Wissen Sie, Herr Pfarrer, die Schwestern und Pfleger hier sind sehr nett, aber sie haben einfach keine Zeit. Wenn die zu mir ins Zimmer kommen, dann müssen sie immer etwas erledigen. Entweder bringen sie mir die Medikamente oder machen das Bett, aber für ein Gespräch bleibt kaum Zeit."[98] Frau M. holte daraufhin die Photoalben aus der Kommode und begann, mir ihre Bilder zu zeigen. Sie genoss es sehr, mir ausführlich die Photos zu erklären, und erzählte dabei auch viel über ihren verstorbenen Mann. Manchmal unterbrach ich ihre Schilderungen, um eine Verständnisfrage zu stellen oder auf ein Detail auf den Bildern aufmerksam zu machen. Für Frau M. war das erzählende Vergegenwärtigen ihrer schönen Urlaubserinnerungen nicht nur eine willkommene Abwechslung in ihrem Heimalltag, nein, es war für sie auch eine Vergewisserung, dass ihr bereits gelebtes Leben überaus sinnvoll gewesen ist. Sie sagte zum Schluss des Gesprächs: „Ach, wissen Sie, wenn ich so zurückblicke auf all das Gute und Schöne, was ich in meinem Leben schon erleben durfte, dann habe ich allen Grund, unserem himmlischen Vater dankbar zu sein."

---

98 Die Aussage von Frau M. macht deutlich: Gerade für ältere Menschen im Heim sind zweckfreie Begegnungen/Gespräche sehr wichtig. Sie spüren sehr deutlich, ob wir uns wirklich für sie, d.h. ihre Person und ihre Geschichte interessieren oder ob wir in ihnen gleichsam nur Objekte unserer pflegerischen und seelsorglichen Bemühungen sehen. Die ungestillte Sehnsucht vieler Heimbewohner/innen nach menschlicher Zuwendung und Nähe führt bisweilen sogar zu einem Zweifel am Sinn ihres Daseins.

Erinnerungspflege als Reimagination von Sinn

Die beiden Beispiele zeigen, wie wichtig es ist, den Erinnerungen der alten Menschen im Seelsorgegespräch Raum zu geben. Wolfram Kurz plädiert vor diesem Hintergrund für eine „Ästhetische Seel-Sorge als Anleitung zur Imagination und Reimagination von Sinn".[99] Er schreibt: „Nicht die Rekonstruktion sinnbergender Fakten ist entscheidend, vielmehr das wiederholende Durchleben der mit diesen Fakten verbundenen Sinn-Gefühle, die zugleich Wert-Gefühle sind. Ästhetische Seelsorge ist eine die Wertfühligkeit bzw. Sinnfühligkeit optimal anregende und somit intensivierende Seelsorge. Es handelt sich demnach um eine die sinnliche und wertorientierte Wahrnehmungsfähigkeit sensibilisierende Seelsorge."[100] An dieser Stelle möchte ich nochmals auf das Beispiel im einleitenden Teil dieses Buches zu sprechen kommen, das Plakat der Altenpflege des Landes Oberösterreich mit dem Titel „Alte pflegen Erinnerungen". Es zeigte eine ältere Frau mit Brille, die an einer großen Muschel lauscht und erklärt: „Ich hab ein Zimmer mit Meerblick. Mitten in Linz. Ich muss nur meine Augen schließen und schon werden Erinnerungen lebendig. Die Altenfachbetreuerin in meinem Pflegeheim hat mir diese Muschel mitgebracht. Jetzt kann ich das Meer besser hören."

Dieses Werbeplakat macht für mich deutlich, was Wolfram Kurz mit „Ästhetische Seelsorge" meint. Er weist in diesem Zusammenhang jedoch zu Recht darauf hin, dass es falsch wäre, „Sinn-Gefühle" um ihrer selbst willen anzustreben: „Sie bedürfen des Grundes, um dessentwillen sie sich einstellen, eben des Sinn-Grundes."[101] Oder um dies auf unser obiges Beispiel zu beziehen: Es wäre sicher nicht sinnvoll, einer alten Bergbäuerin, die nie am Meer war und auch keinen Bezug zum Meer hat, eine große Muschel zu schenken in der Annahme, sie würde damit irgendwelche schöne Erinnerungen bzw. „Sinn-Gefühle" verbinden. Jedoch wird jemand, der in seiner Jugend häufig am Meer war, durch die Muschel einen Impuls erhalten, welcher Erinnerungen weckt. Manchmal beginnt dann eine innere Reise, eine Reise, bei der die beglückenden und erhebenden Momente einer längst vergangenen Zeit nochmals vors geistige Auge treten. Man sieht sich vielleicht über einen langen, feinsandigen Strand gehen, hört die Seemöwen schreien, spürt den Wind in den Haaren, schmeckt das salzige Meerwasser auf der Zunge und sieht die vielen bunten Strandkörbe im Sonnenlicht. Die Reimagination solch positiver Erlebnisse kann meines Erachtens einen wichtigen Beitrag zur Sinnfindung im Alter leisten.

Wolfram Kurz merkt hierzu an: „Man kann sich wohl an das schöne Bild

---

99 Wolfram Kurz, Seel-Sorge als Sinn-Sorge, a.a.O., S. 225-237
100 A.a.O., S. 236 f.
101 Ebd.

einer Landschaft erinnern, ohne das in der ursprünglichen Situation erlebte Gefühl des Entzückens zu spüren. Dann erinnert man aus der Situation der Eksistenz. Man lebt im Abstand, erinnert mit dem Kopf, aber erinnert sich nicht mit dem Herzen. Man kann auch Szenen gelungener zwischenmenschlicher Kommunikation erinnern, ohne die Herzlichkeit, die Zuneigung, die Freundlichkeit, die Gesten der Zartheit, die einem galten, wieder zu durchleben. Man kann auch genau wissen, dass es in der je eigenen Vergangenheit den einen oder anderen Menschen gab, der für einen sehr bedeutsam war und doch seinen Duft, den Glanz seiner Augen, die Wirkung seiner Art, sich zu bewegen oder den spezifischen Wohlklang seiner Stimme vergessen. Entscheidend ist, daß man aus der Situation der eksistenten, objektivierenden Rekonstruktion dessen, was der Fall war, heraus in die Situation der insistenten, subjektorientierten Erinnerung hineinkommt, welche die Sinngefühle in all ihren Schattierungen noch einmal erleben läßt."[102]

Ich habe bislang aufzuzeigen versucht, wie wichtig die Pflege der Erinnerungen gerade für die Menschen im Alter ist, jedoch noch kaum beleuchtet, welche Aufgabe dem Seelsorger hierbei genau zukommt. Es versteht sich von selbst, dass der Seelsorger / die Seelsorgerin für die Erinnerungen der alten Menschen ein echtes Interesse haben sollte. Denn ansonsten wird es kaum möglich sein, den Ausführungen der älteren Menschen längere Zeit aufmerksam zuzuhören. Ein gewisses Maß an Hintergrundinformationen, z.B. über die politischen und gesellschaftlichen Verhältnisse während des Zweiten Weltkriegs in Deutschland, sind hierbei sehr hilfreich.[103] Auch wenn uns die Erinnerungspflege sehr am Herzen liegt, sollten wir uns davor hüten, davon auszugehen, dass alle alten Menschen gerne über die Vergangenheit reden. Ihr Schweigen kann vielfältige Gründe haben und sollte daher in jedem Fall respektiert werden.[104] Erinnerungspflege im Rahmen der Altenheimseelsorge kann so gesehen nur ein Angebot sein. Wenn freilich Erinnerungen im Rahmen eines Einzelgesprächs, aber auch im Verlauf eines Gruppengesprächs, z.B. im Bibelkreis oder Gesprächskreis, geäußert werden, sollte man sie entsprechend würdigen.

Dass die Pflege von Erinnerungen im Altenpflegeheim freilich nicht bedeutet, den oftmals recht unstrukturiert geäußerten Erinnerungen der älteren Menschen nur passiv zuzuhören, betont William Groenbaeck. Er schreibt: „Viel wäre gewonnen, wenn er (= der Seelsorger; der Verf.) dazu beitragen könnte, daß die vielleicht aufs Geratewohl kommenden oder jedenfalls verworrenen Erinnerungen eine Richtung erhalten und daß Erinnerungen, die

---

102 Ebd.
103 Vgl. hierzu Irmgard Preißinger, a.a.O., S. 35 f.
104 So haben zum Beispiel nicht wenige Frauen während des Zweiten Weltkriegs traumatische Erfahrungen gemacht, über die sie nicht so ohne weiteres sprechen können. Hier gilt es, als Seelsorger besonders sensibel zu sein!

den Kern der Persönlichkeit selbst angehen, festgehalten werden. Vieles wäre gewonnen, wenn er dazu beitragen könnte, daß die Erinnerungen einem Ziel dienen: Der Selbstbesinnung, dem Blick für die inneren Werte, die erlebt werden können, die Übergabe des ganzen Lebens in die Hände Gottes."[105]

Gelegentlich erlebe ich es bei meinen Gesprächen im Altenpflegeheim, dass mir Heimbewohner/innen überwiegend negative bzw. schreckliche Erlebnisse aus ihrem Leben erzählen. Man gewinnt bisweilen sogar den Eindruck, ihr ganzes Leben sei nur von Unglück und Leid bestimmt gewesen. Aus ihren Erinnerungen klingt nicht selten Verbitterung und Enttäuschung über Verletzungen in der Vergangenheit, z.B. gescheiterte Beziehungen, unerfüllte Wünsche und schmerzliche Verluste. Das Artikulieren der negativen Erinnerungen hat für die Heimbewohner/innen oft eine entlastende und befreiende Wirkung. Irmgard Preißinger schreibt dazu: „Indem Erlebtes und Erinnertes verbalisiert werden, wird der Blick geschärft für die formenden Einflüsse, für Ursache und Wirkungen, für größere Zusammenhänge in der Vergangenheit. Beim Erzählen wird auch deutlich, welche Macht frühere Erfahrungen auch noch in der Gegenwart über einen Menschen haben, welchen Einfluss sie auf das Selbstbild und den Lebensplan ausüben können."[106] Es ist wichtig, dass im Seelsorgegespräch im Altenpflegeheim auch Ärger, Klage und Zweifel ihren Raum haben. Jedoch sollte eine sinn-orientierte Altenseelsorge nicht die Rekonstruktion negativer Erlebnisse in der Vergangenheit anstreben, sondern versuchen, dem alten Menschen eine neue Sicht (vgl. das Kapitel „Einstellungswerte") der Dinge zu ermöglichen, d.h. seinen Blick für das Positive und Geglückte in seinem Leben zu schärfen.

Wolfram Kurz weist in diesem Zusammenhang darauf hin: „Nicht selten sind die den Klienten bedrängenden Ereignisse traumatisierender Art durchaus nicht verdrängt, vielmehr in allen Einzelheiten bewusst und können emotional engagiert bis ins Detail hinein rekonstruiert werden. Dagegen sind positive Erlebnisse zunächst völlig unbewusst und so vergessen, daß sie nur mit größter Mühe erinnert werden."[107] So erlebe ich es immer wieder, dass mir Heimbewohner/innen, deren Lebensbilanz scheinbar überwiegend negativ ist, auf meine gezielten Nachfragen hin, ob es denn in ihrem Leben auch Zeiten gab, in denen sie sehr glücklich waren, oder ob es nicht auch Dinge gibt, über die sie rückblickend sehr froh sind, durchaus Positives berichten. Es gibt offenbar nicht nur eine Verdrängung des Negativen, sondern auch eine des Positiven. Die letztere scheint nicht selten noch viel ausgeprägter zu sein als die erste. Daher sollte es immer auch ein Anliegen unserer Erinnerungspflege im Altenpflegeheim sein, die Wahrnehmung für das Schöne, Gute und Geglückte im Leben zu schärfen: „Ein Leitmotiv der

---

105 Villiam Groenbaeck, Seelsorge an alten Menschen, Göttingen 1969, S. 69.
106 Irmgard Preißinger, a.a.O., S. 70.
107 Wolfram Kurz, Seel-Sorge als Sinn-Sorge, a.a.O., S. 232.

Gesprächsorientierten Biographiearbeit und Erinnerungspflege ist die Hilfe zur Selbsthilfe einer Verbesserung der Lebensqualität alter Menschen. Zum Beispiel kann, ohne dass die Grenze zum psychotherapeutischen Setting überschritten wird, durch entlastende heilsame Gespräche versucht werden, Krisenereignisse aus der Vergangenheit unter einer anderen Perspektive zu betrachten."[108] Ich möchte dieses Kapitel schließen mit einem Sinnspruch, der in der Eingangshalle eines von mir betreuten Altenpflegeheims steht:

„Das hat der Alte voraus dem Jungen,
dass ihm im Heute zugleich das Gestern lebt
und dass ein Festkranz von Erinnerungen
sich ihm um jede gute Stunde webt."

---

108 Irmgard Preißinger, a.a.O., S. 72.

Den Sinn sinnlich erleben:
Erinnerungspflege mit demenziell Erkrankten

Das Haus Erinnerung (Erich Kästner)

Das Haus Erinnerung hat tausend Türen
Und du hast doch den Weg umsonst gemacht.
Du weißt nicht mehr, wohin die Türen führen.
Und in den Korridoren lehnt die Nacht.

Was einmal war, hier lebt es fort für immer,
auch wenn du selbst es lang vergessen hast.
Das Haus Erinnerung hat tausend Zimmer.
Und du kommst doch als ungebetener Gast.

Das Haus Erinnerung hat tausend Stufen,
waagrechte Säulen der Vergangenheit.
Geh fort von hier. Man hat dich nicht gerufen.
Dien du nur deinem Herrn und Knecht: der Zeit

Dieses Gedicht von Erich Kästner erinnert mich an meine Besuche auf einer Station mit ausschließlich dementen Heimbewohner/innen. Ich sehe die langen Flure vor mir, die vielen Türen auf jeder Seite und dazwischen die dementen Bewohner herumirren. Viele laufen wie von einem unstillbaren Bewegungsdrang angetrieben unaufhörlich den Gang auf und ab. Die meisten Bewohner/innen wissen nicht, wohin die Türen führen, und nur wenige kennen ihr Zimmer. Obgleich es sich bei dieser Station um eine geschlossene Abteilung handelt, empfinde ich die dementen alten Menschen hier alles andere als unfrei. Die Pflegedienstleiterin Renate Deutschmann beschreibt in einem Referat diese gerontopsychiatrische Wohngruppe so: „Wenn Sie unseren Wohnbereich besuchen, werden Sie Menschen sehen, die in Gruppen, paarweise, Hand in Hand gehend oder alleine, mit oder ohne Schuhe, in Strümpfen, nur halb rasiert, die Kleider verkehrt herum angezogen, Bettdecke im Arm oder einen anderen Gegenstand tragend, den langen Flur entlang gehen. Es kann passieren, dass Sie bei der Hand genommen und aufgefordert werden, mitzugehen. Die meisten Bewohnerzimmer stehen offen und sind zugänglich. Schauen Sie in die offenen Bewohnerzimmer, sehen Sie mehrere Bewohner um einen Tisch oder auf dem Bettrand sitzen. Suchen Sie einen bestimmten Bewohner, kann es sein, dass Sie durch alle Zimmer gehen müssen, um ihn zu finden. Viele Bewohner ziehen sich in den Schutz der Gemeinschaft zurück, denn dort, wo schon jemand sitzt oder im Bett liegt, ist man sicher. Alleine sein kommt nur selten vor."[109]

Dass diese sehr freie, am „Wohlfühlen" der dementen Bewohner/innen ausgerichtete Konzeption bei den Angehörigen und Besuchern zunächst Befremden auslöst, dürfte nicht überraschen.[110] Aber sie verstehen in der Regel sehr bald, dass es wenig Sinn ergibt, einen dementen alten Menschen mit Zwang zu einer Handlung, z.b. rasieren oder duschen, zu zwingen, die er im Moment vehement ablehnt. Auch wäre es wenig hilfreich, ihn zum Essen in sein Zimmer zu bringen, wo er sich doch in einem fremden Zimmer in der Gemeinschaft anderer vielleicht viel wohler fühlt. Er würde den Sinn solch einer Maßnahme nicht verstehen und eventuell sogar aggressiv reagieren. Auf der beschriebenen Station wird jedem Bewohner sein eigenes Tempo zugestanden. So kann zum Beispiel die nur halb ausgeführte Rasur zu einem späteren Zeitpunkt, eventuell unter Mithilfe der Angehörigen, problemlos nachgeholt werden. Das Pflegepersonal versucht so wenig Druck wie möglich auszuüben: „Jeder darf so sein, wie er ist. Das bedeutet im Pflegealltag zu lernen und zu akzeptieren, dass jeder Bewohner seinen Tag und den Rhythmus bestimmt und seine Umgebung sich ihm anzupassen hat."[111]

Für mich als Seelsorger gilt hier natürlich das Gleiche. Auch ich versuche, die Bedürfnisse der dementen Heimbewohner/innen zu erkennen und mich auf ihre jeweilige Befindlichkeit einzustellen. Ein Heimbewohner, der auf meinen Besuch das eine Mal überaus aggressiv und ablehnend reagiert, empfängt mich das nächste Mal überaus freundlich und interessiert.

Als ich als Seelsorger zum ersten Mal diesen beschützten Wohnbereich besuchte, kam ich mir ziemlich hilflos vor. Die meisten Bewohner/innen nahmen von mir praktisch keine Notiz oder waren mit sich selbst beschäftigt. Ich fragte mich: Wie spreche ich mit einem dementen alten Menschen, den ich nicht verstehe und der offensichtlich auch mich nicht versteht? Wie antworte ich auf Sätze, deren Sinn mir völlig unklar ist? Ja, wie ist eine sinnvolle Seelsorge mit dementen Heimbewohner/innen überhaupt möglich? Als evangelischer Theologe bin ich ja sehr aufs Wort fixiert und hatte Seelsorge nur als Gespräch kennengelernt! Dass es auch Möglichkeiten der Seelsorge jenseits des Gesprächs geben kann, war mir nicht klar. Heute weiß ich: „Man kann nicht nicht kommunizieren."[112] Auch ohne Worte, d.h. rein

---

109 Renate Deutschmann, Heimleiterin im Pflegeheim Almenhof, in 68199 Mannheim, Neckarauer Straße 229. Das Referat über den segregativen Wohnbereich ihres Hauses hielt sie auf dem Fachtag „Demenz" am 16.09.2006 in Heidelberg. Frau Deutschmann war zu diesem Zeitpunkt noch Pflegedienstleiterin des Heims.
110 Vgl. zu dieser Konzeption die Überlegungen von Jan Wojnar, in: Die Welt der Demenzkranken. Leben im Augenblick, Hannover 2007.
111 Renate Deutschmann, a.a.O.
112 Paul Watzlawick, zitiert nach Klaus Depping, Altersverwirrte Menschen seelsorgerlich begleiten, 2. korr. Aufl., Hannover 1997, S. 61.

nonverbal bzw. durch emotionale Zuwendung und Körperkontakt ist Kommunikation/Seelsorge möglich.

Eine der wichtigsten Voraussetzungen für eine sinnvolle Seelsorge mit altersverwirrten Heimbewohner/innen ist die ausreichende Kenntnis der verschiedenen Demenzerkrankungen und ihrer wichtigsten Merkmale. Wer regelmäßig demente Heimbewohner/innen besucht, sollte in etwa einschätzen können, in welchem Stadium der Krankheit sich sein Gegenüber befindet, um angemessen reagieren zu können.[113] Während wir nämlich mit Bewohner/innen in einem relativ frühen Stadium der Erkrankung noch recht gut verbal kommunizieren können, ist dies bei fortgeschrittener Demenz kaum noch möglich. Die Diagnose Demenz ist für viele ältere Menschen und deren Angehörige ein Schock. Die Vorstellung, dass sich unser Erinnerungsvermögen, unser Denken, Reden und Verstehen immer mehr auflösen und wir irgendwann völlig desorientiert auf die Hilfe anderer angewiesen sind, macht Angst. Die Theologin Urte Bejick merkt hierzu an: „Die Begegnung mit dementen alten Menschen stellt uns die Frage, wer wir sind, wenn wir Beruf, Gedächtnis, Geschichte, körperliche Kraft und Namen verloren haben. Kann man sich solch eine Seinsweise gerade noch vorstellen, so fällt die Vorstellung, die eigene Erinnerung schrittweise zu verlieren, am schwersten. Ein Sprichwort sagt: ‚Erinnerungen sind das einzige Paradies, aus dem wir nicht vertrieben werden können!‘ Demente alte Menschen werden Schritt für Schritt aus diesem Paradies verdrängt und ein unüberwindbarer Engel steht vor der Tür."[114] Die Autorin macht deutlich, dass das Judentum ebenso wie das Christentum Religionen sind, die primär aus der Erinnerung leben, das heißt, aus dem Rückblick auf die Geschichte Gottes mit dem Volk Israel, zum Beispiel den Exodus aus Ägypten, sowie auf das Leben und Sterben Jesu und seine Auferstehung. Und sie fährt fort: „Sich erinnern stellt für Gruppen wie für einzelne das Merkmal ihrer Identität dar! Mit dem Erlöschen der eigenen Erinnerung stirbt ja nicht nur subjektive Erfahrung, es sterben auch Lebewesen und Dinge, die in dieser Perspektive nur für diesen einen Menschen existiert haben: das schäbige Wartehäuschen, in dem man mit Vater vor dem Regen Schutz suchte, Bella, der Teddybär mit nur einem Auge ... mit Erinnerungen können Welten sterben."[115]

Auch wenn die Erinnerungen kognitiv immer weniger abrufbar sind, können sie doch emotional noch recht lebendig sein. So gesehen hat Erich Kästner Recht, wenn er in seinem Gedicht „Das Haus Erinnerung" schreibt:

---

113 Vgl. hierzu: Regine Keetmann / Urte Bejick, Verwirrte alte Menschen seelsorglich begleiten, in: Seelsorge im Alter – Herausforderungen für den Pflegealltag, hrsg. von Susanne Kobler-von Komorowski und Heinz Schmidt, Heidelberg 2005, S. 124 – 141.
114 Urte Bejick, Seelsorge mit dementen Menschen als gemeinsamer spiritueller Weg, S. 120, in: Seelsorge im Alter – Herausforderungen für den Pflegealltag, a.a.O., S. 120.
115 Ebd.

„Was einmal war, hier lebt es fort für immer, auch wenn du selbst es lang vergessen hast." Es gibt meines Erachtens nicht nur ein kognitives Gedächtnis, sondern auch ein emotionales.[116] Emotional sind die Erinnerungen meist alle noch aktivierbar. Durch den Klang eines Liedes, den melodischen Rhythmus eines Gedichts oder Gebets, das liebevolle Streicheln der Hand, den vertrauten Duft aus Kindertagen usw. werden Erinnerungen wach. An diese gilt es in der sinnorientierten Altenseelsorge anzuknüpfen. Wie dies konkret aussehen kann, möchte ich an einigen kleinen Beispielen aus der Praxis verdeutlichen.

Bei meinen Besuchen bei dementen Heimbewohner/innen erlebe ich es immer wieder, dass vor allem bekannte Lieder emotional sehr ansprechen. Sie rufen sehr häufig Erinnerungen wach, die meist als sehr beglückend und sinnhaltig erlebt werden. So unterhielt ich mich einmal mit vier älteren Damen im Heim, die alle in unterschiedlicher Ausprägung an Demenz erkrankt waren, über deren Jugend. Wir betrachteten gemeinsam ein Ölgemälde an der Wand, welches das Rheinufer bei Speyer zeigte. Im Hintergrund war der Speyerer Dom zu erkennen. Eine Frau erzählte sehr bruchstückhaft, dass sie früher in einer Gasse in der Speyerer Altstadt gewohnt habe. An den Namen der Gasse konnte sie sich nicht mehr erinnern. Auf einmal erwiderte die neben ihr sitzende Frau: „Ja, auch ich habe in Heidelberg gewohnt!" Offensichtlich hatte sie unser Gespräch nur teilweise verstanden und das Bild erinnerte sie an ihre Jugendzeit in Heidelberg. Ich antwortete etwas keck: „Na, da haben Sie bestimmt Ihr Herz in Heidelberg verloren?" Plötzlich, als hätte ich ein entscheidendes Stichwort genannt, begannen alle vier Damen aus voller Kehle zu singen: „Ich hab mein Herz in Heidelberg verloren in einer lauen Sommernacht. Ich war verliebt bis über beide Ohren und wie ein Röslein hat ihr Mund gelacht. Und als wir Abschied nahmen vor den Toren ..." Staunend stimmte ich in ihren Gesang ein. Es war für mich bemerkenswert, dass alle vier Frauen, trotz ihrer zum Teil bereits recht fortgeschrittenen Demenz, alle Strophen des Liedes kannten. Das gemeinsame Singen dieses Liedes machte ihnen sichtlich Spaß. An ihren leuchtenden Augen war abzulesen, dass sie der Inhalt des Liedes ansprach und es in ihnen offensichtlich viele schöne Erinnerungen wachrief.

Auch wenn das Sprachvermögen dementer alter Menschen immer mehr nachlässt, durch geeignete Musik und Gesang ist ein Zugang zu ihrer Erlebniswelt oft noch möglich. Das Singen setzt tief liegende Emotionen frei und

---

116 Vgl. diesbezüglich den Hinweis von Anne Schütte in ihrem Beitrag „Kommunikation in Pflegebeziehungen", in: Altern in Freiheit und Würde. Handbuch christlicher Altenarbeit, hrsg. von Martina Blasberg-Kuhnke / Andreas Wittrahm, München 2007, S. 331: „Demente alte Menschen sind sehr sensibel für die Gefühle, die ihnen seitens der Mitarbeitenden in der Pflege, Betreuung und Seelsorge entgegengebracht werden, und reagieren ebenso empfindlich auf ‚unechtes' Verhalten, weil sie ein intaktes emotionales Gedächtnis haben."

bringt Gefühle nach außen, die sie verbal nicht mehr ausdrücken können. Ein in der Altenheimseelsorge in Mannheim tätiger katholischer Kollege beginnt seine Gottesdienste im Heim immer mit einer CD mit Glockengeläut. Er merkt hierzu an: „Die Erfahrung zeigt, dass Menschen mit Demenz dadurch „aufwachen", orientiert (zumindest momentan) sind: ‚Aha, Gottesdienst.' ‚Ich bin in der Kirche.'..." „Glockengeläute in verschiedenen Zusammenstellungen (Motiven) von Glocken vermögen Stimmungen hervorzurufen und zu verstärken ..." [117] Bei meinen Besuchen bei dementen alten Menschen erlebe ich es immer wieder, welch entspannende und harmonisierende Wirkung Musik und Gesang haben. Sie können dazu beitragen, dass Stress reduziert wird und sich depressive Stimmungen zu lösen beginnen. Auch wenn man mit dementen alten Menschen aufgrund ihrer kognitiven Beeinträchtigung und der häufig hinzukommenden Sehprobleme nicht mehr aus dem Gesangbuch bzw. vom Liedblatt singen kann, gelingt das freie Singen meist recht problemlos. Vor allem die bekannten Volkslieder und Choräle sind ihnen oft auswendig vertraut, da sie im Langzeitgedächtnis gespeichert sind. [118] Auch Heimbewohner/innen mit weit fortgeschrittener Demenz, die oft nur noch in Embryonalhaltung im Bett liegen und mit denen ein Gespräch nicht mehr möglich ist, genießen es spürbar, wenn man ihnen etwas vorsingt. Manchmal lauschen sie nur stumm dem Klang meiner Stimme, manchmal summen sie leise die Melodie mit. Ich denke, der Einsatz von Musik und Gesang ist gerade in der Seelsorge mit dementen alten Menschen überaus hilfreich und sinnvoll. Durch Musik und Gesang kann viel angerührt werden, was das gesprochene Wort nicht mehr zu leisten imstande ist.

Das nächste Beispiel aus meiner Seelsorgepraxis, das ich hier nennen möchte, beschreibt die Begegnung mit einem dementen alten Mann, wie wir sie auf jeder gerontopsychiatrischen Station immer wieder erleben können. Ich betrete ein Zimmer dieses Wohnbereichs und erkenne erst auf den zweiten Blick einen in der Ecke sitzenden älteren Herrn. Er sieht mich mit großen Augen an. Ich stelle mich kurz vor und frage ihn, ob ich mich ein wenig zu ihm setzen dürfe. Er antwortet nicht, auch nicht mit einer nonverbalen Geste, wie einem Kopfnicken. Ich bin verunsichert, ob er mich überhaupt verstanden hat. Schließlich nehme ich in ca. zwei Metern Abstand Platz. Wir sehen uns beide eine Zeit lang wortlos an. Ich frage mich, ob ein Gespräch überhaupt möglich ist. Schließlich beginne ich ihm etwas von mir und meiner Arbeit zu erzählen. Ich weiß noch immer nicht, ob er irgendetwas von

---

117 Stefan Mayer, Orientierung durch Sinneserfahrung, in: Menschen mit Demenz seelsorglich begleiten. Dokumentation des regionalen Fachtages „Altenheimseelsorge" am 22. Juni 2007 in Heidelberg, hrsg. durch Erzbischöfliches Seelsorgeamt, Seniorenreferat, Okenstraße 15, 79108 Freiburg, S. 6.
118 Vgl. die Liedvorschläge bei Klaus Depping, Altersverwirrte Menschen seelsorgerlich begleiten, Bd. 1, Hintergründe, Zugänge, Begegnungsebenen, 2. korr. Aufl., Hannover 1997, S. 58 f.

all dem versteht. Er sieht mich noch immer interessiert an. Plötzlich beginnt er zu reden. Wirr und sinnlos erscheinende Satzkaskaden prasseln auf mich ein. Ich habe Mühe, auch nur ein Wort von dem zu verstehen, was er mir sagen will. Es fällt mir schwer ihm zuzuhören. Ich merke, wie ich innerlich unruhig werde. Sein Redeschwall scheint nicht enden zu wollen. Ich versuche mich abzulenken und konzentriere mich auf seine Gestik und Mimik. Am liebsten würde ich aufstehen und gehen.[119] Aber sein Gesicht lässt erkennen, wie wichtig ihm die Begegnung mit mir ist. Ich achte auf meinen und seinen Atem.

Schließlich werde ich ruhiger. Ich versuche, in ihm nicht nur den dementen alten Mann zu sehen, der jetzt wirr redend vor mir sitzt, sondern einen Menschen in seiner ganzen Originalität und Besonderheit, ja ein einzigartiges geliebtes Kind Gottes. Mir fällt ein Spruch von Dostojewski ein: „Einen Menschen lieben heißt, ihn so zu sehen, wie Gott ihn gemeint hat." Der Glaube sieht tiefer. Er weiß, dass auch Krankheit und Verwirrtheit unsere Gottebenbildlichkeit nicht zerstören kann: „Wir sind und bleiben Gottes Ebenbild, weil er uns als solches gemeint hat und ansieht, durch jede Verunstaltung hindurch, ob sie nun klein und ‚normal' oder immens und erschreckend ist."[120] In diesem Zusammenhang wird für mich deutlich, dass nicht nur die Art und Weise, wie wir mit altersverwirrten Menschen kommunizieren, wichtig ist, sondern auch unsere eigene Sichtweise. In dem Beitrag von Regine Keetmann und Urte Bejick „Verwirrte alte Menschen seelsorglich begleiten" heißt es hierzu: „Die Einstellung der Seelsorger/innen gegenüber den dementen alten Menschen wird sich immer auch auf diese übertragen und von diesen erspürt werden, auch wenn sie für Worte nicht mehr zugänglich sind."[121] Für mich als Seelsorger ist es im Umgang mit altersverwirrten Menschen daher wichtig, sie spüren zu lassen, dass sie trotz meiner inneren Widerstände und Verstehensprobleme von mir bedingungslos angenommen und bejaht sind. Ja, ihnen deutlich zu machen: „Gott liebt

---

119 Rieke Mes scheint ähnliche Erfahrungen mit dementen Heimbewohner/innen gemacht zu haben, denn sie weist in diesem Zusammenhang darauf hin: „Es ist außergewöhnlich wichtig, Augenkontakt zu suchen und zu halten, kleine körperliche Signale nicht zu übersehen und im Zusammensein keine Unruhe aufkommen zu lassen, sprich nicht aus Verlegenheit permanent auf die Armbanduhr zu starren oder im Zimmer auf und ab zu laufen, obgleich die Versuchung groß ist, sich als Seelsorgerin dem Schweigen oder den sinnlos erscheinenden Satzkaskaden durch Weglaufbewegung oder aufgesetzten Aktionismus zu entziehen." (Rieke Mes, Seelsorge für demente Menschen im Pflegeheim, in: Altern in Freiheit und Würde. Handbuch christlicher Altenarbeit, hrsg. von Martina Blasberg-Kuhnke u. Andreas Wittrahm, München 2007, S. 364).
120 Felizitas Muntanjohl in ihrem Skript „Mit dementen Menschen Gottesdienst feiern". Sie hielt das Referat auf dem Fachtag Altenheimseelsorge der Badischen Landeskirche am 7. November 2007 im Diakonischen Werk in der Vorholzstr. 3 in 76137 Karlsruhe. Der Fachtag hatte das Thema: „Gottesdienste mit dementen alten Menschen".
121 Regine Keetmann u. Urte Bejick, Verwirrte alte Menschen seelsorglich begleiten, in: Seelsorge im Alter – Herausforderungen für den Pflegealltag, hrsg. von Susanne Kobler-von Komorowski und Heinz Schmidt, a.a.O., S. 141.

dich, so wie du bist! Vor Gott bist du schön! Gott mag dich auch, wenn du dich traurig und unfähig fühlst! Gott vergisst dich niemals!"[122] Doch zurück zur beschriebenen Seelsorgesituation. Obgleich ich von dem, was mir der ältere Herr mitteilen wollte, nur wenig verstand, bemühte ich mich dennoch, dem Sinn des Geäußerten nachzuspüren. Klaus Depping weist meines Erachtens zu Recht darauf hin: „Es gibt keine unsinnigen Äußerungen. Mag das, was der altersverwirrte Mensch mitteilt, mir noch so unsinnig vorkommen – es hat einen Sinn, ja es ist sogar im höchsten Grade sinnträchtig. Äußerungen – auch scheinbar unsinnige – haben verschiedene Aspekte und erschließen verschiedene Sinndimensionen ..."[123] In dem wirren Redefluss des alten Herrn konnte ich hin und wieder ein Wort klar und deutlich heraushören: „Mutter"! Es klang in meinen Ohren so, als wolle er mir mitteilen, wie wichtig ihm seine Mutter gewesen sei. Jedenfalls drückte sich in diesem Wort für mich seine Sehnsucht nach Nähe, Wärme und Geborgenheit aus, eben das, was wir normalerweise mit dem Wort „Mutter" verbinden. Ich griff es auf, indem ich erwiderte: „Sie haben sicher Sehnsucht nach ihrer Mutter." Er nickte und begann erneut etwas zu erzählen, was offensichtlich weiter um das Thema „Mutter" kreiste.[124]

Für mich drückt der altersverwirrte Mensch mit dem, was er uns mitteilt, nicht bloß einen bestimmten Sachverhalt aus, sondern sich selber, das heißt, seine innere Befindlichkeit. Daher gilt: „In dem scheinbar Unsinnigen signalisiert der altersverwirrte Mensch seine Sehnsüchte, seine Enttäuschungen, sein Schulderleben, seine Angst usw. Das gibt seinen Äußerungen Sinn. Der aufzufindende Sinn ist also zunächst ein emotionaler Sinn."[125] Es kommt in der sinnorientierten Altenseelsorge mit dementen Heimbewohner/innen demnach zunächst einmal darauf an, dass wir auf ihre emotionalen Signale achten. Als der ältere Herr plötzlich seinen Redefluss unterbrach, legte ich meine Hand auf die seine und sagte ihm, dass ich mich nun langsam wieder auf den Weg machen müsse. Ich fragte ihn, ob ich noch ein Gebet zum Abschied sprechen dürfe. Er reagierte nicht und sah mich fragend an. Obgleich ich Angst hatte, dass er mich nicht verstanden haben könnte und sicher gleich wieder auf mich einzureden beginnen würde, sprach ich ein Vaterunser. Zu meiner großen Überraschung faltete auch er seine Hände zum Gebet. Er sah mich still und konzentriert an. Und mir war, als würde er das Gebet innerlich mitsprechen. Ich war umso erstaunter, als er mir zum Schluss die

---

122 Felizitas Muntanjohl, Mit dementen Menschen Gottesdienst feiern, a.a.O.
123 Klaus Depping, Altersverwirrte Menschen seelsorgerlich begleiten, a.a.O., S. 23.
124 Klaus Depping gibt in seinem Buch eine Vielzahl von Beispielen, wie wir auch mit sprachlich sehr beeinträchtigten dementen alten Menschen sinnvoll kommunizieren können. Das eine Mal ist noch „eine Ein-Wort-Kommunikation" möglich, das andere Mal ein „Umkreisen eines Wortes" (a.a.O., S. 36ff).
125 Ebd.

Hand reichte. Offensichtlich hatte er verstanden, dass ich nun gehen wollte. Dass er mir jetzt so ruhig und zufrieden gegenübersaß, war für mich ein kleines Wunder. Ich hatte das Gefühl, dass trotz der großen Kommunikationsschwierigkeiten meinerseits eine sehr intensive und sinnvolle Begegnung möglich war.

Diese kleine Episode aus meinem Seelsorgealltag im Heim zeigt meines Erachtens, dass es auch in der Begleitung von dementen alten Menschen gelingen kann, in den Raum der Transzendenz einzutreten und eine Begegnung mit dem Du Gottes zu ermöglichen. Mir sind in diesem Zusammenhang zwei biblische Texte besonders wichtig geworden. Der erste steht im 4. Kapitel des Philipperbriefs und lautet: „Und der Friede Gottes, welcher höher ist als alle Vernunft, bewahre eure Herzen und Sinne in Christus Jesus." (Phil. 4,7) Er bringt zum Ausdruck, dass Gottes Friede unser menschliches Denken, das heißt unsere Vernunft, übersteigt. Unser Menschsein sollte demnach nie auf unsere Kognition reduziert werden (vgl. die Aussage des französischen Philosophen René Descartes: „cogito ergo sum" = ich denke, also bin ich). Auch dann, wenn unser Denken, unsere Vernunft und Logik beeinträchtigt sind – wenn wir dement sind –, ist uns der Friede Gottes gewiss. Dieser ist größer als alles menschliche Denken und Trachten. Er übersteigt alle Vernunft und ist das Ziel der Versöhnung Christi.[126] In ihm kann unsere Seele trotz aller Anfechtungen und Verluste, trotz aller erschreckenden Auswirkungen einer Demenzerkrankung und all unserer Ängste und Sorgen Frieden finden (vgl. Joh.16,33 b).

Der zweite Bibeltext, der mir für die seelsorgliche Begleitung dementer alter Menschen wichtig ist, steht in Matthäus 11,28-30. Hier ist von einer Ruhe die Rede, die unsere Seele letztlich nur im Glauben an unseren Herrn Jesus Christus finden kann. Christus spricht: „Kommet her zu mir alle, die ihr mühselig und beladen seid, so will ich euch Ruhe geben. Nehmet mein Joch auf euch und lernet von mir, denn ich bin sanftmütig und von Herzen demütig, so werdet ihr Ruhe finden für eure Seelen." Diese Seelenruhe, von der hier die Rede ist, zu finden, ist meines Erachtens für ältere Menschen, insbesondere demente alte Menschen, wichtig. Gerade letztere leiden nicht selten unter ihren massiven kognitiven Beeinträchtigungen und fühlen sich oft ohnmächtig und verlassen. Viele sind von großer innerer Unruhe erfüllt und sehnen sich spürbar nach Liebe, Geborgenheit und Halt.

Bevor ich zum Schluss dieses Kapitels noch auf die nonverbalen, das heißt zeichenhaft-symbolischen Aspekte meiner seelsorglichen Bemühungen eingehe, will ich hier noch kurz eine Thematik beleuchten, die mir für die Seelsorge mit dementen alten Menschen wichtig zu sein scheint, nämlich die Art und Weise, wie diese im Heim untergebracht sind. Während ich zu

---

126 Vgl. Joh. 14,27 und Joh. 16,33.

Beginn meiner Tätigkeit in der Altenheimseelsorge noch der Überzeugung war, dass es für altersverwirrte Heimbewohner/innen überaus sinnvoll und hilfreich ist, mit nichtdementen Bewohner/innen auf einer Station zusammenzuleben, so musste ich im Verlaufe meiner Tätigkeit wiederholt erleben, wie belastend dies doch für beide Gruppen sein kann. Wenn es in dem eingangs zitierten Gedicht von Erich Kästner heißt: „Das Haus Erinnerung hat tausend Zimmer. Und du kommst doch als ungebetener Gast", dann spiegelt sich darin eine leidvolle Erfahrung, die viele altersverwirrte Menschen schon machen mussten. Sie betreten aus Unwissenheit das Zimmer eines nichtdementen Heimbewohners und werden nicht selten schroff oder aggressiv zurückgewiesen. Ich frage mich, ob wir ihnen dies wirklich zumuten wollen. Der Sozialarbeiter und Gerontologe Ulrich Schindler schreibt über die Erfahrungen diesbezüglich in seinem Altenzentrum St. Joseph in Sassenberg: „Je größer der Anteil der Bewohner mit Demenz wurde, desto auffälliger wurde das Verhalten der orientierten Bewohner, die sich zunehmend von den Verwirrten distanzierten, sie sogar offen anfeindeten und es kam gelegentlich zu Übergriffen. Verwirrte reagierten darauf zunehmend mit Unruhe, akute Verwirrtheitszustände traten vermehrt auf. Schließlich war allen Beteiligten klar, dass sich die aufgaben- und ablauforientierte Pflege in den Stationen grundlegend verändern musste hin zu einer Pflege in Wohnbereichen, in der der Bewohner mit seinen Bedürfnissen und seinem Erleben im Mittelpunkt steht."[127]

Ich kann die Erfahrungen dieses Heimleiters nur bestätigen. In den von mir betreuten Altenpflegeheimen ohne spezielle Wohnbereiche für demenziell erkrankte Bewohner/innen, das heißt ohne segregative, also getrennte Unterbringung, erlebe ich es immer wieder, wie überaus konfliktreich sich das Zusammenleben gestaltete. Zwar sind Konflikte an sich noch kein Grund, die dementen alten Menschen ab- oder auszugrenzen, aber ihr Wohlergehen sollte auf jeden Fall im Vordergrund stehen. Wenn ich zum Beispiel erlebe, dass mir ein nichtdementer Heimbewohner entrüstet berichtet, dass ein altersverwirrter Mann wiederholt sein Zimmer betreten hat, und erklärt: „Wenn der noch mal unaufgefordert in mein Zimmer kommt, dann setzt es was!", dann ist es mit gutgemeinten Appellen für mehr Verständnis und Rücksichtnahme nicht getan. Oder wenn mir eine bettlägerige krebskranke Bewohnerin erzählt, sie sei gezwungen, sich in ihrem Zimmer einzuschließen, da es schon mehrfach vorgekommen sei, dass ein verwirrter Bewohner plötzlich in ihrem Zimmer stand und sie sich zu Tode erschrocken habe, ist dies traurig. Auch für demente alte Menschen ist es alles andere als schön, von nichtdementen Heimbewohner/innen immer wieder auf ihre Beein-

---

127 Ulrich Schindler (Hrsg.), Die Pflege demenziell Erkrankter neu erleben. Mäeutik im Pflegealltag, Hannover 2003, S. 6.

trächtigungen aufmerksam gemacht oder kritisiert und angefeindet zu werden.

Gewiss gibt es auch positive Gegenbeispiele, wo sich orientierte Heimbewohner/innen rührend um demente Mitbewohner kümmern, aber diese sind nach meiner Erfahrung leider sehr selten. Wie entspannt und wohltuend demgegenüber die Atmosphäre in einem speziellen Wohnbereich mit ausschließlich dementen Bewohner/innen sein kann, erlebe ich bei meinen Besuchen auf der eingangs beschriebenen gerontopsychiatrischen Station immer wieder. Tom Kitwood, „ein Pionier auf dem Gebiet der Pflege und Betreuung von Menschen mit einer Demenz", macht darauf aufmerksam, dass es in „formellen Pflegeumgebungen", das heißt, in Wohnbereichen mit Bewohner/innen mit ganz unterschiedlichen demenziellen Beeinträchtigungen, nur sehr selten zu Interaktionen untereinander kommt.[128] Er schreibt: „In anderen Umgebungen hingegen, wo die Teilnehmer im wesentlichen den gleichen Grad an kognitiver Beeinträchtigung haben, gibt es ein beträchtliches Maß an Kommunikation und Kontakt der positiven Art."[129] Hier wird meines Erachtens deutlich, dass nicht nur die personellen Rahmenbedingungen seelsorgliche Konsequenzen haben, sondern auch die strukturellen. Häufig können Seelsorger/innen an letzteren nur bedingt etwas verändern. Gleichwohl habe ich es immer wieder erlebt, dass Heim- und Pflegedienstleitungen für konstruktive Kritik und Verbesserungsvorschläge offen waren und diese auch umgesetzt haben. Für unerlässlich halte ich in diesem Zusammenhang den regelmäßigen Gedankenaustausch sowohl mit der Heimleitung als auch dem Pflegepersonal. Nur so kann der Seelsorger / die Seelsorgerin die nötigen Informationen über die Bewohner/innen und den Heimalltag erlangen und auf seelsorgliche Erfordernisse angemessen reagieren.

Der Tatsache, dass die Sinnfindung bei altersverwirrten Menschen verstärkt über die Sinne stattfindet, versuche ich bei meinen seelsorglichen Bemühungen Rechnung zu tragen. Gerade bei dementen alten Menschen, bei denen die Sprachfähigkeit weitgehend verloren gegangen ist, aber auch bei komatösen Heimbewohner/innen, ist eine zeichenhafte bzw. symbolische Zuwendung wichtig. Je mehr die geistigen Wahrnehmungsfähigkeiten nachlassen, desto wichtiger werden die körperlich bzw. sinnlich vermittelten. Durch behutsames Streicheln, einen liebevollen Blickkontakt und das aufmerksame Gegenwärtigsein können dem dementen Heimbewohner / der dementen Heimbewohnerin Wohlbefinden, Angenommensein, Wärme, Ruhe und Entspannung vermittelt werden. Regine Keetmann und Urte Bejick weisen diesbezüglich darauf hin: „Bei nicht mehr ansprechbaren oder komatösen Menschen reicht ein bloßes ‚Vorbeischauen' nicht – gerade ihre Begleitung ist

---

128 Tom Kitwood, Demenz: Der person-zentrierte Ansatz im Umgang mit verwirrten Menschen, 5. ergänzte Auflage, Bern 2008, S. 139.
129 Ebd.

zeitintensiv! Aus der Hospizbewegung stammt der – auf den ersten Blick hilflos erscheinende – Begriff des ‚bloßen Daseins'. ‚Ich werde da sein' ist der Name Gottes. Da-Sein kann nicht ein bloßes Am-Bett-Sitzen und Lesen oder Sich-mit-den-eigenen-Gedanken-Beschäftigen (‚Ich muss nachher noch in den Waschsalon') sein. Da-Sein bedeutet liebende und achtende Konzentration auf das Gegenüber. Diese Konzentration kann durch Musik oder Vorsingen, die Hand halten unterstützt werden."[130] Dass Seelsorge auch ohne Worte, das heißt ohne ein Gespräch möglich ist, wird hier deutlich. Die Altenheimseelsorgerin Felizitas Muntanjohl merkt hierzu an: „Wenn Gott nicht mehr Sprache werden kann, fühlen wir uns hilflos. Gott selber aber zeigt sich in mehr als unseren bekannten Denk- und Sprachstrukturen. Gott kann zur Wirklichkeit werden in Klang und Wärme, Licht und Zärtlichkeit. Er kann reden in Träumen und sichtbar werden in Visionen. Demente Menschen sind eine Herausforderung an unsere Sprach- und Strukturverengung der Gotteserfahrung. Demente Menschen können uns lehren, Gott in einem größeren Raum wahrzunehmen und weiterzugeben."[131]

Durch die seelsorgliche Begleitung dementer alter Menschen stellt sich uns die Frage, ob unser christlicher Glaube auch ganz ohne Worte vermittelt werden kann. Ob er in der Lage ist, die frohe Botschaft auch rein nonverbal, das heißt, über Zeichen und Gesten, körperliche Ausdrucksmöglichkeiten, zu vermitteln. Ich habe für mich in den letzten Jahren verstärkt nach symbolischen Ausdrucksformen für unseren Glauben gesucht. Einem bettlägerigen dementen alten Menschen zum Beispiel unter Handauflegung den Segen Gottes zuzusprechen, ist nur eine Möglichkeit. In speziellen Gottesdiensten für demente Heimbewohner/innen, bei denen geeignete Symbole, wie zum Beispiel Blumen, ein Kreuz, eine Engelfigur, Bilder, eine Kerze, Muscheln, Steine, Stofftiere, Obst, ein altes Buch etc., im Mittelpunkt stehen, kann ein sinnlicher Zugang zur Botschaft Jesu eröffnet werden. Felizitas Muntanjohl gibt hierzu eindrückliche Beispiele. Sie schreibt: „Jede Predigt sollte zur Grundlage ein sinnliches Objekt haben, an dem sich die Aussagen des Glaubens festmachen lassen. Was Gott für unser Leben bedeutet, muss anschaulich, berührbar, fühlbar sein. Dass Jesus für uns das ‚Brot des Lebens' ist, müssen wir schmecken können; dass seine Worte wie ein Licht in der Dunkelheit sind, müssen wir sehen können; dass unser Glaube wie eine kostbare Perle ist, müssen wir in der Hand fühlen."[132]

---

130 Regine Keetmann u. Urte Bejick, Verwirrte alte Menschen begleiten, a.a.O., S. 139.
131 Felizitas Muntanjohl, Mit dementen Menschen Gottesdienst feiern, a.a.O.
132 A.a.O.

Basale Stimulation

Für die seelsorgliche Begleitung demenziell erkrankter alter Menschen sind meines Erachtens Grundkenntnisse in Basaler Stimulation wichtig. Basale Stimulation ist eine von Andreas Fröhlich entwickelte Methode für wahrnehmungsgestörte behinderte sowie akut und chronisch kranke Menschen, deren Erkrankungen durch schlechtes Sehen und Hören, längere Bettlägerigkeit, fehlende Anregung und Isolation mitverursacht sein können. Ihr Hauptanliegen ist die Aktivierung dieser Personen, durch einfache sensorische Angebote, die primär nonverbal, d.h. über die Hände der Betreuer vermittelt werden. Petra Moser und Anke Fesenfeld merken in ihrem Beitrag „Der Körper in der Seelsorge" hierzu an: „Dabei greift die Basale Stimulation zu wesentlichen Teilen auf Erkenntnisse aus der Wahrnehmungs- und Entwicklungspsychologie zurück. Hieraus leitet sich die Idee ab, dass auch ein schwerstbeeinträchtigter, dementer oder auch sterbender Mensch noch vorgeburtliche und frühkindliche Ereignisse erinnert, so dass man bei ihm mit Hilfe dieses Erinnerungsvermögens Ängste verringern und ihm Nähe vermitteln kann. Bei all dem steht im Vordergrund, die gesamte Wahrnehmung des betreffenden Menschen wieder neu zu orientieren und/oder anzuregen."[133] Dies geschieht über den Körper vermittelte Reize: Wenn wir mit einem wahrnehmungsbeeinträchtigten Dementen kommunizieren wollen, dann müssen wir versuchen, mit ihm auf der körperlich-sinnlichen Ebene zu kommunizieren.

Einige wenige Beispiele möchte ich hier nennen. Eine somatische Stimulation könnte zum Beispiel darin bestehen, dass der Seelsorger / die Seelsorgerin den dementen Heimbewohner segnet, indem er ihm mit Duftöl ein Kreuzzeichen in die Handflächen oder auf die Stirn macht. Von Kolleginnen und Kollegen weiß ich, dass sie mit Krankensalbungen, unter Verwendung von Duftölen, gute Erfahrungen gemacht haben.[134] Eine vibratorische Stimulation dementer alter Heimbewohner/innen könnte zum Beispiel so aussehen, dass wir sie in die Arme schließen und sie sanft berühren. Ich habe die Erfahrung gemacht, dass Menschen im frühen Stadium der Demenz Körperkontakt häufig ablehnen, während sie sie in einem fortgeschritteneren Stadium der Erkrankung meist als sehr angenehm empfinden. Ich habe mich zuweilen gefragt, welche Erinnerungen durch meine Berührungen wohl bei

---

133 Petra Moser und Anke Fesenfeld, Der Körper in der Seelsorge (Hand-out zum gleichnamigen Workshop), S. 3. Der Workshop fand am 10.10.2006 auf dem zweiten internationalen Kongress für Altenheimseelsorge in Karlsruhe statt.

134 Vgl. hierzu den Beitrag „Segen empfangen – Handauflegen und Salben" von Brigitte Straßner, in: „Ich will euch tragen." Handbuch für die Seelsorge in der Altenpflege, hrsg. von der Evang. Landeskirche in Württemberg und dem Diakonischen Werk der evang. Kirche in Württemberg e.V., V.i.S.d.P.: Dr. Antje Fetzer, 1. Aufl., Stuttgart 2006, S. 88 f., sowie das kleine Buch „...mit Ritualen Gefühlen Ausdruck verleihen", hrsg. vom Diakonischen Werk Baden, 1. Aufl. 2005, S. 10 f., Texte und Zusammenstellung: Dr. Urte Bejick.

dementen alten Menschen geweckt werden. Erinnert sie mein liebevolles Streicheln an ihre Mutter oder die Zuwendungen ihres Vaters oder Ehepartners? Die Begründerin der erlebensorientierten Pflege, Cora van der Kooij, betont, wie wichtig es für Menschen im Pflegeheim ist, berührt zu werden. Sie schreibt: „Pflegeheimbewohner berichteten, wie wichtig es für sie ist, dass Altenpfleger und Pflegekräfte liebevoll mit ihnen umgehen, ihnen den Arm um die Schultern legen, sie mal drücken oder ihnen einen Kuss geben. Weil sie dann das Gefühl haben, dass sie noch ‚liebenswert‘ sind, und sich wieder wie ein Mensch fühlen. Niemand kann ohne Liebe und Respekt auskommen, und die körperliche Erfahrung spielt dabei eine wichtige Rolle. Ganz gleich, in welcher Phase des Lebens wir uns befinden: Menschen haben das Bedürfnis, von einem anderen Menschen berührt zu werden, der ihnen in diesem Augenblick etwas bedeutet. Die Berührung braucht nicht sexueller Natur zu sein; Wertschätzung und Wärme reichen."[135] Diese Überlegungen von Cora van der Kooij gelten aber nicht nur für das Pflegepersonal, sondern auch für uns als Seelsorger / als Seelsorgerin. Die Bedeutung des Körpers für die Seelsorge sollte meines Erachtens viel stärker gewürdigt werden. Wie wichtig körperliche Zuwendung gerade für demente alte Menschen ist, erlebe ich bei meiner Arbeit immer wieder. Von Jesus wird wiederholt berichtet, wie er Menschen nicht nur seelisch, sondern auch körperlich anrührte.[136] So heißt es zum Beispiel im Markusevangelium: „Und sie brachten Kinder zu ihm, damit er sie anrühre. Die Jünger fuhren sie an. Als es Jesus sah, wurde er unwillig und sprach zu ihnen: Lasst die Kinder zu mir kommen und wehret ihnen nicht ..." Und am Schluss der Geschichte heißt es: „Und er herzte sie und legte die Hände auf sie und segnete sie." (10,16) Weitere Möglichkeiten Basaler Stimulation sind zum Beispiel die Anregung der Geschmacks- und Geruchssinne, z.B. durch Gebäck in der Weihnachtszeit oder weihnachtliche Duftöle, sowie die auditive Stimulation durch Geräusche bzw. Musik, die etwas mit der Biographie der dementen Heimbewohner zu tun haben. Auch taktil-haptische Stimulationen sind möglich, indem wir dementen Bewohnern zum Beispiel ein kleines Holzkreuz oder eine Engelfigur in die Hand legen. Die katholische Theologin Ulrike Derndinger schreibt über die Bedeutung dieser Elemente für die Seelsorge: „Werden diese Anregungen in eine ‚basale, leibliche Seelsorge‘ einbezogen und übertragen, handeln Seelsorger biblisch, orientiert an den Werken der Barmherzigkeit, und vermitteln den Bewohnern in der vorsichtigen leiblichen Annäherung die Würde, die ihnen von Gott her zukommt."[137]

---

135 Cora van der Kooij, Sexualität und Intimität bei alten Menschen, in: Die Pflege demenziell Erkrankter neu erleben, a.a.O., S. 54.
136 Vgl. hierzu zum Beispiel: Matthäus 8,3; 14,36; Lukas 13,13; 22,51.
137 Ulrike Derndinger, Berührungen – Seelsorge mit dementen Menschen im Pflegeheim, veröffentlicht in: Mitteilungen für die Altenarbeit Heft 2004-2, Altenwerk der Erzdiözese Freiburg.

Dass die Vermittlung von Sinn über sinnliche Reize auch eine Form der Seelsorge ist, wird vor diesem Hintergrund deutlich. Wie wichtig die Kontaktaufnahme durch Berührung der Haut für kranke alte Menschen ist, betont Anne Schütte. Sie schreibt: „Mangel an Kommunikation und Mangel an Berührung führen zu eingeschränkter Realitätswahrnehmung. Dagegen sprechen kranke Menschen, die regelmäßig berührt werden, mehr, fühlen sich weniger einsam und haben weniger Angst. Solche positiven Effekte gelingen allerdings nur, wenn die basale Stimulation als liebevolle Zuwendung erlebt wird. Kommunikation ist dabei nicht bloßes Mittel zum Ziel, sondern selbst das Ziel."[138]

Ich denke, hier sollte jeder Seelsorger / jede Seelsorgerin seinen/ihren ganz persönlichen Stil finden. Dass nicht alle genannten Beispiele Basaler Stimulation für jeden dementen Heimbewohner geeignet sind, dürfte einleuchten. Auch sollten wir nur an denjenigen dementen alten Menschen symbolische religiöse Handlungen vornehmen, z.B. eine Segnung oder Salbung, die dafür auch zugänglich sind und die eine religiöse Sozialisation haben. Es sollte alles vermieden werden, was neue Ängste und Unsicherheiten auslöst oder gar verstärkt. Die Rücksprache mit dem Pflegepersonal ist auch hier ratsam. Dass Zeichen und Symbole zu wichtigen Sinnträgern werden können, steht für mich außer Frage. Ich habe in meinem Leben wiederholt erlebt, wie hilfreich und sinnstiftend symbolische Gesten sind. So erinnere ich mich gerne daran, wie meine katholische Mutter mich zum Abschied – als ich für längere Zeit zum Studium von zu Hause wegging – liebevoll in die Arme nahm, mich auf jede Wange küsste und mir mit ihren Fingern ein Kreuzzeichen auf die Stirn machte. Dieses kleine Abschiedsritual war für mich ein stimmiger symbolischer Ausdruck ihres Glaubens, ja Ausdruck ihres tiefen unerschütterlichen Gottvertrauens. Felizitas Muntanjohl schreibt dazu: „Gottvertrauen ist die Fähigkeit, auch bei zerbrechenden Strukturen noch eine uns unbekannte, sinnvolle Struktur zu erwarten. Eine Struktur, die weiter reicht als unser Denken und Wahrnehmen, die Sinn bietet, der mehr umfasst als unsere Bedürfnisse und Vorstellungen vom Leben."[139]

---

138 Anne Schütte, Kommunikation in Pflegebeziehungen, a.a.O., S. 335.
139 Felizitas Muntanjohl, Mit dementen Menschen Gottesdienst feiern, a.a.O.

Dem Sinn auf der Spur: Zur Deutung und Bedeutung altersverwirrter Äußerungen

Der Begriff Demenz wird von seiner lateinischen Herkunft her häufig mit „ohne Geist" bzw. „ohne Verstand" übersetzt. Diese Herleitung legt den Schluss nahe, dass es sich bei dementen alten Menschen um geistlose, infantile Geschöpfe handelt, die ein unvernünftiges bzw. sinnlos erscheinendes Verhalten zeigen. Ich möchte in diesem Kapitel deutlich machen, dass diese Sichtweise der Wirklichkeit demenziell Erkrankter nicht gerecht wird. Auch demente alte Menschen sind geistbegabt und können auf ihre Weise durchaus „kreativ" sein.[140] Um einen Zugang zu ihnen zu finden, müssen wir uns auf ihre Erlebniswelt einlassen und versuchen, ihre „Handlungslogik" zu verstehen.[141] Dann werden wir erkennen, dass auch scheinbar sinnlose Äußerungen einen tieferen Sinn haben und zunächst unvernünftig erscheinende Handlungen eine innere Logik besitzen. Ich möchte versuchen, dies an einigen kleinen Beispielen deutlich zu machen.

Regine Kettmann und Urte Bejick berichten in ihrem Beitrag von einer dementen Heimbewohnerin, die für ihre Gebissdose die Bezeichnung „Zitronenkäfig" erfand.[142] Sie war also trotz ihrer Demenz dazu in der Lage, einem wichtigen Gegenstand ihres täglichen Bedarfs einen durchaus sinnvoll und logisch erscheinenden Namen zu geben. Aber nicht nur eigene Wortschöpfungen zeigen, dass demente alte Menschen, trotz aller kognitiven Beeinträchtigungen, keineswegs „geistlose" Geschöpfe sind, auch gelegentliche verbale Äußerungen, die uns zunächst vielleicht unverständlich oder verrückt erscheinen, haben meist einen durchaus sinnvoll erscheinenden Hintergrund. So fragte mich einmal eine demente alte Dame: „Heiratest Du mich?" Ich war zunächst überrascht, da bislang nur sinnlos und unverständlich erscheinende Sätze von ihr zu vernehmen waren, und fragte sie daraufhin: „Hättest Du das gern?"[143]

---

140 Der Validationslehrer Jörg Ignatius sagte auf dem 4. Symposium der Alzheimer-Angehörigen–Initiative am 21.09.2002 im Roten Rathaus in Berlin: „Ich selbst verwende den Begriff ‚Demenz' nur ungern, weil ich ihn für fachlich falsch, auf jeden Fall jedoch für bedenklich halte. ‚Demenz' heißt ins Deutsche übertragen ‚ohne Geist'. Desorientierte Alte, und von diesen spreche ich, sind jedoch keineswegs ohne Geist. Im Gegenteil. Sie sind äußerst kreativ auf der Suche nach ihrer verlorenen Identität, ihrem verlorenen Selbstwertgefühl, ihrer verlorenen Würde." (Titel des Vortrags: Validation – eine Möglichkeit, Würde, Selbstwertgefühl und Identität zu bewahren), www.alzheimer-organisation.de/HA-VeranstaltungenAP/Ignatius.pdf.
141 Vgl. Jutta Becker, Die Wegwerf-Windel auf der Wäscheleine. Die Handlungslogik dementer alter Menschen verstehen lernen, Arbeitszentrum für Fort- und Weiterbildung im Elisabethenstift, Darmstadt 1995.
142 Regine Keetmann u. Urte Bejick, a.a.O., S. 130.
143 Normalerweise spreche ich in der Seelsorge meine Gesprächspartner/innen in der 3. Person an. In dieser Situation schien mir die 2. Person jedoch angemessener, zumal mich die demente alte Dame mit „Du" ansprach.

Sie sah mich erstaunt an und sagte dann leise: „Ja!" Wie ich später von der Stationsschwester erfuhr, war eben jene Frau früher nie verheiratet gewesen. Ihre an mich gerichtete Frage war also keine unsinnige Äußerung, sondern ein vielleicht lange Zeit unterdrückter Wunsch. Ich erlebe es in der Seelsorge mit dementen alten Menschen immer wieder, dass im Meer der Verwirrtheit Inseln voll Klarheit und Wahrheit auftauchen, das heißt, dass es auch bei Bewohner/innen mit weit fortgeschrittener Demenz lichte Augenblicke gibt, die zeigen, dass die geistige Person keineswegs ausgelöscht ist.[144] Bei den demenziellen Erkrankungen handelt es sich daher meines Erachtens nicht um eine Krankheit des Geistes oder gar dessen gänzlichen Verlust, sondern primär um organische Hirnleistungsstörungen, die vielfältige Ursachen haben können.[145] Tom Kitwood betont, dass auch eine schwere Demenz nicht zwangsläufig zu einem Verlust des Personseins führen muss.[146] Er plädiert daher für eine person-zentrierte Pflege dementer alter Menschen. Diese sieht ihre Hauptaufgabe „im Erhalt des Personseins angesichts versagender Geisteskräfte".[147] Sie orientiert sich dabei an den wichtigsten psychischen Bedürfnissen von Menschen mit Demenz wie dem Bedürfnis nach Liebe, Trost, Identität, Beschäftigung, Einbeziehung und Bindung.[148] Obgleich diese Bedürfnisse auch bei nichtdementen Personen von ganz zentraler Bedeutung sind, steigt deren Intensität „mit dem Fortschreiten der kognitiven Beeinträchtigung".[149]

Für Tom Kitwood steht fest, dass für die Entstehung und den Verlauf einer Demenz nicht allein neuropathologische Prozesse von Bedeutung sind, sondern auch soziale und psychosoziale Faktoren eine wichtige Rolle spielen. Er schreibt: „Wenn wir die Entwicklung einer zur Demenz führenden Erkrankung bei einer beliebigen Person verfolgen, so werden wir immer wieder sehen, wie soziale und zwischenmenschliche Faktoren ins Spiel kommen und

---

144 Vgl. hierzu Tom Kitwood, Demenz: Der person-zentrierte Ansatz im Umgang mit verwirrten Menschen, a.a.O., S. 97: „Eine weitere Forschungsrichtung, die sich unter Umständen als bedeutungsvoll erweisen könnte, ist die Untersuchung jener kurzen Episoden scheinbarer Wachheit und klarer Kommunikation, die Menschen mit Demenz bisweilen zeigen, vor allem, wenn sie dem Tode nahe sind. Bis vor kurzem war dieses Thema nur vom Hörensagen bekannt, wurde indessen jetzt zu einem Gegenstand eingehender Untersuchung (Thorpe 1996). Sollte es tatsächlich zu ‚spontanen intermittierenden Remissionen' kommen, sind einige der bestgehegten Grundsätze des Standardparadigmas in Gefahr. Die Implikation liegt darin, dass selbst ein schwer geschädigtes Gehirn unter Umständen über mehr Reserven und Flexibilität verfügt, als gemeinhin behauptet wird."
145 Jan Wojnar schreibt: „Mit ‚Demenz' werden also anhaltende Störungen höherer Gehirnfunktionen (d.h. des Gedächtnisses, des Denkens, Handelns, Planens und Entscheidens) bezeichnet, die auf eine körperliche Erkrankung, überwiegend (etwa 60 % aller Fälle) Alzheimerkrankheit, zurückzuführen sind ... Von einer Demenz wird erst dann gesprochen, wenn alle höheren Funktionen des Gehirns so stark betroffen sind, dass der Kranke an einer normalen, selbstständigen Lebensführung erheblich gehindert wird." (Jan Wojnar, Die Welt der Demenzkranken. Leben im Augenblick, Hannover 2007, S. 37)
146 Tom Kitwood, Demenz, a.a.O., S. 96 f.
147 A.a.O., S. 125.
148 A.a.O., S. 122 f.
149 A.a.O., S. 122

entweder zu den sich unmittelbar aus der neurologischen Beeinträchtigung ergebenden Schwierigkeiten beitragen oder helfen, deren Auswirkungen abzuschwächen. Unter diesem Aspekt fällt es extrem schwer, an der vom Standardparadigma vorgeschlagenen Sichtweise festzuhalten, dass nämlich die geistigen und emotionalen Symptome unmittelbares Resultat einer katastrophalen Reihe von Veränderungen im Gehirn sind, die zum Absterben von Hirnzellen führen – und sonst nichts."[150] Dass die Art und Weise, wie wir dementielle Erkrankungen verstehen, auch unmittelbare Konsequenzen dafür hat, wie wir mit dementiell Erkrankten umgehen, dürfte einleuchten. Jemand, der zum Beispiel davon überzeugt ist, dass ein dementer alter Mensch „sowieso nichts mehr mitkriegt" (so „die Überzeugung eines diplomierten Pflegewirtes")[151], wird dessen Subjektivität, das heißt dessen Gedanken- und Gefühlsäußerungen, nur wenig Beachtung schenken. Wer aber davon ausgeht, dass jeder demente alte Mensch – trotz seiner massiven kognitiven Beeinträchtigungen – eine einzigartige Persönlichkeit ist, wird sich bemühen, seine verbalen und nonverbalen Botschaften zu entschlüsseln und versuchen, einen Zugang zu seiner Biographie zu finden.[152] Für mich ist der Mensch – auch der demente – eine Ganzheit aus Körper, Seele und Geist.

Der Geist ist zwar nicht die einzige Dimension, die den Menschen kennzeichnet, aber wie Viktor E. Frankl betont, die entscheidende „eigentliche Dimension seiner Existenz": „Das Geistige ist nicht etwas, das den Menschen bloß kennzeichnet, nicht anders als etwa das Leibliche und das Seelische dies tun, die ja auch dem Tier eignen; sondern das Geistige ist etwas, das den Menschen auszeichnet, das nur ihm und erst ihm zukommt." Er verdeutlicht dies an einem Beispiel. Er schreibt: „Ein Flugzeug hört selbstverständlich nicht auf, eines zu sein, auch wenn es sich nur auf dem Boden bewegt: es kann, ja es muss sich immer wieder auf dem Boden bewegen! Aber daß es ein Flugzeug ist, beweist es erst, sobald es sich in die Lüfte erhebt – und analog beginnt der Mensch, sich als Mensch zu verhalten, nur wenn er aus der Ebene psychophysisch-organismischer Faktizität heraus- und sich selbst gegenübertreten kann – ohne darum auch schon sich selbst entgegentreten zu müssen. Dieses Können heißt eben existieren, und existieren meint: über sich selbst immer schon hinaus sein."[153] Für Frankl ist der menschliche Geist der Ort, an dem seine Freiheit, Verantwortung, Sinnorientierung und sein Gewissen sowie seine Religiosität verwurzelt sind. Er ist die personale

---

150 A.a.O., S. 67.
151 In: Die Begleitung von demenzkranken Menschen in ihrer letzten Lebensphase, hrsg. von Evang. Erwachsenenbildungswerk Nordrhein e.V., Düsseldorf 2006, S. 5.
152 Vgl. hierzu: Svenja Sachweh, Spurenlesen im Sprachdschungel: Kommunikation und Verständigung mit demenzkranken Menschen, Bern 2008.
153 Viktor E. Frankl, Logotherapie und Existenzanalyse. Texte aus fünf Jahrzehnten, München 1987, S. 72 f.

Instanz im Menschen, die es ihm ermöglicht, entscheidend und bewertend Stellung zu beziehen. Gleichwohl darf er nicht mit dem „bloß Verstandesmäßigen" oder dem „bloß Vernunftmäßigen" identifiziert werden.[154] Elisabeth Lukas schreibt hierzu: „Ein Missverständnis wäre es allerdings, die geistige Dimension des Menschen mit seiner intellektuellen Kapazität gleichzustellen. Intelligenz besitzen auch die Tiere bis zu einem gewissen Grad."[155] Für Frankl liegt ein Spezifikum unseres menschlichen Geistes in seiner Fähigkeit zu lieben sowie in seiner Fähigkeit, sich für eine Sache zu begeistern – seinem Forscherdrang – sowie seiner Phantasie und Kreativität. Vor diesem Hintergrund wird verstehbar, weshalb die Logotherapie sich als eine „Psychotherapie vom Geistigen her" versteht. Doch zurück zu unserem Thema. Wenn im Zentrum unserer sinnorientierten Seelsorge die geistige Person unseres Gegenübers steht, bleibt zu fragen, welche Bedeutung dies für unseren Umgang mit dementen Personen hat. Ist eine Kontaktaufnahme auf der geistigen Ebene überhaupt noch sinnvoll bzw. möglich? Oder führt eine demenzielle Erkrankung nicht doch zum Verlust des Geistes?

Es mag zwar der Eindruck entstehen, als habe der Verlust der kognitiven Fähigkeiten auch zu einem Abbau bzw. zu einem Verlust der geistigen Person geführt, aber dies ist meines Erachtens ein Trugschluss. Die Ärztin und Logotherapeutin Renate Deckart weist diesbezüglich darauf hin: „Diese geistige Person ist unzerstörbar und begründet daher die Unverlierbarkeit der Menschenwürde. Sie kann allerdings u.U. ihre Ausdrucksfähigkeit verlieren, wenn Körper und Seele so abgebaut sind, dass sie der geistigen Person nicht mehr als Instrument dienen können – gerade so, wie der Pianist seine Musik auf einem verstimmten, defekten Klavier nicht zum Klingen bringen kann – obwohl weder er selbst noch die Musik krank oder tot ist. So kann sich die geistige Person z.B. bei einer Demenz oder bei einer Psychose nicht mehr ausdrücken, und sie hat das Steuer des Lebens nicht mehr in der Hand – obwohl sie unverändert da ist und – gelegentlich – durch alle Krankheit hindurch aufscheint und uns an den Menschen erinnert, den wir früher gekannt haben."[156]

Vor dem Hintergrund dieser Überlegungen wäre noch einmal zu überdenken, ob eine Demenzerkrankung nicht sogar als ein durchaus sinnvoller Rückzug des Geistes gedeutet werden kann. Wenn die äußere Realität zu bedrückend, ja unerträglich wird, erscheint dann der Rückzug in den inne-

---

154 Viktor E. Frankl, Grundriß der Existenzanalyse und Logotherapie, in: Logotherapie und Existenzanalyse, S. 58 f., a.a.O.
155 Elisabeth Lukas, Geist und Sinn. Logotherapie – die dritte Wiener Schule der Psychotherapie, München 1990, S. 85.
156 Renate Deckart, Versöhnung mit dem Alter – Versöhnung mit dem Leben?, PDF-Datei S. 4, der Vortrag wurde am 20.02.2008 im Münchner Bildungswerk gehalten (Titel der Vortragsreihe „Alter": Älterwerden – Hochbetagt – Demenz – Fragen und Antworten aus Medizin und Logotherapie, Spiritualität und Alltag).

ren Personkern, die geistige Dimension nicht durchaus verständlich? Naomi Feil, die Begründerin der Validation, einer Methode, die helfen will, mit sehr alten desorientierten Menschen sinnvoll zu kommunizieren, schreibt: „Ein VA (= Validationsanwender; d.vf.) muss vor allem akzeptieren, dass der Rückzug des sehr alten, verwirrten Menschen nach innen ein normaler Bestandteil des Alterns sein kann, dass die Rückkehr in die Vergangenheit eine Methode des Überlebens bedeutet, einen Heilungsprozess und einen Weg, die Schläge des Alterns zu mildern. Alter ist keine Krankheit."[157]

Eine sinnorientierte Altenseelsorge geht davon aus, dass hinter der vordergründigen Symptomatik demenzieller Erkrankungen die geistige Person fortbesteht. Sie geht ferner davon aus, dass der Geist im Menschen die Fähigkeit besitzt, unter allen Bedingungen und Umständen, irgendwie vom Psychophysikum abzurücken. Viktor E. Frankl vertritt die These, dass das Geistige im Menschen durch Krankheit wohl verschüttet werden, aber niemals selber erkranken kann. Für mich steht jedenfalls fest, dass wir uns als Seelsorger immer auch als „Geistliche" verstehen sollten, und das heißt für mich konkret, dass wir dem Geist in der Seelsorge Raum geben und mit seinem Wirken rechnen.[158] Dabei denke ich freilich nicht nur an unseren menschlichen Geist, sondern auch an Gottes Geist. Für mich ist das Seelsorgegeschehen so gesehen immer auch ein geistliches Geschehen, ein Geschehen, welches mit dem Wirken von Gottes heiligem und heilendem Geist rechnet und ihn im Gebet um seine Hilfe und sein Geleit bittet (vgl. Joh. 15,26 u. 16,13; Röm. 8,26 ff.).

Um sich in einen dementen alten Menschen einfühlen zu können und seine oft sinnlos oder verrückt erscheinenden Aussagen besser zu verstehen, sollten wir uns Grundkenntnisse seiner Biographie verschaffen. Diese können wir sowohl vom Pflegepersonal als auch von den Angehörigen erhalten. Bedeutsam scheint mir in diesem Zusammenhang die Feststellung von Regine Keetmann und Urte Bejick zu sein: „Wichtig ist: Alles, was der demente alte Mensch äußert, hat, auch wenn es uns ‚verrückt' erscheint, Sinn und eine Ursache in der Gegenwart und Vergangenheit dieses Menschen. Biographiearbeit ist hier unerlässlich."[159] Manchmal gelingt es mir durch Kenntnisse aus der Lebensgeschichte, dem Sinn einer scheinbar sinnlosen Handlung auf die Spur zu kommen. Ich möchte dies an zwei kleinen Beispielen verdeutlichen.

---

157 Naomi Feil, Validation. Ein Weg zum Verständnis verwirrter alter Menschen, 8. Aufl., München 2005, S. 48.
158 Vgl. Manfred Josuttis, Segenskräfte: Potentiale einer energetischen Seelsorge, Gütersloh 2000. (In Kapitel II. „Vom Theologen zum Geistlichen" heißt es: „In der Gegenwart müssen Theolog/innen Geistliche werden. Damit ist kein Standesprivileg gemeint, sondern die elementare Lebensform christlicher Existenz, die sich dann bildet, wenn Menschen vom Geist Gottes erfasst und gestaltet werden." [S. 108]).
159 Regine Keetmann u. Urte Bejick, a.a.O., S. 129.

Immer, wenn ich einen dementen älteren Herrn besuchte, saß er in seinem Zimmer am Tisch und machte mit seiner rechten Hand eine Auf- und Abbewegung auf der Tischfläche. Zunächst konnte ich mir diese seltsame Handlung nicht erklären und sie schien mir einfach sinnlos zu sein. Im Verlaufe der Zeit erfuhr ich aber von den Angehörigen, dass dieser ältere Herr sein Leben lang bei der Post beschäftigt war. Mir kam es vor, als würde er mit dieser typischen Handbewegung Briefe und andere Postsendungen entwerten, d. h., im Geiste die Briefmarken mit entsprechenden Stempeln versehen. Als ich ihn einmal darauf ansprach, ob ich ihm bei seiner Arbeit helfen kann, antwortete er: „Endlich schicken die mir jemand. Es gibt ja so viel zu tun." Ich setzte mich zu ihm und übte für eine Zeit lang genau dieselbe Handbewegung aus. An seiner Reaktion war zu spüren, dass er darüber sehr zufrieden war.

Ein anderer Heimbewohner fiel mir dadurch auf, dass er unaufhörlich Stühle im Aufenthaltsraum hin und her schob und einige sogar übereinander stapelte. Er wirkte dabei sehr angestrengt und konzentriert. Von einer Schwester erfuhr ich, dass er früher einmal eine Getränkegroßhandlung besessen hatte. Offensichtlich war er im Geiste damit beschäftigt, Getränkekisten zu stapeln. Ich denke, es kommt in diesen oder ähnlichen Fällen nicht in erster Linie darauf an, dass der Seelsorger gleichsam detektivisch den Sinn dieser scheinbar sinnlos erscheinenden Handlungen zu erschließen versucht – obgleich dics, wie obige Beispiele zeigen, gelegentlich gelingen kann –, viel wichtiger scheint mir zu sein, dass er den Versuch unternimmt, sich in die Erlebniswelt der dementen alten Menschen einzufühlen, damit sie sich verstanden und angenommen fühlen. Hierbei sind mir die Einsichten von Naomi Feil sehr wichtig geworden.

Validation

Naomi Feil berichtet in einem ihrer Bücher, wie sie zu Beginn ihrer Tätigkeit als Sozialarbeiterin mit hochbetagten dementen Heimbewohner/innen immer wieder versuchte, diese vergeblich an der Realität zu orientieren. In einer ihrer Gruppenstunden stand einmal eine desorientierte ältere Dame auf und sagte: „Ich muss nach Hause, das Essen für meine Kinder machen." Sie antwortete ihr: „Frau Kessler, Sie können nicht nach Hause. Ihre Kinder sind nicht dort. Sie leben jetzt hier, im Montefiore-Altersheim." Darauf antwortete ihr Frau Kessler: „Das weiß ich. Seien Sie nicht so dumm! Deshalb muss ich jetzt sofort weg. Ich muss nach Hause, das Essen für meine Kinder herrichten!"[160] Feil berichtet, dass sich Frau Kessler im Heim unnütz fühlte und sich nach ihrem Zuhause und ihrer früheren Rolle als Mutter dreier Kinder sehnte. Das Gespräch endete schließlich damit, dass Frau Kessler sich von Frau Feil murmelnd abwendete und sagte: „Was weiß die (sie zeigte auf mich) schon davon. Was glaubt sie, wer sie ist!" Diese und viele andere Begegnungen mit desorientierten alten Menschen führten Naomi Feil zu der Einsicht, dass es wenig Sinn macht, sie aus ihrer inneren Erlebniswelt herauszuholen und an der Realität zu orientieren. Sie machte die Erfahrung, dass sie „sich immer dann zurückzogen oder zunehmend feindselig wurden ..."[161] Dies führte zum Konzept der „Validation". Bei der Validation (von lat. validus = kräftig; engl.: valid = gültig) geht es um das „Für-Gültig-Erklären" der Erfahrung und subjektiven Wirklichkeit dementer alter Menschen. Naomi Feil definiert den Begriff so: „Validation ist eine Methode, um desorientierten alten Menschen zu helfen, ihre Kommunikationsfähigkeit wiederzufinden und ihre Würde zu bewahren." Sie richtet sich nicht an alle alten dementen Menschen, sondern nur an diejenigen, die bereits „80 Jahre alt und älter sind, die keine psychiatrische Vorgeschichte haben, bei denen die Desorientierung keine Folge körperlicher Krankheit ist (z.B. Parkinson, Korsakov'sches Syndrom, früh einsetzender Alzheimer...)".[162]

a) Ziele der Validation:

- Wiederherstellen des Selbstwertgefühls
- Reduktion von Stress
- Rechtfertigung des gelebten Lebens
- Lösen der unausgetragenen Konflikte aus der Vergangenheit

---

160 Naomi Feil, Validation, a.a.O., S. 13.
161 Ebd.
162 A.a.O., S. 40.

- Reduktion chemischer und physischer Zwangsmittel
- Verbesserung der verbalen und nonverbalen Kommunikation
- Verhindern eines Rückzugs in das Vegetieren
- Verbesserung des Gehvermögens und des körperlichen Wohlbefindens[163]

In der Validation geht man davon aus, dass hinter den scheinbar sinnlosen Handlungen dementer alter Menschen Gefühle stehen, die aufgedeckt werden müssen, um so das Fortschreiten der Erkrankung zu verhindern. Validieren bedeutet demnach: Ich versuche, mich in die innere Erlebniswelt des desorientierten alten Menschen einzufühlen, gleichsam in den Schuhen des anderen zu gehen. Ich greife seine verbalen und nonverbalen Signale auf und wertschätze sie. Ich vermeide es, ihn zu korrigieren und an der Realität zu orientieren. Ich versuche nicht, ihn zu verändern, indem ich an seine Einsicht appelliere, denn dafür ist es zu spät! Feil merkt hierzu an: „Unglücklich orientierte Leute wollen keine Einsicht. Sie werden feindselig und ängstlich; wenn man sie mit ihren Gefühlen konfrontiert, fangen sie an, zu klagen und zu beschuldigen oder sie ziehen sich in sich selbst zurück."[164] Ich akzeptiere die desorientierten alten Menschen daher so, wie sie sind, mit all ihren Eigenarten und Verhaltensauffälligkeiten. Naomi Feil nennt 14 Validationstechniken, die die Kommunikation mit hochbetagten dementen Menschen vereinfachen bzw. ermöglichen helfen.[165]

b) Die 14 Validationstechniken:[166]

1) **Zentrieren,** das heißt, sich auf den Atem, die eigene Mitte, zu konzentrieren und versuchen, eigene Gefühle auszublenden, um sich so ganz auf unser Gegenüber einstellen zu können.

2) **Verwenden Sie eindeutige, nichtwertende Wörter, um Vertrauen herzustellen.** Wir sollten W-Fragen stellen, das heißt, fragen: wer, was, wo, wann, wie, aber nie warum, denn dies überfordert desorientierte alte Menschen.[167]

---

163 Vgl. a.a.O., S. 15
164 Naomi Feil, Validation in Anwendung und Beispielen. Der Umgang mit verwirrten alten Menschen, 5. Auflage, München 2007, S. 131.
165 Für eine ausführliche Erklärung der einzelnen Validationstechniken sowie die dazugehörigen Praxisbeispiele verweise ich auf das obige Buch von Naomi Feil, S. 49 ff.
166 Ebd.
167 Wir sollten meines Erachtens mit Fragen an demente alte Menschen sehr sensibel umgehen, damit nicht der Eindruck entsteht, als würden wir sie ausfragen oder bloßstellen wollen Als ich einmal eine alte Dame fragte: „Haben Sie Kinder?", antwortete sie: „Das ist mir gerade entfallen." Daraufhin fragte ich sie: „Haben Sie hier in Mannheim gewohnt?", worauf sie antwortete: „Ach, wir sind in Mannheim!?"

Feil unterscheidet „Hier und Jetzt"-Fragen, wie z.b. „Mögen Sie das Essen? Das Personal?", von sogenannten „Damals und Dort"-Fragen, wie z.B. „Waren sie oft krank?", „Wie kamen Sie hierher?"[168]

3) Umformulieren
Wir greifen das Gesagte erneut auf, indem wir möglichst dieselben Schlüsselwörter verwenden. Durch das Umformulieren bzw. Wiederaufgreifen vermitteln wir ehrliche Anteilnahme und bestätigen die Gefühle des Validierten.

4) Extreme einsetzen
Falls zum Beispiel jemand darüber klagt, dass das Essen hier so schlecht schmeckt, könnten wir fragen: „Ist dies das schlechteste Essen, dass Sie jemals gegessen haben?" Oder jemand der über Schmerzen klagt, könnten wir fragen: „Wann sind sie am schlimmsten?"

5) Sich das Gegenteil vorstellen
Jemand klagt zum Beispiel darüber, dass er wegen des Mitbewohners/der Mitbewohnerin nicht durchschlafen kann. Wir fragen ihn/sie: Gab es auch schon Nächte, wo dies möglich war?

6) Erinnern
Wir regen Erinnerungen an, indem wir nach der Vergangenheit fragen:
„Was war für sie ein besonders schönes Erlebnis in Ihrem Leben?"
„Können Sie sich noch an Ihren Hochzeitstag erinnern?"
„Wie war es bei Ihnen früher in der Schule?"
„War Ihr Lehrer/Ihre Lehrerin sehr streng?"
Durch das Erforschen der Vergangenheit können frühere Problemlösungsstrategien neu ins Bewusstsein gerufen werden.[169]

7) Ehrlichen Augenkontakt halten
Wir sollten versuchen, durch engen Augenkontakt Anteilnahme zu vermitteln. Demente Menschen fühlen sich dadurch umsorgt und sicher und beginnen manchmal sogar zu sprechen.

---

168 Naomi Feil, Validation, a.a.O., S 78 f.
169 Jörg Ignatius, a.a.O., weist darauf hin, dass demente alte Menschen auf der Suche nach ihrer verlorenen Identität in die Vergangenheit zurückkehren. Er schreibt: „Unverstanden und dadurch einsam, bevormundet und dirigiert, gefangen in einem Rollstuhl, kehren diese alten Menschen zurück in ihre Vergangenheit, in eine Zeit, in der sie noch etwas zu sagen hatten, in der ihr Wort noch etwas galt, in der sie noch eine wichtige Rolle spielten, noch ein ‚flotter Käfer' oder ein ‚toller Hecht' waren. Sie sehen mit dem ‚inneren Auge'. Das hilft ihnen, die sinnlose, unerträgliche Gegenwart auszuhalten und dadurch überleben zu können. Sie entwickeln also eine spezifische ‚Philosophie', die den Orientierten verschlossen bleibt, wenn diese sich nicht bemühen, in die Erlebniswelt desorientierter Alter einzusteigen."

8) „Mehrdeutigkeit": Setzen Sie unbestimmte Fürwörter ein, die mehrere Lösungen zulassen

Demente alte Menschen erfinden nicht selten eigene Wörter und sagen Dinge, die wir nicht verstehen. Um dennoch eine Kommunikation zu ermöglichen, verwenden wir mehrdeutige Wörter. Feil schreibt: „Wenn Ihnen z.B. ein Klient erzählt: ‚Diese Spitzen flinkeln nicht', antworten Sie: ‚Sie funktionieren nicht? Ist etwas kaputtgegangen?'"[170]

9) Klar, sanft und liebevoll sprechen

Naomi Feil merkt hierzu an: „Unter normalen Umständen führt ungeduldiges oder unfreundliches Sprechen bei Verwirrten oft dazu, dass sie zornig werden oder sich zurückziehen. Hohe, sanfte Klänge sind wiederum für ältere Leute schwer zu hören. Es ist wirklich wichtig, dass man mit einer klaren, sanften und liebevollen Stimme spricht. Oft führt eine solche Stimme eben dazu, dass Erinnerungen an eine geliebte Person wieder wach werden, und sie hilft auch dabei, Stress abzubauen."[171]

10) Beobachten und dann die Bewegungen und Gefühle der Person spiegeln

„Wenn die Person, die validiert wird, auf und ab geht, geht auch der/die Pflegende auf und ab. Wenn die jeweilige Person heftig atmet, atmet auch der/die Pflegende heftig. Wenn es mit Anteilnahme gemacht wird, kann das Spiegeln sehr viel dazu beitragen, Vertrauen aufzubauen. Es ermöglicht den Pflegenden erstens, die Gefühlswelt von zeitverwirrten Personen zu betreten, und zweitens, eine Beziehung, die ohne Worte auskommt, herzustellen."[172] Wie das obige Beispiel aus meiner Seelsorgepraxis, die Begegnung mit dem dementen Postbeamten, deutlich gemacht hat, ist durch Spiegeln häufig eine Kommunikation noch möglich.

11) Verbinden Sie das Verhalten mit jenem menschlichen Grundbedürfnis, das nicht erfüllt wird

Naomi Feil geht davon aus, dass praktisch alle Menschen das Bedürfnis haben, geliebt und umsorgt zu werden. Ja, dass sie danach streben, tätig und nützlich zu sein, und ihre Gefühle jemandem mitteilen möchten. Die Aufgabe des Validationsanwenders besteht nun darin, das hinter dem Verhalten stehende Bedürfnis herauszufinden und es in Worte zu fassen.

---

170 Naomi Feil, Validation S. 90.
171 A.a.O., S. 57.
172 A.a.O., S. 58.

12) Das bevorzugte Sinnesorgan erkennen und benutzen

Die meisten Menschen bevorzugen ein bestimmtes Sinnesorgan, zum Beispiel das Sehen, Hören, Riechen oder den Tast- und Spürsinn. Diesen gilt es in der Validation anzusprechen. Das hilft, Vertrauen aufzubauen und sich in die Welt des Dementen einzufühlen. Jemand, der den Tast- und Spürsinn bevorzugt, wird zum Beispiel sagen: „Ich fühle mich sehr schlecht.", „Das tut mir sehr weh.", „Das hat mich hart getroffen.", „Ich spüre es ganz genau."

13) Berühren

Feil weist darauf hin, dass die Technik des Berührens normalerweise für unglücklich orientierte Menschen nicht geeignet ist. Für zeitverwirrte Personen bietet sie sich jedoch an. Sie schreibt: „Da die zeitverwirrten Personen Fremde in ihre Welt einbauen, kann auch eine validierende Pflegeperson für sie zu einem geliebten Menschen aus der Vergangenheit werden."[173]

14) Musik einsetzen

Gerade Menschen, die nicht mehr sprechen können, erreichen wir oft noch durch Musik.

Die Anwendung einiger dieser Techniken möchte ich nun an dem eingangs zitierten Beispiel, der Begegnung von Naomi Feil mit Frau Kessler im Montefiore-Altersheim, verdeutlichen. Das Vorgehen des Validationsanwenders könnte etwa so aussehen: Wir versuchen uns zunächst in die innere Erlebniswelt von Frau Kessler (ihre Rolle als Hausfrau und Mutter dreier Kinder) einzufühlen, indem wir ihre Emotionen beobachten und möglichst mit gleichen antworten. Wir könnten mit deutlicher und emotional belegter Stimme sprechen, Blickkontakt halten, ihre Mimik und Gestik spiegeln, unsere Atmung angleichen und eventuell gezielt Berührungen einsetzen. Auf die Aussage von Frau Kessler, „Ich muß nach Hause, das Essen für meine Kinder machen.", könnten wir zum Beispiel antworten: „Frau Kessler, wie viele Kinder haben Sie?", „Sind sie groß?", „Sind Ihre Kinder noch in der Schule oder bereits zu Hause?", „Was wollen Sie ihnen denn kochen?", „Was ist ihre Lieblingsspeise?", „Welche Zutaten benötigen Sie für dieses Gericht?", „Sind ihre Kinder lieb?" Am Ende des Gesprächs könnten wir ihr (unter behutsamen Handauflegen) sagen, dass ihre Kinder glücklich sein können, eine so wunderbare Mutter zu haben! Falls Frau Kessler noch selber erkennen sollte, dass sie nicht mehr zuhause bei ihren Kindern ist, sondern in einem Heim, könnten wir dies thematisieren. Wir könnten die von ihr benutzten Schlüsselwörter aufgreifen und

---

173 A.a.O., S. 62.

zum Beispiel fragen: „Ist es für Sie sehr schlimm, nicht mehr für Ihre Kinder sorgen zu können?", „Was ist hier im Heim für Sie das Schlimmste?", „Was vermissen Sie hier am meisten?" Ein wichtiges Anliegen unseres validierenden Gesprächs sollte es sein, ihr so zu begegnen, dass sie sich verstanden und akzeptiert fühlt und wir ihr mit Respekt und Anteilnahme begegnen, so dass sie ihre Würde behält und in ihrem Selbstwertgefühl gestärkt wird.

Das Beispiel dürfte deutlich gemacht haben, wie hilfreich der Einsatz von Validationstechniken im Gespräch mit hochbetagten dementen Menschen ist. Naomi Feil weist diesbezüglich ausdrücklich darauf hin, dass sich nicht jede Technik für alle desorientierten Menschen gleichermaßen eignet. Sie betont, dass jeder/jede seine/ihre eigene Validationstechnik finden muss, die ihm/ihr entspricht: „Es gibt keine Universalformel, da jeder Mensch anders ist. Alle VA (= Validationsanwender, d. Vf.) müssen ihre eigene Methode finden, auf sehr alte, desorientierte Menschen einzugehen. Sind sie ehrlich, aufrichtig und fürsorglich, können sie die desorientierte, sehr alte Person nicht verletzen; sie werden verzeihen, wenn ein Fehler gemacht wird."[174]

Ihre Hauptthese lautet: „Validation ist ein Prozess, durch den verwirrte, sehr alte Menschen verbal und nonverbal kommunizieren können, egal was sie gerade auf dem Herzen haben oder wo sie in Gedanken sind. Ob ein Mensch glücklich an einer Aufgabe arbeitet, die er vermisst, ob er mit einer unvollendeten Lebensaufgabe kämpft oder eine Krise nochmals durchlebt, die er nie überwunden hat, das Ziel der Validation ist es, den Menschen in seiner eigenen Wirklichkeit so zu begegnen, dass er nicht alleine ist."[175] Feil unterscheidet vier Phasen im Stadium der Aufarbeitung:

c) Die vier Phasen der Aufarbeitung

Phase I: Mangelhafte/unglückliche Orientierung – teilweise orientiert, aber unglücklich
Charakteristische Verhaltensweisen: „Beschuldigen, Anklagen, Jammern und sich Beschweren sind einige der bekannten Methoden, die unglücklich Orientierte einsetzen, wenn etwas schief läuft. Sie zeigen die Neigung, etwas zu horten und anzuhäufen wie z.B. Geldbeutel, Stöcke oder Zeitungen."[176] Unglücklich orientierte Menschen leugnen oft ihre Verwirrung. Sie konfabulieren, d.h. denken sich Geschichten aus, um Gedächtnislücken zu füllen.[177]

---

174 Naomi Feil, Validation, a.a.O., S. 84.
175 A.a.O., S. 53.
176 Naomi Feil, Validation in Anwendung und Beispielen, a.a.O., S. 76. (Die obige Schreibweise entspricht dem Original.)
177 Vgl. Naomi Feil, a.a.O., S. 69.

Beispiele aus der Praxis:
„Die stehlen hier wie die Raben."
„Das Essen ist vergiftet."
„Unter dem Bett ist ein Mann."

Frau S. erzählt, dass ihr Mann sie lange Zeit zu täuschen gewusst habe. Immer, wenn er das Auto aus der Garage fahren sollte, schickte er sie unter einem Vorwand vor: „Ich muss noch zur Toilette!", „Ich habe meinen Geldbeutel vergessen." usw. Frau S. erkannte erst spät, dass er nicht mehr wusste, welche Garage ihnen gehört bzw. welche Nummer diese hat. Geschickt hatte er dies zu überspielen gewusst!

Phase II: **Zeitverwirrtheit – Verluste der kognitiven Fähigkeiten und der Orientierung in der Zeit (Uhrzeit).**
Naomi Feil merkt zu diesem Stadium der Aufarbeitung an: „Zeitverwirrte Menschen leugnen die Verluste nicht mehr, klammern sich nicht mehr an die Realität; sie können keine zeitlichen Einheiten mehr unterscheiden ... Sie verlieren die Gegenwart aus den Augen und spüren ihrer Lebenszeit nach."[178] Für Zeitverwirrte kann ein Gegenstand sowie eine Person der Gegenwart zu einem Symbol – zu einer „Fahrkarte in die Vergangenheit" werden.[179] Der Rückzug in die Vergangenheit ist meist die Folge des immer schlechter werdenden Sehens und Hörens sowie der zahlreichen kognitiven Beeinträchtigungen, wie zum Beispiel dem Schwinden des Kurzzeitgedächtnisses. Universelle Gefühle wie Liebe, Hass und Wut wollen in dieser Phase gestillt werden. Die Angst vor Trennung und das Streben nach Identität spielen jetzt eine zentrale Rolle. Zeitverwirrte Menschen benutzen gelegentlich eigene Wortschöpfungen und denken mehr in Bildern statt in Worten.

Beispiele aus der Praxis
„Ich muss jetzt nach Hause."
„Meine Mutter wartet auf mich."

Phase III: **Sich wiederholende Bewegungen – sie ersetzen die Sprache**
In dieser Phase ziehen sich demente alte Menschen häufig in vorsprachliche Bewegungen und Klänge zurück, um die unbewältigten Konflikte der Vergangenheit zu lösen.

---

178 A.a.O., S. 70.
179 Ebd.

Phase IV: Vegetieren - totaler Rückzug nach innen[180]
Im letzten Stadium der Demenz „verschließt sich der Mensch
völlig von der Außenwelt und gibt das Streben, sein Leben zu
verarbeiten, auf."[181] Wir wissen nicht, was in ihm in dieser Phase
vorgeht. Er kann es uns nicht mehr mitteilen.[182]

d) Validation: „Ein Weg zum Verständnis verwirrter alter Menschen"

Naomi Feil beschreibt in ihren Büchern ausführlich die körperlichen und
psychologischen Charakteristika, die in jeder Phase auftreten, und erläutert
die entsprechenden Validationstechniken.[183] Um sich die theoretischen und
praktischen Grundlagen der Validation anzueignen, bieten sich neben den
von ihr verfassten Büchern Trainingsprogramme und Lehrfilme an. Ferner
kann man bei den von ihr autorisierten Organisationen verschiedene Aus-
bildungen machen.[184] Dass es sich bei der Validationsmethode nicht um eine
elitäre Angelegenheit für einige wenige Spezialisten handelt, macht folgende
Aussage deutlich: „Validation kann überall stattfinden. Die Putzfrau in einem
Heim kann validieren, während sie das Zimmer aufräumt; die Pflegehelferin,
wenn sie den alten Klienten zur Toilette bringt; die Schwester beim Austeilen
der Medikamente; der Haustechniker, wenn er die Glühbirne auswechselt;
der Gärtner beim Grasmähen; Angehörige bei einem Besuch."[185] Dass an
die theoretischen Grundlagen der Validation von Feil auch kritische Anfra-
gen gestellt wurden, dürfte nicht überraschen.[186] Für mich ist zum Beispiel
nicht immer einsichtig, dass hoch-betagte demente Menschen primär mit
der Aufarbeitung ihrer Vergangenheit beschäftigt sind. Vielfach steht meines
Erachtens viel stärker die Auseinandersetzung mit der als fremd oder problematisch erlebten Situation in der Gegenwart im Fokus. Auch will mir die
starke Systematisierung in die vier Demenzphasen nicht immer einleuchten.
Naomi Feil räumt diesbezüglich ja selbst ein: „Fixieren Sie sich nicht zu sehr
auf diese Kategorien, manche Personen bewegen sich innerhalb fünf Minuten von einer Phase zur nächsten, im Allgemeinen befinden sie sich aber die

---

180 A.a.O., S. 64 ff.
181 A.a.O., S. 75
182 Regine Keetmann und Urte Bejick, Verwirrte alte Menschen seelsorglich begleiten, a.a.O.,
merken zu dem Begriff „Vegetieren" bei Feil an: „Dieses Wort sollte vermieden werden, denn
diese Menschen gehen auf den Tod zu, sind aber keine Pflanzen (die man gegebenenfalls ausreißen
kann). Auch wenn sie keine für uns sichtbaren Reaktionen mehr zeigen können, sind sie doch fähig, Berührungen, Musik, ‚Atmosphäre' wahrzunehmen." (S. 131)
183 Vgl. Naomi Feil, Validation, a.a.O.
184 Vgl. hierzu: Naomi Feil, Validation in Anwendung und Beispielen, a.a.O., S. 260 ff.
185 Naomi Feil, Validation, S. 83.
186 Vgl. hierzu: Svenja Sachweh, Spurenlesen im Sprachdschungel, a.a.O., S. 261 f.

meiste Zeit in ein und derselben. Ein Mann kann durchaus um 8 Uhr früh orientiert sein, und um 3 Uhr Nachmittag will er auf einmal nach Hause, um seine Pferde zu füttern und die Kühe zu melken."[187]

Auch wenn es mir im Rahmen dieses Buches nicht möglich ist, die komplexe Validationsmethode umfassend darzustellen, dürfte doch erkennbar geworden sein, welch große Hilfe sie für Menschen ist, die viel mit hochbetagten desorientierten Personen zu tun haben. Mir als Seelsorger hilft sie, mich besser in die innere Erlebniswelt dementer alter Menschen einzufühlen und ihre Bedürfnisse zu erkennen. Sie trägt darüber hinaus maßgeblich dazu bei, dass mir eine Begegnung/Kommunikation viel häufiger gelingt.[188]

e) Überlegungen zur Handlungslogik altersverwirrter Menschen

Während ich in den verbalen und nonverbalen Äußerungen altersverwirrter Menschen früher oft keinen Sinn erkennen konnte, sehe ich heute in ihnen überaus sinnvolle – wenn auch häufig verschlüsselte – Botschaften einzigartiger Persönlichkeiten.[189] Ich möchte dies an einem Beispiel aus der Pflege noch näher verdeutlichen, es steht in dem Buch „Die Wegwerf-Windel auf der Wäscheleine. Die Handlungslogik dementer alter Menschen verstehen lernen" von Jutta Becker.[190] Sie schreibt: „Frau Z., schwer dement und einer Verwendung von Sprache nicht mehr fähig, wird im Heim durch folgendes Verhalten schwierig: sie ist nachts oft unruhig, sie zieht sich dann ihre Windeln aus, die sie aus Sicherheitsgründen trägt. Sie nässt ein. Sie zieht ihre Bettwäsche ab. Sie räumt ihren Schrank vollständig aus, so dass alles auf dem Boden liegt. Sie schläft unter dem Bett weiter und, letzter Beleg für ihre

---

187 Naomi Feil, Validation, a.a.O., S 64.
188 Die Validation nach Feil wurde von der deutschen Diplom-Pädagogin und Psychogerontologin Nicole Richard zur Integrativen Validation weiterentwickelt (IVA). Sie verzichtet auf die strenge Stadieneinteilung von Feil und sucht einen biographieorientierten individuellen Zugang zu den dementen alten Menschen. Ihr Ansatz richtet sich nicht nur an hochbetagte Menschen mit einer Demenz wie bei Feil, sondern an alle Erkrankten, unabhängig vom Schweregrad der Erkrankung. Richard sieht in der Demenz eine hirnorganische Krankheit und nicht das Ergebnis „unerledigter Lebensaufgaben" wie Feil. Die Integrative Validation ist gegenwarts- und situationsbezogen und nicht vergangenheitsorientiert. Ihr Ziel ist es, einen Zugang zur Erlebenswelt des desorientierten Menschen zu finden, indem man seine Gefühlen und Antrieben empathisch nachspürt. Die IVA basiert auf einer ressourcenorientierten Methodik und einer gewährenden und wertschätzenden Grundhaltung. Durch sie sollen konkrete Konfliktsituationen im Umgang mit dementen Menschen entschärft und Vertrauen und Nähe aufgebaut werden. Vgl. Nicole Richard, Wertschätzende Begegnungen – Integrative Validation (IVA), in: Dürrmann, Peter (Hg.): Besondere stationäre Dementenbetreuung, Hannover 2001, S. 56-61. (weitere Infos zur IVA unter: www.integrative-validation.de)
189 Vgl. Marion Bär, Sinn erleben im Angesicht der Alzheimerdemenz: Ein antropologischer Bezugsrahmen, 1. Aufl., Tectum Verlag Marburg 2010. (In ihrer 2009 an der Universität Heidelberg im Fach Gerontologie eingereichten Dissertation zeigt Marion Bär, dass Sinn auch bei einer fortgeschrittenen Demenz gefunden und realisiert werden kann.)
190 Jutta Becker, Die Wegwerf-Windel auf der Wäscheleine, a.a.O., S. 24 f.

Demenz: sie ruft keine Hilfe herbei."[191] Über die Reaktion des Pflegepersonals auf dieses sinnlos und verrückt erscheinende Verhalten merkt sie an: „Frau Z. sorgt damit für viel Aufregung. Neben der Sorge um sie – dass sie sich beispielsweise erkältet, wenn sie auf dem nackten Fußboden schläft – tritt die Mehrarbeit, den Schrank wieder einräumen zu müssen, und das Kopfschütteln über ihre Verhaltensauffälligkeit. In ihrem Fall wird konkret erwogen, den Schrank vor ihr abzuschließen. Allerdings bleibt das Gefühl von Unbehagen, weil damit ja **nur eine** Handlungsmöglichkeit versperrt wäre und offensichtlich die Gesamtsituation nicht gelöst werden kann."

Für Jutta Becker als Ärztin ist in diesem Fall die Diagnose ganz klar: Frau Z. hat eine schwere demenzielle Störung. Sie stellt nun aber in tabellarischer Übersicht den offensichtlich sinnlosen Handlungen von Frau Z. mögliche Deutungen gegenüber, die zeigen, dass man ihre Handlungen als durchaus sinnvoll verstehen kann. Die von ihr herausgearbeitete Handlungslogik ergibt:

1) Frau Z. ist nachts unruhig und zieht ihre Windel aus.
   Ihre Handlungslogik könnte also sein: Sie versteht den Nutzwert und Gebrauch ihrer Windel nicht und zieht sie sich deshalb entsprechend einer Unterhose bei Harndrang aus.
2) Sie nässt ein.
   Ihre Handlungslogik könnte also sein: Frau Z. weiß sich bei Harndrang nicht zu helfen und gerät dadurch in eine peinliche Situation.
3) Frau Z. zieht ihre Bettwäsche ab.
   Ihre Handlungslogik könnte als sein: Sie entfernt das nassgewordene Bettzeug, wie sie es als Hausfrau gewohnt war.
4) Sie räumt ihren Schrank vollständig aus, so dass alles auf dem Boden liegt.
   Ihre Handlungslogik könnte also sein: Sie sucht im Schrank verzweifelt nach frischer Bettwäsche und räumt ihn daher vollständig aus.
5) Sie schläft unter ihrem Bett weiter.
   Ihre Handlungslogik könnte also sein: Da sie das Gesuchte im Schrank nicht finden kann, bleibt ihr ja nichts anderes übrig, als unter dem Bett weiter zu schlafen. Denn in ihr nasses Bett kann sie ja unmöglich zurück.
6) Frau Z. ruft keine Hilfe herbei.
   Ihre Handlungslogik könnte also sein: Sie ruft deshalb nicht nach Hilfe, weil sie die schwierige Situation überfordert. „Denn dies verlangte eine zu weitgehende Einsichtsfähigkeit in ihre Lage."[192]

Dieses Beispiel macht meines Erachtens deutlich, dass man in dem scheinbar so sinnlosen Verhalten von Frau Z. durchaus einen Sinn, eine innere Hand-

---

191 Ebd.
192 A.a.O., S.25.

lungslogik, erkennen kann. Die Pflegewissenschaftlerin Ursula Koch-Straube hat diesen Fall aus psychoanalytischer Perspektive betrachtet. Sie schreibt: „Ich möchte in der Interpretation von Frau Z.s Beispiel noch einen Schritt weitergehen als Jutta Becker. Ich frage mich, warum Frau Z. den Nutzen der Windel verkennt. Aus psychoanalytischer Perspektive kann diese Verkennung als Abwehrmechanismus verstanden werden. Abgewehrt werden soll die (narzisstische) Kränkung, die mit dem Tragen von Windeln verbunden ist. Windeltragen ist Säuglingsangelegenheit und mit dem Selbstbild eines Erwachsenen nur schwer zu vereinbaren. Also versucht Frau Z. die Situation zu leugnen und damit ihre Identität als Erwachsene wiederherzustellen. Entsprechend kann ich auch die Tatsache interpretieren, dass Frau Z. nicht um Hilfe ruft. Sie handelt ihrem Verständnis nach kompetent. Warum sollte sie diese Kompetenz in Frage stellen und um Hilfe rufen?"[193] Am Ende dieses Kapitels wird sich der Eine oder Andere vielleicht fragen: Wozu soll es denn gut sein, die Äußerungen altersverwirrter Personen zu entschlüsseln? Reicht es nicht aus, ihnen einfühlsam und liebevoll zu begegnen und alle verrückt erscheinenden Aussagen und Handlungen einfach als gegeben hinzunehmen?

Ursula Koch-Straube schreibt hierzu: „Die Pflegenden im Heim sind wichtige, oft die wichtigsten Bezugspersonen. Ihr Verhalten, ihre Erwartungen, ihre Zuschreibungen bestimmen ganz wesentlich Identität und Kompetenzerleben der verwirrten BewohnerInnen. Menschen entwickeln und variieren ihr Selbst im Spiegel der Reaktionen ihrer sozialen Umwelt. Warum sollte das bei verwirrten Menschen anders sein? Glauben MitarbeiterInnen, dass ihre ‚Pfleglinge' (ich benutze dieses Wort mit voller Absicht) eben einfach verrückt sind, dummes Zeug schwätzen, wie Kinder unfähig sind, dass es also notwendig ist, an ihnen herumzuziehen, sie zurückzustutzen, damit sie den Abläufen des Heimalltags eingepasst werden können, so verändert sich im Laufe der Zeit – unter Umständen nach einer Phase des Aufbegehrens – das Selbstbild in die angetragene Richtung. Aber das Gesagte gilt eben auch umgekehrt. Betrachten wir den alten Menschen als Partner, der zwar aufgrund körperlicher, psychischer und sozialer Prozesse geschädigt ist, dessen Denken, Fühlen und Handeln jedoch einer eigenen Logik folgt, die Sinn macht, versuchen wir, die Verletzungen und Kränkungen hinter den abstrusen Verhaltensweisen zu sehen – so tragen wir zur Stabilisierung seiner Identität und seines Kompetenzgefühls bei, zum Wohlbefinden im Alltag, zur Entlastung in unbewältigten Lebensfragen. Es wird

---

193 Ursula Koch-Straube, Verwirrtheit als Antwort auf unbewältigte Lebenssituationen. Der Verlust des roten Fadens, in: Ulrich Schindler (Hrsg.), Die Pflege demenziell Erkrankter neu erleben, a.a.O., S.99

wieder Raum, um auch im Pflegeheim die Schönheit des Augenblicks, die Freude am Dasein wahrzunehmen und zu genießen."[194]

Dass manchmal auch die Gestaltung von Altenpflegeheimen der Handlungslogik dementer alter Menschen widerspricht, möchte ich an zwei Beispielen verdeutlichen. So wurde in einem Altenpflegeheim der Gang mit einer bunten Herbstwaldtapete versehen. Der überaus realistisch wirkende Wald mit seinen vielen Bäumen führte jedoch bei den männlichen Bewohnern dazu, dass sie einem überaus menschlichen Bedürfnis nachgingen. Sie dachten, sie stehen im Wald, und nutzten die Bäume zum Wasserlassen. Die gut gemeinte Verschönerungsmaßnahme musste sogleich wieder entfernt werden. Sie war nicht mit der Handlungslogik der dementen Bewohner kompatibel.

Das zweite Beispiel stammt von einem Kollegen. Er berichtete von einem Praktikanten, der von Mitarbeitern eines Altenpflegeheims wiederholt aufgefordert wurde, einen dementen alten Herrn zur Ergotherapie ins Erdgeschoss zu bringen. Jedes Mal, wenn der Schüler mit dem älteren Herrn den Lift betrat, sah sich dieser in dem dort angebrachten Spiegel interessiert an und grüßte sich sodann. Dies war für seinen jugendlichen Begleiter überaus befremdlich. Denn offensichtlich hielt der ältere Herr sein Spiegelbild für eine andere Person. Besonders skurril wurde es für den Praktikanten aber, als er den dementen Bewohner wieder einmal nach unten brachte und dieser beim Verlassen des Lifts fragte: „Wohnt der da drin?" Außer dem Praktikanten und ihm war jedoch niemand im Fahrstuhl gewesen! Dass Spiegel auf demente Bewohner oft irritierend und sogar angstauslösend wirken, war dem jungen Mann bis dahin nicht bekannt gewesen. Er wusste nicht, dass die Selbstwahrnehmung dementer Personen oft beeinträchtigt ist.

Die Beispiele machen meines Erachtens deutlich, dass alles vermieden werden sollte, was verwirrte alte Menschen noch mehr verwirrt.[195] Wir sollten versuchen, ihre Handlungslogik zu verstehen. Durch Empathie und Intuition kann es uns immer wieder gelingen, einen Zugang zu ihrer inneren Erlebniswelt zu finden. Für mich steht jedenfalls fest: Auch die sinnlos erscheinenden Aussagen und Handlungen dementer alter Menschen haben einen Sinn und enthalten Botschaften über ihre Lebenssituation in der Vergangenheit, Gegenwart und Zukunft. Wenn wir dies erkennen und annehmen, werden wir uns nicht vorschnell von ihnen abwenden, sondern genau hinhören und hinsehen, was sie uns mitzuteilen haben.

---

194 A.a.O., S. 104.
195 Vgl. Erwin Böhm, Verwirrt nicht die Verwirrten: Neue Ansätze geriatrischer Krankenpflege, Bonn 1988.

Welchen Sinn macht Depression im Alter?

„Das Märchen von der traurigen Traurigkeit"[196]

„Es war eine kleine Frau, die den staubigen Feldweg entlang kam. Sie war wohl schon recht alt, doch ihr Gang war leicht, und ihr Lächeln hatte den frischen Glanz eines unbekümmerten Mädchens. Bei der zusammengekauerten Gestalt blieb sie stehen und sah hinunter. Sie konnte nicht viel erkennen. Das Wesen, das da im Staub des Weges saß, schien fast körperlos. Es erinnerte an eine graue Flanelldecke mit menschlichen Konturen. Die kleine Frau bückte sich ein wenig und fragte: „Wer bist du?"

Zwei fast leblose Augen blickten müde auf. „Ich? Ich bin die Traurigkeit", flüsterte die Stimme stockend und so leise, daß sie kaum zu hören war. „Ach, die Traurigkeit", rief die kleine Frau erfreut aus, als würde sie eine alte Bekannte begrüßen. „Du kennst mich?" fragte die Traurigkeit mißtrauisch. „Natürlich kenne ich dich! Immer wieder einmal hast du mich ein Stück des Weges begleitet." „Ja, aber ...", argwöhnte die Traurigkeit, „warum flüchtest du dann nicht vor mir? Hast du denn keine Angst?" „Warum sollte ich vor dir davonlaufen, meine Liebe? Du weißt doch selbst nur zu gut, daß du jeden Flüchtigen einholst. Aber, was ich dich fragen will: Warum siehst du so mutlos aus?" „Ich ... ich bin traurig", antwortete die graue Gestalt mit brüchiger Stimme. Die kleine, alte Frau setzte sich zu ihr. „Traurig bist du also", sagte sie und nickte verständnisvoll mit dem Kopf. „Erzähl mir doch, was dich so bedrückt." Die Traurigkeit seufzte tief. Sollte ihr diesmal wirklich jemand zuhören wollen? Wie oft hatte sie sich das schon gewünscht. „Ach, weißt du", begann sie zögernd und äußerst verwundert, „es ist so, daß mich einfach niemand mag.

Es ist nun mal meine Bestimmung, unter die Menschen zu gehen und für eine gewisse Zeit bei ihnen zu verweilen. Aber wenn ich zu ihnen komme, schrecken sie zurück. Sie fürchten sich vor mir und meiden mich wie die Pest." Die Traurigkeit schluckte schwer. „Sie haben Sätze erfunden, mit denen sie mich bannen wollen. Sie sagen: Papperlapapp, das Leben ist heiter. Und ihr falsches Lachen führt zu Magenkrämpfen und

---

196 Inge Wuthe, Das Märchen von der traurigen Traurigkeit, in: Alle Farben dieser Welt – Ein Märchenbuch, hrsg. von Heinz & Lucy Körner, 6. Aufl., Fellbach 2007, S. 42 f. (Die Schreibweise entspricht der verwendeten Textvorlage!)

Atemnot. Sie sagen: Gelobt sei, was hart macht. Und dann bekommen sie Herzschmerzen. Sie sagen: Man muß sich nur zusammenreißen. Und sie spüren das Reißen in den Schultern und im Rücken. Sie sagen: Nur Schwächlinge weinen. Und die aufgestauten Tränen sprengen fast ihre Köpfe. Oder aber sie betäuben sich mit Alkohol und Drogen, damit sie mich nicht fühlen müssen." „Oh ja", bestätigte die alte Frau, „solche Menschen sind mir schon oft begegnet."

Die Traurigkeit sank noch ein wenig mehr in sich zusammen. „Und dabei will ich den Menschen doch nur helfen. Wenn ich ganz nah bei ihnen bin, können sie sich selbst begegnen. Ich helfe ihnen, ein Nest zu bauen, um ihre Wunden zu pflegen. Wer traurig ist, hat eine besonders dünne Haut. Manches Leid bricht wieder auf wie eine schlecht verheilte Wunde, und das tut sehr weh. Aber nur, wer die Trauer zulässt und all die ungeweinten Tränen weint, kann seine Wunden wirklich heilen. Doch die Menschen wollen gar nicht, dass ich ihnen dabei helfe. Statt dessen schminken sie sich ein grelles Lachen über ihre Narben. Oder sie legen sich einen dicken Panzer aus Bitterkeit zu." Die Traurigkeit schwieg. Ihr Weinen war erst schwach, dann stärker und schließlich ganz verzweifelt. Die kleine, alte Frau nahm die zusammengesunkene Gestalt tröstend in ihre Arme. Wie weich und sanft sie sich anfühlt, dachte sie und streichelte zärtlich das zitternde Bündel.

„Weine nur, Traurigkeit", flüsterte sie liebevoll, „ruh dich aus, damit du wieder Kraft sammeln kannst. Du sollst von nun an nicht mehr alleine wandern. Ich werde dich begleiten, damit die Mutlosigkeit nicht noch mehr an Macht gewinnt." Die Traurigkeit hörte auf zu weinen. Sie richtete sich auf und betrachtete erstaunt ihre neue Gefährtin: „Aber ... aber – wer bist eigentlich du?" „Ich?", sagte die kleine, alte Frau schmunzelnd, und dann lächelte sie wieder so unbekümmert wie ein kleines Mädchen. „Ich bin die Hoffnung."

Dieses Märchen ist für die seelsorgliche Begleitung depressiver alter Menschen in vieler Hinsicht interessant. Es beschreibt gleichnishaft die Begegnung mit einem depressiven Menschen, wie wir sie in der Seelsorge immer wieder erleben können. Auch wenn in dieser Geschichte nicht direkt von Depression die Rede ist, sondern von einer „traurigen Traurigkeit", so deutet für mich die gesteigerte Begrifflichkeit darauf hin, dass es sich hier nicht nur um eine vorübergehende Traurigkeit oder ein einfaches Stimmungstief handelt, sondern um eine Depression. Natürlich kann man auch in der Trauer um den Verlust einer geliebten Person oder Sache eine gesteigerte Form der Traurigkeit sehen, jedoch sollte man sich davor hüten, Depression und Trauer gleichzusetzen. Ein Merkmal depressiver Menschen ist ja gerade der Sachverhalt, dass sie oftmals gar nicht in der Lage sind zu trauern. Dass eine nicht geleistete Trauerarbeit bzw. stagnierende Trauer sich nicht selten zu einer Depression verfestigt, sollte man jedoch im Blick haben. Wenn ich hier von Depression spreche, dann meine ich damit eine Traurigkeit bzw. Niedergeschlagenheit, die sich so chronifiziert hat, dass sie den ganzen Menschen in Mitleidenschaft zieht und zu einem dauerhaften, schweren Erschöpfungszustand mit erkennbaren psychischen und körperlichen Symptomen geworden ist. Während für eine vorübergehende Traurigkeit sowie eine durch Verlusterfahrungen bedingte Trauer ein seelsorglicher Beistand meist ausreicht, ist bei einer Depression eine ärztliche sowie psychotherapeutische Behandlung erforderlich.[197]

Auch wenn wir als Seelsorger keine Diagnosen zu stellen haben, so sollten wir gleichwohl mit den wichtigsten Merkmalen einer Depression vertraut sein, um angemessen reagieren zu können. Ich bin davon überzeugt, dass auch der Seelsorger / die Seelsorgerin einen wichtigen Beitrag zur Überwindung einer Depression leisten kann. Doch bevor ich auf das depressive Er-leben und seine seelischen und körperlichen Merkmale im Horizont der Sinnfrage näher eingehe, möchte ich in diesem Kapitel einige Aspekte der obigen Geschichte näher beleuchten, die mir für unsere Seelsorgearbeit wichtig sind. Als die Traurigkeit in unserem Märchen die kleine alte Frau misstrauisch fragt „Du kennst mich?", antwortet diese: „Natürlich kenne ich dich! Immer wieder einmal hast du mich ein Stück des Weges begleitet."

Für mich repräsentiert die kleine alte Frau in unserem Märchen im übertragenen Sinn die Altenheimseelsorgerin bzw. den Altenheimseelsorger. Auch mir begegnen bei meinen Besuchen im Heim fast täglich alte Menschen, die sehr traurig und niedergeschlagen sind. Sie sitzen nicht selten zurückgezogen in ihrem Zimmer oder liegen zusammengekauert im Bett. Die einen reagieren auf mein Gesprächsangebot sehr dankbar und interessiert, die anderen äußerst zurückhaltend oder ablehnend. Für einen depressiven alten Menschen ist es meist nicht einfach, sich einem Fremden gegenüber zu öffnen und über die eigene Traurigkeit und Niedergeschlagenheit zu sprechen. Frauen fällt dies meiner Erfahrung nach oft etwas leichter als Männern. Diese haben in ihrer Kindheit und Jugend nicht selten gelernt, dass man als Mann seine Gefühle unter Kontrolle zu haben hat: „Nur Schwächlinge weinen."

Gerade bei depressiven alten Menschen bedarf es daher meist mehrerer Besuche, bis sie Vertrauen fassen und beginnen, über ihre pessimistischen

---

197 Elvira Dornes und Dorothee Steiof weisen in ihrem Beitrag „Depression" im Handbuch für die Seelsorge in der Altenpflege darauf hin: „Obwohl viele Menschen an Depressionen leiden, wird nur ca. die Hälfte aller Erkrankungen erkannt; davon werden nur etwa 50 Prozent behandelt. Im Alter stellen depressive Beschwerden mit einer Erkrankungsrate von 25 Prozent eindeutig die häufigste psychische Symptomatik dar." (E. Domes und D. Steiof, Depression, in: „Ich will euch tragen", a.a.O., S. 444.)

Gedanken und Gefühle zu sprechen. Auch bei sehr schweren Depressionen, bei denen ein Besuch meist abgelehnt wird, erlebe ich es immer wieder, dass es plötzlich Phasen gibt, in denen die Möglichkeit der seelsorglichen Aussprache gerne in Anspruch genommen wird. Hier sollten wir als Seelsorger Geduld haben und nicht zu schnell resignieren. Die depressiven alten Menschen wissen meist ganz genau, dass es für ihre Besucher / ihre Besucherinnen nicht leicht ist, ihre bedrückte Stimmung und ihre nicht enden wollenden Klagen zu ertragen. Sie haben ein Gespür dafür, dass ihre Schwermut etwas Ansteckendes hat, und ziehen sich daher nicht selten zurück. Der bekannte Depressionsforscher Daniel Hell schreibt: „Weil der Depressive in seiner Gehemmtheit kein Interesse zu zeigen vermag und im Gespräch oft starr und reaktionsarm bleibt, ist die Kommunikation mit ihm nicht nur schwerfällig und monoton, sondern lässt auch oft einen Sinn vermissen. Zudem erweckt die depressive Haltung meist den Eindruck, dass der Betroffene mit sich selbst beschäftigt ist und allein gelassen sein will. Dadurch fühlen sich viele Partner zurückgestoßen, ohne dass dies beabsichtigt wäre."[198]

Wir sollten den depressiven Heimbewohner/innen – ähnlich wie die kleine alte Frau im Märchen – signalisieren: Du darfst traurig und niedergeschlagen sein, du darfst vor mir deinen ganzen Ärger, deine Sorgen, dein Leid ausbreiten, ohne dabei ein schlechtes Gewissen zu haben. Ich bin jetzt für dich da! Für all deine Klagen und Fragen habe ich ein offenes Ohr – sie machen mir keine Angst. Im Märchen sagt die alte Frau zur Traurigkeit: „Warum sollte ich vor dir davonlaufen, meine Liebe? Du weißt doch selbst nur zu gut, dass du jeden Flüchtigen einholst." Sich seine eigene Traurigkeit, Niedergeschlagenheit und innere Leere einzugestehen, ist meines Erachtens bereits der erste Schritt zu ihrer Überwindung. Es ist meist nicht sehr hilfreich, das depressive Geschehen zu verleugnen oder kämpferisch abzuwehren, da es den „Flüchtigen" sehr rasch wieder einholt. Wer seine Depression wirklich dauerhaft los werden will, darf sie nicht verdrängen oder mit „Alkohol und Drogen" betäuben.[199] Auch bringt es meist wenig, wenn wir sie mit beschwichtigenden Argumenten zu bagatellisieren versuchen. Im Märchen heißt es: „Sie haben Sätze erfunden, mit denen sie mich bannen wollen. Sie sagen: Papperlapapp, das Leben ist heiter. Und ihr falsches Lachen führt zu Magenkrämpfen und Atemnot. Sie sagen: Gelobt sei, was hart macht. Und dann bekommen sie Herzschmerzen. Sie sagen: Man muss sich nur zusammenreißen. Und sie spüren das Reißen in den Schultern und im Rücken."

Dass sich hinter körperlichen Symptomen, wie zum Beispiel Magenschmerzen, Herzschmerzen, Kopfschmerzen, Rückenschmerzen, Appetitverlust,

---

198 Daniel Hell, Welchen Sinn macht Depression? Ein integrativer Ansatz, 2. Aufl., Hamburg 2007, S. 76.
199 Vgl. zur Suchthematik: Barbara Bojak, Depressionen im Alter. Ein Ratgeber für Angehörige, Bonn 2003, S. 36 ff.

Schlafstörungen und Schwindel sehr häufig eine Depression verbirgt, sollte uns bewusst sein. Dies gilt in ganz besonderer Weise für ältere Menschen im Altenpflegeheim. Dirk K.Wolter-Henseler weist diesbezüglich darauf hin: „Die häufigen leibnahen Symptome können leicht dazu führen, dass die Depression verkannt und statt dessen das Erkrankungsbild als körperliche Erkrankung bzw. Multimorbidität fehlinterpretiert wird."[200] In der Begegnung mit depressiven alten Menschen erlebe ich es immer wieder, dass sie sich für ihren Zustand schämen oder sogar verurteilen. Häufig werden nur die eigenen Unzulänglichkeiten (Gebrechen) und Fehler gesehen: „Mit mir ist doch nichts mehr los!", „Ich habe so vieles falsch gemacht.", „Mit mir will sowieso keiner mehr was zu tun haben.", „Als alter Mensch ist man doch nichts mehr wert." usw. Depressive alte Menschen haben oft ein sehr negatives Selbstbild. Eine ältere Dame stellte sich in einer Veranstaltung der Altenheimseelsorge mit den Worten vor: „Ich bin nichts! Ich habe nichts! Und ich mach nichts!" Der depressive alte Mensch empfindet sein Leben nicht selten als zutiefst sinn- und wertlos. Er sieht alles grau in grau und empfindet sich manchmal nur noch als eine Belastung für andere. Sehr oft höre ich den Satz: „Es wäre besser, wenn ich nicht mehr da wäre." Vor diesem Hintergrund wird deutlich, wie wichtig es für die depressiven alten Menschen ist, wenn wir sie auf ihre verbliebenen Möglichkeiten und Ressourcen aufmerksam machen. Unsere seelsorglichen Bemühungen sollten zunächst darauf zielen, ihnen Mut zu machen, ihre Depression als **einen** Teil ihrer Persönlichkeit innerlich anzunehmen. Anselm Grün schreibt: „Der erste Schritt wäre die Erlaubnis, dass die Depression sein darf und dass ich nun einmal an dieser Krankheit leide. Wer sich das eingesteht und so seine Depression in sein Leben integriert, der traut sich auch in die Gemeinschaft der Menschen. Er mutet sich den anderen auch dann zu, wenn es ihm nicht so gut geht."[201] Bei dieser Aufgabe können wir ihm als Seelsorger / als Seelsorgerin hilfreich zur Seite stehen. Wir können ihn auffordern: „Erzähl mir doch, was dich bedrückt."

Für die depressiven alten Menschen ist es meist schon eine große Hilfe, wenn sie jemanden finden, der ihnen einmal geduldig und einfühlsam zuhört. Eine depressive Heimbewohnerin klagte bei einem Besuch darüber, dass niemand Zeit für sie hat. Sie sagte: „Die Schwestern denken sicher, ich klingle so oft, weil ich sie schikanieren will. Aber ich bin doch so hilflos ... Niemand hört mir hier richtig zu. Niemand hat für mich Zeit und auch der Doktor verschreibt nur Tabletten." Vor diesem Hintergrund wird deutlich, weshalb die Traurigkeit in unserem Märchen erst einmal skeptisch ist, als

---

200 Dirk K. Wolter-Henseler, Depressionen im Alter. Erscheinungsformen und Behandlung, in: Gerhard Breloer (Hg.), Sinnfragen im Alter. Beiträge der Wissenschaft, Münster/New York 2000, S. 138.
201 Anselm Grün, Wege durch die Depression. Spirituelle Impulse, Freiburg i. Br. 2008, S. 24.

sie die kleine alte Frau auffordert, ihr zu erzählen, was sie bedrückt: „Die Traurigkeit seufzte tief. Sollte ihr diesmal wirklich jemand zuhören wollen? Wie oft hatte sie sich das schon gewünscht." Wenn wir uns dem alten depressiven Menschen liebevoll zuwenden und ihm aufmerksam zuhören und Verständnis für seine Traurigkeit und Niedergeschlagenheit zeigen, wird er sich in der Regel angenommen und verstanden fühlen. Für mich ist jede Depression letztlich ein Hilfeschrei der Seele oder, wie es der Psychoanalytiker Sandor Rado einmal formuliert hat, ein „Schrei nach Liebe".[202] Viele depressive alte Menschen fühlen sich ungeliebt, verlassen und allein und sehnen sich nach menschlicher Zuwendung und Wärme. Hinter ihren scheinbar nicht enden wollenden Klagen über das Essen, das Personal, die verwirrten Mitbewohner, die undankbaren Kinder usw. verbirgt sich häufig der Wunsch nach Mitgefühl und Anteilnahme. Es ist für den Seelsorger / die Seelsorgerin nicht immer leicht, sich diesen negativen Gefühlen auszusetzen, zumal sie bisweilen in gereiztem und anklagendem Ton vorgetragen werden. Die Gefahr ist groß, dass wir uns dem depressiven Menschen vorschnell entziehen und seine Klagen als an uns persönlich gerichtete Anklage missverstehen. Der depressive alte Mensch braucht aber jemanden, an den er seine Klagen richten kann, er braucht ein Gegenüber – eine Klagemauer, die seiner Verzweiflung und Hilflosigkeit standhält.

Die Klage hat meist eine befreiende und entlastende Funktion. Der Seelsorger sollte dem depressiven alten Menschen Mut machen zur Klage. Er sollte ihm sagen, dass es in der Bibel eine Vielzahl von Beispielen gibt, in denen Menschen Gott ihr Leid geklagt haben (vgl. z.B. Ps. 55,2 f.18; Ps. 142,2-4. 7). Seine Aufgabe ist es daher zunächst, den Klagen im Gespräch Raum zu geben, das heißt, sie geduldig anzuhören und sie dann im Gebet vor Gott zu tragen. Denn nur Gott ist letztlich imstande, unsere Traurigkeit in Freude und unsere Klagen in Lobgesang zu verwandeln. Im Johannesevangelium sagt der scheidende Jesus zu seinen Jüngern: „Wahrlich, wahrlich, ich sage euch: Ihr werdet weinen und klagen, aber die Welt wird sich freuen; ihr werdet traurig sein, doch eure Traurigkeit soll in Freude verwandelt werden." (Joh. 16,20) Und er fordert sie auf, in seinem Namen Gott im Gebet anzurufen, und verspricht ihnen: „Wenn ihr den Vater um etwas bitten werdet in meinem Namen, wird er's Euch geben." (Joh. 16,23 b) Ich bin davon überzeugt, dass es für depressive alte Menschen eine Hilfe ist, wenn man ihnen anhand von ausgewählten biblischen Texten sowie von Liedern und Gedichten deutlich macht, dass es zu allen Zeiten Menschen gab, die unter Depressionen gelitten haben, und dass sie damit keineswegs allein dastehen. Jedoch sollten wir es tunlichst vermeiden, sie durch direkte Appelle oder vermeintlich gut gemeinte Ratschläge zu bedrängen. Nach

---

202 Zitiert nach Daniel Hell, Welchen Sinn macht Depression, a.a.O., S. 76.

meiner Erfahrung bewirken wir damit meist das Gegenteil. Ich möchte dies an einem kleinen Beispiel aus meinem Heimalltag verdeutlichen.

Ich war gerade bei einer schwer depressiven alten Frau zu Besuch, als plötzlich die Tür aufging. Eine Mitarbeiterin trat ein, um einige Wäschestücke in den Schrank zu legen. Sie sah, wie ich still neben dem Bett von Frau K. auf dem Stuhl saß, und begrüßte mich freundlich. Sodann blickte sie mit besorgter Mine auf die unter einer Decke zusammengekauert im Bett liegende Frau K. Sie sagte: „Aber Frau K. – der Pfarrer ist da, der will sie besuchen. Sie können doch nicht den ganzen Tag im Bett liegen. Draußen scheint die Sonne. Wollen sie nicht wenigstens aufstehen? Sie könnten doch mit dem Herrn Pfarrer etwas hinaus in den Garten gehen oder sich mit ihm in den Aufenthaltsraum setzen." Die Mitarbeiterin sah mich fragend an. Frau K. – die mit dem Gesicht zur Wand lag – antwortete nicht und kauerte sich unter ihrer Decke noch mehr ein. Die Mitarbeiterin verließ daraufhin wieder das Zimmer. Obgleich es mir schon vor ihrem Erscheinen kaum möglich war, mit Frau K. ins Gespräch zu kommen, wollte ich nicht einfach gehen. Sie hatte diesmal meinen Besuch nicht abgelehnt. Ich saß zwar etwas hilflos neben ihrem Bett, aber ich vertraute darauf, dass sich doch noch eine Möglichkeit zum Gespräch ergeben würde. Ich wusste zwar nicht sehr viel über sie, aber das wenige wollte ich nun aufgreifen. Ich sagte: „Frau K., bleiben Sie nur liegen, wegen mir müssen sie nicht extra aufstehen." Sie schwieg.

Ich wusste nicht, was ich ihr erzählen sollte, und so begann ich auf die eben erlebte Begebenheit mit der Pflegehelferin einzugehen. Ich sagte sinngemäß: „Frau K., sicher haben Sie in Ihrem Leben schon so viel gearbeitet und geschafft, dass Sie ganz froh sind, einmal nichts zu tun. Bleiben Sie nur im Bett liegen und ruhen Sie sich aus. Ich denke, das tut Ihnen gut. Heute brauchen Sie anderen und sich selber nichts mehr zu beweisen. Sie dürfen sich auch mal bedienen lassen, das haben Sie sich verdient. Die Mitarbeiterin hat es sicher gut gemeint, aber Sie sind frei und können selber entscheiden, was Sie tun wollen. Wenn Sie es wünschen, bleibe ich gerne noch bei Ihnen!?" Plötzlich drehte sich Frau K. um. Sie sah mich interessiert an. Dann richtete sie sich auf und setzte sich auf die Bettkante. Meine so hilflosen Worte hatten sie offensichtlich erreicht. Das Beispiel zeigt: Während der vermeintlich aufmunternde Appell der Mitarbeiterin eher das Gegenteil bei Frau K. bewirkte – sie zog sich noch weiter zurück –, führten meine wenigen einfühlsamen Sätze zu einer spürbaren Aktivierung. Nachdem sich Frau K. aufgesetzt hatte, war ein zwar sehr mühseliges, aber für sie erkennbar entlastendes Gespräch möglich. Daniel Hell merkt in diesem Zusammenhang an: „Auch Appelle an den Willen wirken sich auf schwer depressive Menschen belastend aus, ebenso wie gut gemeinte, aber unechte Trostworte oder allzu deutliche Mitleidsbekundungen. Wichtig ist, dass die depressiv Erkrankten verlässliche Zuwendung bekommen, auch wenn sie völlig gleichgültig oder ablehnend darauf reagieren ...‟[203]

Doch zurück zu unserem Märchen, in dem die Traurigkeit der kleinen alten Frau erklärt, dass sie den Menschen mit ihrer Gegenwart „doch nur helfen‟ will. Sie sagt: „Wenn ich ganz nah bei ihnen bin, können sie sich selbst begegnen. Ich helfe ihnen, ein Nest zu bauen, um ihre Wunden zu pflegen. Wer traurig ist, hat eine besonders dünne Haut. Manches Leid bricht wieder auf wie eine schlecht verheilte Wunde, und das tut sehr weh. Aber nur wer die Trauer zulässt und all die ungeweinten Tränen weint, kann seine Wunden wirklich heilen. Doch die Menschen wollen gar nicht, dass ich ihnen dabei helfe. Statt dessen schminken sie sich ein grelles Lachen über ihre Narben. Oder sie legen sich einen dicken Panzer aus Bitterkeit zu.‟ Hier ist davon die Rede, dass die Depression uns Menschen helfen will, uns selber zu begegnen und unsere inneren seelischen Wunden zu heilen. Diese Auffassung mag uns zunächst sehr befremdlich oder nur schwer nachvollziehbar erscheinen, aber sie ist für mich wichtig. Wenn wir im depressiven Geschehen – ähnlich wie bei einer Demenz – nur einen sinnlosen destruktiven Prozess am Werke sehen, den es mit allen uns zur Verfügung stehenden Mitteln zu bekämpfen und auszumerzen gilt, verkennen wir, dass eine Depression für die Betroffenen auch eine Botschaft, einen Sinn, haben kann. Diesem gilt es im sinnorientierten Seelsorgegespräch nachzuspüren. Daniel Hell hält es für wenig hilfreich, nur nach dem „Warum‟ der Depression zu fragen, das heißt, sich primär auf die Ursachenforschung zu konzentrieren. Er schreibt: „Solange eine Depression ausschließlich als pathologische Folge schädlicher Kindheitsverhältnisse, als Wirkung einer belastenden Lebens- und Beziehungssituation oder als Konsequenz einer biologischen Stoffwechselstörung betrachtet wird, werden nur Warum-Fragen beantwortet ... Erst die Frage nach der Botschaft, die eine Depression ebenfalls enthalten kann, oder die Frage, wie denn der betroffene Mensch in der belastenden Lebenssituation ohne Depression zurechtkommen könnte, führt über das gewohnte Denkschema einer ausschließlich kausal gesehenen Welt hinaus.‟[204]

Hell plädiert dafür, stärker die „Wozu-Frage‟ in den Vordergrund zu stellen, das heißt danach zu fragen, zu welchem Ziel uns die Depression führen will, oder anders ausgedrückt: „Welchen Sinn macht Depression?‟ Er verweist auf C.G. Jung, der die Depression einmal mit einer in schwarz gekleideten alten Dame verglichen hat. „Wenn diese ‚Frau in Schwarz‘ auftauche, solle man sie nicht vertreiben, sondern im Gegenteil als Gast zu Tisch bitten und hören, was sie zu sagen habe.‟[205] In unserem Märchen ist angedeutet, welch schmerzvoller und schwieriger Prozess dies ist. Gleichwohl

---

203 Daniel Hell, Welchen Sinn macht Depression?, a.a.O., S. 210.
204 A.a.O., S. 16 f.
205 A.a.O., S. 17.

halte ich ihn für wichtig. Denn nur wenn wir bereit sind, uns innerlich mit unserer Depression auseinanderzusetzen, das heißt nach ihrer Botschaft, ihrem Sinn, zu fragen, kann es zu einer Verwandlung und letztlich auch Heilung kommen. Anselm Grün weist diesbezüglich darauf hin: „Wir sollen sie (die Depression; d. Vf.) gleichsam vor uns hinstellen, sie anschauen, sie befragen: Was willst du mir sagen? Welche Botschaft hast du für mich? Worauf willst du mich aufmerksam machen? Was habe ich in meinem Leben übersehen? Wo habe ich mich überfordert und mein Maß überschritten? Von welchen Selbstbildern sollte ich mich verabschieden? Welche inneren Haltungen (Perfektionismus, überall beliebt sein wollen, alle Erwartungen erfüllen müssen) müsste ich aufgeben?"[206] Im Seelsorgegespräch kann deutlich werden, dass man einer Depression, trotz all dem unsäglichen Leid, das sie verursacht, auch positive Aspekte abgewinnen kann. Sie schützt uns nicht selten vor Überforderung und zeigt uns die Grenzen unserer Belastbarkeit auf. Sie zwingt uns, unser bisheriges Leben zu überdenken und gegebenenfalls auch zu verändern. Sie fordert uns dazu auf, innezuhalten und uns mehr Ruhe und Muße zu gönnen.

Sie kann zu einem Ruf zur inneren Einkehr, zur Be-sinn-ung, manchmal sogar zu einem Weg zu Gott werden. Anselm Grün merkt hierzu an: „Zum einen bedarf es der Demut, sich einzugestehen, dass man Medikamente nehmen muss. Zum anderen fordert mich die Depression heraus, tiefer nach innen zu gehen: zu dem inneren Raum der Stille, in dem Gott in mir wohnt. Dort hat die Depression keinen Zutritt. Ich habe Depression, aber ich bin nicht meine Depression. In mir gibt es noch einen inneren Kern, der heil und ganz ist. Diesen Kern finde ich im inneren Raum der Stille, in dem zugleich Gott in mir wohnt."[207]

Für mich ist jede Depression – auch die medizinisch zu behandelnde – immer auch eine spirituelle Herausforderung. Der Umstand, dass nur wenige depressive alte Menschen im Altenpflegeheim psychotherapeutisch behandelt werden, zeigt, wie wichtig unsere seelsorglichen Bemühungen sind. Jedoch sollten wir uns davor zu hüten versuchen, sie in einer Art laienhafter Kurzpsychotherapie behandeln zu wollen. Auch die Frage nach dem Sinn bzw. nach der Botschaft der Depression wird in einer schweren depressiven Phase meist nicht zu beantworten sein. Erst wenn eine gewisse Besserung eingetreten ist bzw. in der Rückschau wird sie für viele Betroffene relevant. Sie sehen in ihrer Erkrankung nicht selten ein persönliches Versagen oder eine Art Charakterschwäche. Einige fühlen sich schuldig und glauben – durch was auch immer –, ihre Depression selbst verursacht zu haben. Sie schämen sich für die Krankheit und versuchen, sie durch beschwichtigende Appelle

---

206 Anselm Grün, Wege durch die Depression, a.a.O., S. 28.
207 Anselm Grün, Die hohe Kunst des Älterwerdens, 2. Aufl., Münsterschwarzach 2007, S. 117 f.

zu bannen: „Papperlapapp, das Leben ist heiter." „Gelobt sei, was hart macht." „Sie sagen: Man muss sich nur zusammenreißen." Doch all diese Selbstbeschwörungen verstärken – wie im Märchen beschrieben – meist nur ihre körperlichen und seelischen Leiden. Vor diesem Hintergrund sollte es unser primäres seelsorgliches Anliegen sein, den depressiven Menschen zu entlasten und ihm Mut zu machen. Wir sollten ihm klar machen, dass er sich für seine Depression weder zu schämen noch zu verurteilen braucht. Ja, dass sie letztlich jeden treffen kann und dass „etwa 15 bis 20 Prozent aller Menschen auf der Welt" im Verlaufe ihres Lebens einmal an einer Depression erkranken.[208]

Doch zurück zu unserem Märchen. In ihm wird berichtet, wie die Traurigkeit im Verlaufe des Gesprächs zu weinen beginnt: „Die Traurigkeit schwieg. Ihr Weinen war erst schwach, dann stärker und schließlich ganz verzweifelt. Die kleine, alte Frau nahm die zusammengesunkene Gestalt in ihre Arme ... ,Weine nur, Traurigkeit', flüsterte sie liebevoll ..." Auch ich erlebe es bei meinen Besuchen bei depressiven alten Menschen immer wieder, dass sie im Verlaufe des Gesprächs zu weinen beginnen. Früher war mir dies manchmal peinlich und ich wusste nicht, wie ich angemessen reagieren sollte. Heute weiß ich, Tränen können den Kummer und Schmerz lösen und ihn im wahrsten Sinne des Wortes fortspülen. Tränen haben eine entlastende und befreiende Funktion. Es ist sicher kein Zufall, dass der Mensch das einzige Lebewesen ist, das Tränen nicht nur als Reflex auf die drohende Austrocknung oder Reizung des Auges bildet, sondern als Ausdruck innerer emotionaler Erregung oder Anspannung. Wenn es in einem deutschen Schlager heißt „Tränen lügen nicht", dann klingt darin an, dass sich in Tränen reale Empfindungen widerspiegeln. Sie sind ein Ventil für lange unterdrückte oder verdrängte Gefühle.

Karlfried Graf Dürckheim schreibt: „Sehr viele Altersgebrechen sind Somatisierungen innerer Stauungen, jahrzehntelang zurückgehaltener Expressionen. Da ist oft ein großes Ausmaß von nicht eingestandenen Schuldgefühlen, Aggressionen, Enttäuschungen, von nicht geweinten Tränen, nicht ausgebrochenen Wutanfällen. Hinter der Fassade eines ruhigen, verhaltenen alten Menschen brodelt es oft in bedenklichem Maße, was nicht nur innere Qual bedeutet, sondern auch Blockade auf dem Weg in die Tiefe seines Wesens, in der er erst jene Erfüllung finden kann, die ihm als Mensch zugedacht ist."[209] Wir sollten depressiven alten Menschen Mut machen, ihrer

---

208 Michael Freudenberg, Kann eine Depression jeden treffen? Kann man vorbeugen?, in: Andrea M. Hesse, Depressionen – Was Sie wissen sollten. Antworten auf die häufigsten Fragen, Freiburg i. Br. 2006, S. 21.
209 Karlfried Graf Dürckheim, Alt werden – Zeit der Verwandlung. Einige Gedanken zur Therapie des alten Menschen, in: Psychotherapie mit alten Menschen, Hilarion Petzold u. Elisabeth Bubolz (Hg.), Paderborn 1980, S. 24.

inneren Traurigkeit Ausdruck zu verleihen, und ihnen sagen: Tränen dürfen sein! Manchmal bedarf es dazu keiner Worte – ein liebevoller Händedruck und eine tröstende Umarmung können unserem Gegenüber das Gefühl geben, dass er sich für seine Tränen nicht zu schämen braucht. Klaus Dörner sieht in der ersten geweinten Träne sogar einen Hoffnungsschimmer auf dem Weg zur Heilung. Er schreibt: „Man kann das Depressivsein definieren als eine allgemeine menschliche Möglichkeit, mich gegen eine mir unerträglich gewordene Situation, in der ich zu wenig Bedeutung für andere habe, zu schützen – und zwar mit Symptomen, die alle ein ‚Ich-kann-nicht‘ zum Ausdruck bringen. Statt mich, wie gewohnt, zu verausgaben, bringe ich nichts aus mir heraus, kreist alles in mir – auf der Ebene des Denkens als Grübeln, auf der Ebene des Handelns als Gehemmtheit, indem meine Äußerungsenergie der Energie entspricht, mit der ich meine Äußerung zurückzwinge (Energiestau), und auf der Ebene des Fühlens wage ich nicht einmal, Trauer zu zeigen (Unfähigkeit zu trauern), sodass der erste Hoffnungsschimmer in der ersten geweinten Träne besteht."[210]

Als die Traurigkeit am Ende unseres Märchens die kleine alte Frau fragt: „Wer bist du?", antwortet diese: „Ich bin die Hoffnung." Bei vielen depressiven alten Menschen ist neben dem Gefühl der Hilflosigkeit und Minderwertigkeit auch das Gefühl der Hoffnungs- bzw. Perspektivlosigkeit anzutreffen. Die Zukunft ist für sie meist negativ besetzt, und viele haben das Empfinden, ihr Leben sei eigentlich vorbei. Auch der Glaube hat nicht selten seine Tragfähigkeit eingebüßt. Die an einer Depression erkrankte Ingrid Weber-Gast schreibt in der Rückschau auf ihre Krankheit: „In den allerschwersten Stunden hat der Glaube überhaupt keine Rolle mehr gespielt. Mein Verstand und mein Wille mochten ihn wohl weiterhin bejahen, aber für mein Herz war er unerreichbar. Es war kein Trost, keine Antwort auf verzweifelte Fragen, keine Hilfe, wenn ich nicht weiterwusste. Ja, im Gegenteil: Nicht der Glaube trug mich, sondern ich musste auch noch den Glauben tragen."[211] In dieser Situation ist der Seelsorger / die Seelsorgerin aufgerufen, gleichsam stellvertretend für die Betroffenen zu glauben und zu hoffen. Denn auch wenn der depressive alte Mensch selber nicht glauben und hoffen kann, so kann es ihm doch Mut machen zu sehen, dass ich für ihn bete und ihm tröstend und mitfühlend zur Seite stehe. Ingrid Weber-Gast merkt hierzu an: „Es war weniger mein Glaube als der Glaube anderer, die Fürbitte anderer, die eine Rolle gespielt haben auf dem Weg der Genesung."[212] Manchmal

---

210 Klaus Dörner, Depressionen im Alter: Was können Kirchengemeinden tun? Das Referat wurde gehalten am 11.10. 2006 auf dem II. Internationalen Kongress für Altenheimseelsorge in Karlsruhe (Skript, S. 3.).
211 Ingrid Weber-Gast, Weil du nicht geflohen bist vor meiner Angst, 4. Aufl., Mainz 1980, S. 32 f.
212 A.a.O., S. 33.

genügt es schon, wenn wir dem depressiven alten Mensch die Zusage geben, dass er uns im Notfall erreichen kann. So bat mich einmal eine depressive alte Frau, die von Suizidphantasien geplagt wurde, um meine Telefonnummer. Obgleich sie mich in der Folgezeit nie anrief, war spürbar, wie entlastend und hilfreich es für sie war, mich im Falle eines Falles kontaktieren zu können. Wir vermitteln depressiven alten Menschen manchmal allein schon dadurch Hoffnung, dass wir ihnen das Gefühl geben, mit ihren Sorgen und Ängsten nicht allein zu sein. Die kleine alte Frau sagt in unserem Märchen zu der Traurigkeit: „Du sollst von nun an nicht mehr alleine wandern. Ich werde dich begleiten, damit die Mutlosigkeit nicht noch mehr an Macht gewinnt."

Daniel Hell weist darauf hin, dass eine Nachuntersuchung depressiver Menschen eindrücklich gezeigt hat, wie wichtig das „Hoffnung-Geben" für die Betroffenen ist. Viele Befragte empfanden es „im Nachhinein als wichtigste Hilfe".[213] Dass diese Aufgabe nicht nur Ärzte und Psychotherapeuten haben, sondern auch wir als Seelsorger, versteht sich meines Erachtens von selbst. Auch wenn wir dem Erkrankten keine Hoffnung auf baldige Genesung machen können, so doch darauf, dass er in seinem Leid mit Gottes Beistand und Geleit rechnen darf. Ihm gilt die biblische Verheißung aus Jesaja 57,15: „Denn so spricht der Hohe und Erhabene, der ewig wohnt, dessen Name heilig ist: Ich wohne in der Höhe und im Heiligtum und bei denen, die zerschlagenen und demütigen Geistes sind, auf dass ich erquicke den Geist der Gedemütigten und das Herz der Zerschlagenen." Dass auch unsere christliche Hoffnung einen wichtigen Beitrag zur Heilung im ganzheitlichen Sinn leisten kann, steht für mich fest. Dass nicht nur biblische Texte unserer christlichen Hoffnung Ausdruck verleihen, sondern auch Lieder und Gedichte eine tröstende und ermutigende Wirkung auf depressive alte Menschen haben, hat Klaus Depping an einer Vielzahl von Beispielen deutlich gemacht.[214] Für mich drückt sich zum Beispiel in dem Lied „So nimm denn meine Hände" ein Stück weit die Hoffnung vieler depressiver alter Menschen aus, wenn es in der 3. Strophe heißt: „Wenn ich auch gleich nichts fühle von deiner Macht, du führst mich doch zum Ziele auch durch die Nacht: so nimm denn meine Hände und führe mich bis an mein selig Ende und ewiglich."

Es gibt vielfältige Möglichkeiten, etwas Licht in das Dunkel der Depression zu bringen. Manchmal kann bereits unser Besuch ein erstes kleines Lichtlein sein. Es ist sicher kein Zufall, dass ich im Zimmer vieler depressiver alter Menschen den Spruch fand:

---

213 Daniel Hell, Welchen Sinn macht Depression?, a.a.O., S. 233.
214 Vgl. Klaus Depping, Depressive alte Menschen seelsorgerlich begleiten, a.a.O., S. 113 ff.

„Immer wenn Du denkst, es geht nicht mehr,
kommt von irgendwo ein Lichtlein her,
dass Du es noch einmal zwingst
und von Sonnenschein und Freude singst,
leichter trägst des Alltags harte Last
und wieder Kraft und Mut und Glauben hast."

Vom Trüb-Sinn zum Sinn

Während wir uns im vorangehenden Kapitel anhand des Märchens von der traurigen Traurigkeit einen ersten Überblick über die Fragestellungen und Probleme verschafft haben, die sich bei der seelsorglichen Begleitung depressiver Menschen stellen, möchte ich in diesem Abschnitt näher auf den Zusammenhang zwischen Sinnfrage und Depression eingehen. Welche Rolle spielt das Sinnthema bei der Entstehung und Bewältigung von Depressionen? Für Guido Ducret-Ineichen, einen katholischen Geistlichen, der sich intensiv mit dieser Frage beschäftigt hat, steht fest, „dass es in den vielfältigen Formen melancholischer Befindlichkeit und depressiver Verstimmung in verschiedenen Varianten und Ausdrucksweisen auch und gerade um die Sinndimension geht: um einen getrübten, zugedeckten, verschütteten, vergessenen oder verdrängten, aber letztlich unverlierbaren Sinn; um einen in der Art und Weise der Erfahrung und im Wie des Bewältigens der Depression verborgenen Sinn, der logotherapeutisch-seelsorgerlich grundsätzlich wenigstens ein Stück weit erhellt werden kann."[215] Und Klaus Depping schreibt: „Wenn auf die Sinnfrage des Lebens so recht keine Antwort mehr gefunden wird, ist der Weg in die Depression nicht mehr weit. In diesem Fall sollte seelsorgerliche Hilfe zur Sinnfindung gesucht werden."[216] Bevor ich auf die Bedeutung der Sinnfrage für die seelsorgliche Begleitung depressiver alter Menschen eingehe, möchte ich noch kurz auf die Klassifizierung depressiver Erkrankungen zu sprechen kommen. Bislang habe ich ganz allgemein von Depression gesprochen, aber es versteht sich von selbst, dass diese Erkrankung ganz unterschiedliche Erscheinungsformen hat. Während man sie früher primär nach ihren möglichen Ursachen unterschied, wird sie heute meist nach ihrem Schweregrad und Verlauf (einmalig bzw. wiederkehrend) bewertet.[217] Um sich jedoch ein möglichst differenziertes Bild machen zu können, bevorzuge ich hier das traditionelle Schema. Elisabeth Lukas beschreibt es in ihrem Buch „Wertfülle und Lebensfreude. Logotherapie bei Depressionen und Sinnkrisen" wie folgt:[218]

---

215 Guido Ducret-Ineichen, Trüb-Sinn-Erhellung. Durch Melancholie und Depression auf den Spuren des Logos, Diplomarbeit für das Institut für Logotherapie und Existenzanalyse nach V. E. Frankl, CH-Chur 2005, S. 3.
216 Klaus Depping, Depressive alte Menschen seelsorgerlich begleiten, a.a.O., S. 167.
217 Dirk K. Wolter-Henseler, Depressionen im Alter, a.a.O., merkt hierzu an: „Heute werden die affektiven Störungen – ausgehend von den USA – rein pragmatisch und deskriptiv lediglich nach Schweregrad und Charakteristika von Symptomatik oder Verlauf unterschieden. Man unterscheidet demnach in der aktuellen 10. Revision der International Classification of Diseases (ICD-10), der Krankheitsklassifikation der Weltgesundheitsorganisation, zwischen leicht- und mittelgradigen sowie schweren ‚depressiven Episoden' ..." (S. 137).
218 Elisabeth Lukas, Wertfülle und Lebensfreude. Logotherapie bei Depressionen und Sinnkrisen, 3. erweiterte Auflage, München/Wien 2006, S. 81.

Die traditionelle Depressionseinteilung unterscheidet zwischen somatogenen und psychogenen Depressionsformen, das heißt sie sieht ihre Entstehung in körperlichen bzw. psychischen Prozessen. Zu den somatogenen
Depressionen gehören die **„Endogene Depression"** sowie die **„Organische
Depression".** Bei den endogenen Depressionen entfaltet sich die Krankheit
gleichsam von innen heraus – ein äußerer Grund ist nicht erkennbar.[219] Als
Auslöser werden sowohl erbliche Anlagen sowie ein Mangel an Neurotrans-
mittern in den Nervenbahnen in Betracht gezogen. Hat die Erkrankung eine
eindeutig körperliche Ursache, wie zum Beispiel bei Vorliegen einer Hirn-
verletzung, einer chronischen Kreislauferkrankung, Demenz etc., spricht
man von organischer Depression.

Zu den psychogenen Depressionsformen, bei denen keine körperliche
Verursachung nachweisbar ist, gehören die **„Reaktive Depression"** sowie
die **„Neurotische Depression".** Die Reaktive Depression wird durch äußere
Umstände ausgelöst, zum Beispiel durch den Verlust einer geliebten Person,
die plötzliche Behinderung durch eine Krankheit, die notwendige Übersiedlung ins Pflegeheim. In der Regel verfügt der Mensch über Bewältigungsstrategien, diese einschneidenden Konflikte zu meistern, aber gelegentlich
ist er in diesen Grenzsituationen auch überfordert und reagiert depressiv.
Das Entstehen einer neurotischen Depression kann vielfältige psychische
Ursachen haben. Manchmal liegen die auslösenden Faktoren in der Kindheit
und Jugend (zum Beispiel bei emotionaler Vernachlässigung oder überfür-
sorglicher Erziehung). Bei den neurotischen Depressionen liegt die Ursache
der Erkrankung meist in der Lebensgeschichte und nicht in einem tragischen
Ereignis, wie zum Beispiel einem Todesfall. Elisabeth Lukas stellt fest: „Ein
vergleichbar schwerer Grund zur Trauer ist bei den neurotischen Depressionen nicht vorhanden, trotzdem stellen auch sie Fehlreaktionen auf Lebens-
anforderungen dar, vor allem auf solche, die Verantwortungsbewusstsein,
Tüchtigkeit und Friedensfähigkeit verlangen."[220]

In der Logotherapie und Existenzanalyse geht man davon aus, dass
Depressionen nicht nur eine körperliche sowie seelische Ursache haben
können, sondern auch eine geistige. Man spricht in diesem Zusammenhang
von **„noogener Depression"** (von griechisch: Nous = Geist). Elisabeth
Lukas schreibt: „Besteht bei jemandem ein Sinn- und Wertevakuum über
längere Zeit, kann es sich zur noogenen Depression verdichten."[221] Bei
meinen Besuchen bei depressiven alten Menschen im Heim erlebe ich es
immer wieder, dass sie das Gefühl haben, ihr Leben sei zutiefst sinn- und

---

219 Klaus Depping, a.a.O., S. 22, schreibt: „Bleibt die Depression allein, so spricht man von einer
uni-polaren oder einer mono-polaren Krankheit. Kommt es zwischenzeitlich zu Phasen einer über-
steigerten Hochstimmung, so spricht man von einer manisch-depressiven Erkrankung."
220 Elisabeth Lukas, Wertfülle und Lebensfreude, a.a.O., S. 82.
221 A.a.O., S. 30.

wertlos. Sie leiden häufig unter einer lähmenden Niedergeschlagenheit und Traurigkeit. Hinzu kommt meist das Gefühl innerer Leere, gepaart mit Apathie und Lethargie sowie Hoffnungslosigkeit und Lebensüberdruss. Manchmal werden auch Suizidphantasien geäußert.[222] Elisabeth Lukas weist diesbezüglich darauf hin: „Mit fortschreitendem Alter wird der Rückzug vom Kämpferischen in die Resignation immer stärker. Der noogen depressive alte Mensch ist verbittert, stumpfsinnig oder böse, nörglerisch oder verstummt. Er schmettert jeden Ermutigungsversuch von außen ab. Sein Horizont engt sich extrem ein. Er tritt geistig weg, viel früher, als es von seiner schrumpfenden Hirnkapazität her sein müsste. Er will nicht fühlen und denken, verabsentiert sich von der Welt, die er anklagt, ihm schuldig geblieben zu sein, wozu er sich in Freude bekannt hätte. Er verdammt sein Leben, das gewesene und das gegenwärtige; Zukunft kennt er sowieso nicht mehr."[223]

Bei der noogenen Depression handelt es sich so gesehen um eine „geistig-existentielle Frustration eines Menschen", der daran verzweifelt, dass er in seinem Leben keinen Sinn mehr finden kann. Dass sich diese Symptomatik keineswegs nur im Alter findet, dürfte nicht überraschen.[224] Der amerikanische Psychologe M. Seligman machte in den siebziger Jahren die Erfahrung: „In den letzten Jahren haben sich viele meiner Studenten an mich gewandt, weil sie sich depressiv fühlten. Häufig führten sie ihre Depression auf die Überzeugung zurück, dass ihr Leben keinen tieferen Sinn habe ..."[225] Und der Begründer der Positiven Psychotherapie Nossrat Peseschkian schreibt: „Im Bereich der Psychologie und Religion habe ich die Erfahrung gemacht, dass Hoffnungslosigkeit und das Gefühl der Sinnlosigkeit nahezu zu einer Volkskrankheit geworden sind ... Eine Frage, die immer wieder bei Klienten und Patienten auftritt, die unter Depressionen und Hoffnungslosigkeit leiden, ist die Frage nach dem Sinn des Lebens."[226] Wie ich bereits betont habe, ist für Viktor E. Frankl das Leiden am sinnlos empfundenen Leben nichts Pa-

---

222 Vgl. hierzu Christine Swientek, Letzter Ausweg Selbstmord. Was alte Menschen in den Tod treibt, Freiburg i. Br. 2008, S. 64: „Die ‚Depression' gilt als Hauptverursacher des Selbstmordgeschehens. In den Ursachenskalen wird sie stets an erster Stelle genannt. Sie soll in 40-60 % einem Selbstmord zugrunde liegen. Manche Autoren geben bis zu 80 % an."
223 Elisabeth Lukas, a.a.O., S. 32.
224 Elisabeth Lukas nennt diesbezüglich zwei konkrete Untersuchungen aus dem psychologischen Institut der Universität Wien: „Eva Jancak hat in testpsychologischen Untersuchungen nachgewiesen, dass die sogenannte Midlife-Crisis nichts anderes als eine tiefe noogene Krise darstellt, die sich mit Elementen von Nervosität, emotionaler Labilität und Depressivität mischt (1980). Gerald Kovacic fand ebenfalls mittels statistischer Erhebungen heraus, dass jeder übermäßigen Angst vor dem Sterben eine geistig-existentielle Frustration zu Grunde liegt, die sich mit Leidensunfähigkeit und Pessimismus paart. (a.a.O., S. 86)
225 M. Seligman, Erlernte Hilflosigkeit, Weinheim 1995, S. 93.
226 Nossrat Peseschkian, Das Alter ist das einzige Mittel für ein langes Leben. Eine positive Sicht auf die zweite Lebenshälfte, Frankfurt 2009, S. 83.

thogenes, sondern etwas zutiefst Menschliches. Er schreibt: „Wir haben gehört, dass nicht nur der Sinnwille das menschlichste Phänomen darstellt, das es überhaupt geben mag, sondern auch seine Frustration noch immer nichts Krankhaftes vorstellt. Man muß nicht krank sein, wenn man sein eigenes Dasein für sinnlos hält, ja, man muß deswegen nicht einmal krank werden. Die existentielle Frustration ist somit weder etwas Krankhaftes, noch ist sie in jedem Falle etwas Krankmachendes; mit anderen Worten, sie ist an sich nichts Pathologisches, ja nicht einmal etwas unbedingt Pathogenes ..."[227] Der Mensch ringt, solange er lebt, bewusst oder unbewusst um den Sinn seines Daseins. Doch wie kann aus einer schwerwiegenden Sinnkrise eine noogene Depression entstehen?

Dass eine existentielle Frustration allein noch keine noogene Depression auslösen wird, dürfte einleuchten! Zur existentiellen Frustration/Sinnkrise muss sowohl eine körperliche als auch eine seelische Beeinträchtigung („Somatopsychische Affektion") hinzukommen.[228] Diese wiederum trifft auf eine bestimmte geistige Verfasstheit bzw. Empfänglichkeit und entwickelt sich auf deren Nährboden zu einer noogenen Depression, das heißt zu einer Krankheit, die aus einem geistigen Konflikt hervorgeht. Viktor E. Frankl geht davon aus, dass das Geistige im Menschen wohl durch Krankheit verschüttet werden, aber selber niemals erkranken kann. Daniel Hell merkt hierzu an: „Auch für Karl Jaspers geht die Person nicht in eine erkrankbare Körperlichkeit auf, sondern umfasst eine geistige Dimension, die immer von der Krankheit unberührt bleibt. Erst diese geistige Person macht es möglich, dass depressive Menschen an ihrem krankhaft beeinträchtigten Dasein leiden können. Sie leiden, weil ihre Fähigkeit, bewusst zu erkennen, intakt geblieben ist – trotz aller mentaler Funktionseinschränkung und trotz aller Werkzeugstörungen des Gehirns. Der Depressive ist, um Frankl zu zitieren ‚melancholisch ... mit Haut und Haaren, mit Leib und Seele, aber eben nicht mit dem Geist'. Dank dieses Geistes könne der depressive Mensch sehen, dass er nicht so sei, wie er sich wünsche, und er könne versuchen, seine depressive Störung behandeln zu lassen."[229] Diese Sichtweise sieht in einer Depression nicht nur ein Ungleichgewicht im Neurotransmitterhaushalt des Gehirns, sondern auch ein geistiges Geschehen, das die Betroffenen zu einer inneren Stellungnahme aufruft. Wür-

227 Viktor E. Frankl, Logotherapie und Existenzanalyse. a.a.O., S. 120 f.
228 A.a.O., S. 148.
229 Daniel Hell, Existentielle Depressionstherapie; der Vortrag wurde gehalten auf dem Kongress der Deutschen Gesellschaft für Logotherapie und Existenzanalyse, der vom 13.-16. April 2000 in Würzburg stattfand, er ist veröffentlicht in: Existenz und Logos, Zeitschrift für sinnzentrierte Therapie, Beratung und Bildung, Heft 2/2000, S. 83-94, zitiert nach: Giosch Albrecht, Ethische Richtlinien, Institut für Logotherapie und Existenzanalyse nach Viktor Frankl in CH-7000 Chur.

den wir in ihr lediglich die Auswirkungen neuro-chemischer Störungen im Zentralnervensystem sehen bzw. Auswirkungen cerebraler Läsionen und Degenerationsprozesse, das heißt sie als rein biologisch erklärbare Prozesse betrachten, müssten wir sie als schicksalhafte Gegebenheiten ansehen, die nur einer pharmakotherapeutischen bzw. internistischen Behandlung zugänglich sind.[230] Tatsächlich haben Studien gezeigt, dass auch eine rein psychotherapeutische Behandlung depressiver Menschen positive Resultate erbringt. Barbara Bojack schreibt: „Natürlich stellt sich die Frage, von welchen Verfahren die größte Wirksamkeit im konkreten Einzelfall zu erwarten ist. Es gibt eine Studie, die sich mit dieser Fragestellung befasst hat. Dabei hat sich herausgestellt, dass die Psychotherapie allein der Behandlung schwer depressiver Menschen mit Antidepressiva kurzfristig leicht unterlegen ist. Langfristig gesehen ist wiederum die Behandlung mit Psychotherapie effektiver. Die Studie befasste sich vor allem mit der Wirksamkeit von Verhaltenstherapie, psychoanalytischer Kurztherapie und Familientherapie. Das heißt, für die übrigen Verfahren sind noch keine Wirksamkeitsnachweise durchgeführt worden. Insbesondere fehlen solche vergleichenden Studien für die Behandlung älterer depressiver Menschen (Rahn 1992, S. 350)."[231] Und Daniel Hell erklärt: „Bei leichten und mittelschweren Depressionen haben Psychotherapien, die das Selbstvertrauen stärken, oft den gleichen Effekt wie Psychopharmaka, sie können sogar dauerhafter wirken."[232] Hier wird deutlich, dass es sich bei einer Depression um ein überaus komplexes Geschehen handelt, bei dem ein interdisziplinäres Vorgehen angeraten ist. Dem katholischen Theologen Romano Guardini ist daher zuzustimmen, wenn er in seinem Buch „Vom Sinn der Schwermut" schreibt: „Die Schwermut ist etwas zu Schmerzliches, und sie reicht zu tief in die Wurzeln unseres menschlichen Daseins hinab, als dass wir sie den Psychiatern überlassen dürften ..."[233] Es ist meines Erachtens wichtig, dass wir uns als Seelsorger / als Seelsorgerin einen Überblick über die möglichen Erscheinungsformen und Ursachen depressiver Erkrankungen verschaffen, um angemessen reagieren zu können. Dass für mich die Entstehung von Depressionen – gerade auch im Alter – oft im Zusammenhang mit der Sinnfrage bzw. Sinnsuche

---

230 Daniel Hell beschreibt diese Sichtweise so: „Nach dem neurowissenschaftlich geprägten Verständnis der biologischen Psychiatrie handelt es sich bei der Depression um eine Störung bestimmter Hirnfunktionen, insbesondere des medialen präfrontalen Kortex, der Amygdala und der hormonellen Stressachse. Eine Depression tritt auf, wenn Menschen aufgrund genetischer oder psychosozialer Einflüsse nicht in der Lage sind, ein belastendes Ereignis neuronal zu verarbeiten bzw. so abzufedern, dass keine dysfunktionale Betriebsstörung des Gehirns auftritt." (a.a.O.)
231 Barbara Bojack, Depressionen im Alter. a.a.O., S. 129 f.
232 Daniel Hell in einem Interview mit Lilli Binzegger. Das Interview hatte den Titel: „Gesund sein ist gar nicht so normal", in: Nzz Folio 09/96. http://www.nzzfolio.ch/www/d80bd71b-b264-4db4-afd=-277884b93470/showarticle/...
233 Romano Guardini, zitiert nach Rudolf Bohren, In der Tiefe der Zisterne. Erfahrungen mit der Schwermut, München 1980, S. 8.

steht, habe ich bereits deutlich zu machen versucht. Elisabeth Lukas betont, dass die Sinnfrage nicht nur bei der Entstehung von „noogenen Depressionen" eine wichtige Rolle spielt. Sie schreibt: „Wo der endogen Depressive (kraft einer geistigen Blockade) phasenweise nicht nach Sinn suchen kann, und der reaktiv Depressive (kraft eines schmerzlichen Verlustes) nicht mehr nach Sinn suchen will, dort sucht der Neurotiker das Falsche: Sicherheit, Anerkennung, Zuwendung, Entlastung ... statt Sinn."[234]

Nach diesen eher theoretischen Überlegungen zur Klassifikation von Depressionen im Horizont der Sinnfrage möchte ich nun vor dem Hintergrund meiner Erfahrungen im Altenpflegeheim näher beschreiben, wie sich die Thematik dort in der Praxis darstellt. Für mich ist jede Depression eine Erkrankung, die den ganzen Menschen in Mitleidenschaft zieht. Auch wenn es sich bei einer Depression primär um eine Gemütskrankheit (affektive Störung) handelt, die hauptsächlich die Stimmungsregulation negativ beeinflusst, hat die Erkrankung auch körperliche und geistige Auswirkungen. Depressive leiden in der Regel an Körper, Seele und Geist! Ich will daher zunächst die wichtigsten körperlichen, seelischen und geistigen Beeinträchtigungen nennen, die zu dem von mir „Trüb-Sinn" genannten depressiven Geschehen führen können bzw. zu seiner Entstehung (Genese) beitragen.

Der depressive alte Mensch im Heim leidet sehr häufig an einer Reihe körperlicher Erkrankungen, wie zum Beispiel Herzkreislauferkrankungen, Tumorerkrankungen, Krankheiten des Atmungssystems sowie der Verdauung usw.[235] In der Folge dieser Erkrankungen kommt es immer wieder zu Depressionen.[236] Wer zum Beispiel durch einen Schlaganfall ans Bett gefesselt ist oder nicht mehr ohne Hilfsmittel (Krücken, Rollator, Rollstuhl) gehen kann, neigt nicht selten zu Niedergeschlagenheit und Depression. Die eingeschränkte Mobilität, das plötzliche Abhängigsein von der Hilfe anderer ist für viele ältere Menschen Auslöser einer existentiellen Krise bzw. einer Sinnkrise. Hinzu kommt sehr häufig eine getrübte Wahrnehmung. Die Sinne lassen im Alter deutlich nach: Das Hören wird schlechter und die Kommunikation ist oftmals trotz Hörgerät erschwert. Das Sehvermögen lässt nach, und trotz Brille ist das Gesichtsfeld meist deutlich eingeschränkt. Bei vielen älteren Menschen führen diese körperlichen Beeinträchtigungen zu Rückzug bzw. sozialer Isolation. Sie haben oft Angst, sich zu blamieren oder in eine für sie peinliche Situation zu geraten:

---

234 Elisabeth Lukas, Wertfülle und Lebensfreude, a.a.O., S. 35.
235 Vgl. hierzu Andreas Kruse, Das letzte Lebensjahr. Zur körperlichen und sozialen Situation des alten Menschen am Ende seines Lebens, Stuttgart 2007, S. 30 ff.
236 Klaus Depping, Altersverwirrte Menschen seelsorgerlich begleiten, a.a.O., schreibt: „Die permanent auftretenden körperlichen Beeinträchtigungen stehen an erster Stelle unter den Ursachen für depressive Entwicklungen." (S. 30)

So fürchten zum Beispiel ältere Menschen, die häufig an Schwindel leiden, zu stürzen, oder inkontinente Personen, dass bei Ausflügen keine Toilette zur Verfügung steht etc. Häufig höre ich den Satz: „Mit mir kann man doch nichts mehr anfangen." Ein mir ebenfalls oft begegnendes körperliches Merkmal depressiver Gestimmtheit ist die Appetitlosigkeit. Die Aussage: „Ich habe einfach keinen Appetit mehr", deutet oft an, dass der Geschmack am Leben verlorengegangen ist. Häufig wird auch darüber geklagt, dass der Schlaf gestört ist und man bereits früh am Morgen völlig gerädert aufwacht. Diese und weitere leibnahe Beschwerden führen nicht selten zu einem völlig veränderten Körper- und Raumerleben. Die Betroffenen fühlen sich häufig körperlich kraftlos, abgeschlagen und müde. Ihre Körperhaltung ist meist nach vorne gebeugt, und auffällig ist eine starre bzw. verlangsamte Gestik und Mimik. Im Gespräch klingt ihre Stimme oft leise und monoton (vgl. den Begriff „Stimmung"!).

Dass die somatischen Symptome einer Depression häufig Ausdruck einer bestimmten seelischen Verfassung bzw. Gestimmtheit sind, sollte man dabei stets im Blick haben. Neben den bereits näher beschriebenen seelischen Merkmalen depressiver Erkrankungen, wie zum Beispiel Niedergedrücktsein, fehlendes Selbstvertrauen, nihilistische Gedanken („Ich bin nichts wert."), diffuse Ängste (z.B. Angst vor der Zukunft, Versagensängste, Ängste, schuldig geworden zu sein, Verlustangst usw.), der Freud-, Hoffnungs-, Interesse- und Mutlosigkeit, kommt es häufig zu einer Einengung des Denkens (Grübelzwang) sowie nicht selten zu dem Gefühl, das eigene Leben sei nicht mehr lebenswert. Wenn der Sinn getrübt ist, schwindet oft auch der Lebenswille, der innere Antrieb. Wer im Trüben fischt, sieht nicht klar und nimmt häufig alles als negativ und belastend wahr. Das soziale Umfeld Altenpflegeheim erleben viele alte Menschen als fremd und ungewohnt. Sie fühlen sich nicht selten heimatlos und entwurzelt. Die Konfrontation mit Alter, Krankheit, Gebrechlichkeit und Tod in solch einer konzentrierten Weise wie im Heim ist für viele ein Schock. Der ungewohnte neue Tagesablauf, die begrenzte Privatsphäre, das Angewiesensein auf fremde Hilfe erzeugt nicht selten ein Gefühl des Abhängig- bzw. des Ausgeliefertseins, der Hilflosigkeit und der Entfremdung. Dass ein alter Mensch durch die meist unfreiwillige Übersiedelung ins Altenpflegeheim aus dem seelischen Gleichgewicht geraten kann und sich ihm die Sinnfrage in nie dagewesener Dringlichkeit stellt, ist nicht verwunderlich. Nicht jeder/jede ist in der Lage, diese völlig veränderten Lebensumstände durch bereits erlernte Bewältigungsstrategien problemlos zu meistern. Viele stürzen in ein „existentielles Vakuum", in einen Zustand, in dem ihnen ihr Leben zutiefst sinnlos und leer erscheint, und nicht wenige entwickeln eine manifeste Depression.

Dass bei der Entstehung und Überwindung depressiver Erkrankungen nicht nur seelische, sondern auch geistige Faktoren eine wichtige Rolle spie-

len, möchte ich an einem Beispiel aus meiner Seelsorgepraxis im Heim verdeutlichen.[237] Frau S. war nach einem längeren Krankenhausaufenthalt direkt
ins Altenpflegeheim verlegt worden. Sie klagte über eine Vielzahl körperlicher
Beschwerden, vor allem litt sie unter starkem Schwindel, was in der Vergangenheit wiederholt zu schweren Stürzen geführt hatte. Ferner klagte sie über
Schlafstörungen, eine quälende innere Unruhe sowie ein allgemeines Unwohl-
sein. Frau S. saß praktisch den ganzen Tag über grübelnd in ihrem Zimmer
und verließ dieses nur, um die Mahlzeiten einzunehmen. Mit ihrer bettlägri-
gen Zimmernachbarin unterhielt sie sich nach eigenem Bekunden nur selten:
„Der geht es ja noch schlechter als mir!" Auf mich machte Frau S. einen sehr
traurigen und niedergeschlagenen Eindruck. Sie klagte vor allem darüber,
dass sie sich mit der Situation hier im Heim nicht abfinden könne. Das
Schlimmste sei für sie der Verlust ihrer eigenen Wohnung und des vertrauten
Umfelds. Mit den Gegebenheiten im Heim konnte und wollte sie sich nicht
abfinden. Es gelang mir sowie dem Pflegepersonal zunächst nicht, sie zu irgendeiner Aktivität zu motivieren oder ihre trübe Stimmung etwas aufzuhel-
len. In den sich sehr mühsam und schleppend gestaltenden Gesprächen drehte sich alles nur um die eine Frage: „Warum bin ich hier im Heim? Lässt sich
diese Situation wieder rückgängig machen? Können Sie mir dabei helfen?"
Zunächst ging ich davon aus, dass es sich bei Frau S. um einen ganz normalen Trauervorgang um den Verlust ihrer geliebten Wohnung sowie um ihre
sozialen Kontakte am Heimatort handelte. Doch deutete sich im Verlaufe
der Zeit immer mehr an, dass es sich nicht nur um einen natürlichen Ablöse-
bzw. Trauervorgang handelte, sondern um eine Depression. Frau S. klagte
darüber, dass ihr jedwede Lebensfreude fehle und sie sich zu nichts mehr
aufraffen könne. In einem Gespräch sagte sie: „Das hat doch alles keinen
Sinn mehr. So wie früher wird es doch sowieso nie mehr." Ich fragte nach,
was früher so viel besser gewesen sei, und ob nicht auch hier im Heim sich
manches von dem, was ihr Leben einmal sinn- und wertvoll gemacht habe
– zwar unter gänzlich veränderten Bedingungen – realisieren ließe. Sie konnte auf diese mehr auf der Verstandesebene liegenden Überlegungen nicht
eingehen und antwortete: „Ich fühle mich hier abgeschoben und allein."

In einem Gespräch in der Folgezeit erfuhr ich schließlich die eigentlichen
Gründe für diese Einstellung. Frau S. berichtete, dass ihr Sohn ihre Wohnung
während des Krankenhausaufenthaltes aufgelöst und sie in dieses Heim
einweisen lassen habe. Dies sei alles gegen ihren Willen geschehen. Frau S.
erzählte, dass sie sich darüber mit ihrem Sohn so zerstritten habe, dass seither der Kontakt abgebrochen sei. Dies liege nun bereits etwa ein Jahr zurück.

---

237 Zu den geistigen Eigenschaften des Menschen zähle ich seine Fähigkeit, zu den seelischen und
körperlichen Gegebenheiten innerlich Stellung zu beziehen (Stichwort: Willensfreiheit), seine Phantasie und Kreativität, seine Religiosität und Spiritualität, sein ethisches Empfinden (sein Gewissen)
sowie seine Fähigkeit zu Liebe und Mitgefühl.

Seither habe sie nichts mehr von ihm gehört. Die ganze Sache sei ihr peinlich und raube ihr den Schlaf. Sie könne einfach nicht verstehen, wie ihr Sohn ihr so etwas habe antun können. Vor diesem Hintergrund wurde mir klar, dass nicht allein der Verlust der Wohnung der Auslöser ihrer depressiven Gestimmtheit sein konnte. Ich fragte sie, ob sie nicht versuchen wolle, das Gespräch mit ihrem Sohn zu suchen. Dies lehnte sie entschieden ab. Auch mein Angebot, zwischen ihr und ihrem Sohn zu vermitteln, das heißt ihn einfach mal anzurufen, um zu sehen, ob nicht doch eine Möglichkeit zur Begegnung und Aussprache bestehe, wurde abgelehnt. Frau S. erzählte mir, dass sie sich zwar schon manchmal gefragt habe, ob es richtig gewesen sei, den Kontakt zu ihm abzubrechen. Offensichtlich plagten sie Gewissensbisse. Jedoch war sie der Überzeugung, dass er für alles verantwortlich sei. Er habe auf ihr anfängliches Bitten, sie wieder aus dem Heim zu holen, keine Anstalten gemacht und gesagt, sie müsse sich damit abfinden. Ich versuchte ihr klarzumachen, dass es ihrem Sohn sicher nicht leicht gefallen sei, ihre Wohnung aufzulösen und ihr einen Heimplatz zu suchen. Sicher habe er dabei den Rat der Ärzte befolgt. Frau S. konnte und wollte diese Argumente nicht hören. Trotz der von ihr eingeräumten Hilfs- und Pflegebedürftigkeit pochte sie darauf, noch einen eigenen Haushalt führen zu können. In diesem Punkt zeigte sie sich völlig uneinsichtig.

Dieses Beispiel macht meines Erachtens deutlich, dass nicht allein der Verlust der eigenen Wohnung zur Depression bei Frau S. geführt hat – im Sinne einer reaktiven Depression –, sondern dass auch der geistige Konflikt, das heißt das Zerwürfnis mit ihrem Sohn, ein wesentlicher Auslöser gewesen sein dürfte. Die Verabsolutierung einzelner Werte bzw. Sinnmöglichkeiten im Alter führt nicht selten in den **Altersstarrsinn**, das heißt zu einer Geisteshaltung, bei der der alte Mensch wie gebannt auf einige wenige Werte starrt und dabei alle anderen ausblendet oder gar nicht erst in den Blick nimmt. Sein Gesichtsfeld ist meist eingeschränkt, und er pocht stur auf seine Sicht der Dinge. Nur selten ist er zu Zugeständnissen bzw. Kompromissen bereit. Sein Fixiertsein auf einige wenige Werte bzw. Sinnmöglichkeiten, seine Konzentration auf einen geistig-seelischen Konflikt, sein Blick zurück im Zorn führt nicht selten in die Erstarrung, in die Depression. Vicco von Bülow (alias Loriot) sagte anlässlich der Verleihung einer Honorarprofessur an der Universität der Künste in Berlin: „Ein weiterer Vorzug des alten Menschen beruht auf seiner Überzeugungstreue. Diese auch als Altersstarrsinn geschätzte Eigenschaft beendet unergiebigen Gedankenaustausch. Ein im höheren Alter willkommener Zeitgewinn."[238] Für mich verbirgt sich hinter dem sogenannten Altersstarrsinn häufig die Angst, sich auf Neues, Unbekanntes einzulassen, bzw. die Angst, von etwas Liebgewonnenem, Vertrautem, Ab-

---

238 Vicco von Bülow hielt die Dankesrede am 1. Juni 2003.

schied nehmen zu müssen.[239] In der Bibel wird zum Beispiel berichtet, wie Lots Frau zur Salzsäule erstarrte, als sie auf Vergangenes und Vergehendes zurücksah (Genesis 19,26). Hier wird deutlich: Es gibt nicht nur eine positive, heilsame Erinnerungspflege, sondern auch eine negative, krankmachende. Letztere begegnet mir gerade auch in der Begegnung mit depressiven alten Menschen sehr häufig. Urte Bejick und Klaus Depping weisen diesbezüglich darauf hin: „Für sie (die depressiven alten Menschen; d. Vf.) ist die Vergangenheit nicht Quelle des Selbstwertes oder Ort der Selbstvergewisserung, sondern Quelle der Selbstentwertung. Der eher neurotisch-depressive Mensch findet in der Vergangenheit die bedrückende Bestätigung, dass es ihm schon immer so schlecht ging wie heute. Der reaktiv-depressive Mensch entdeckt durchaus Positives in der Vergangenheit, aber die Vergleiche der Gegenwart mit dieser Vergangenheit tragen zur Verschlechterung des Befindens bei: Das Gewesene ist nichts ‚Gehabtes', sondern wird als ‚Genommenes' gedeutet."[240]

Vor diesem Hintergrund zielen meine seelsorglichen Bemühungen darauf, dem depressiven alten Menschen zu einer Einstellung zu verhelfen, die es ihm ermöglicht, im Gewesenen auch etwas Bleibendes, ja Tragendes zu sehen. Er soll erkennen, dass auch das Gewesene einen unzerstörbaren, bleibenden Wert in sich trägt. Letztlich geht es darum, ihm bei der Suche nach einem neuen tragfähigen Lebenssinn behilflich zu sein. Anselm Grün beschreibt diese Aufgabe so: „Altersdepressionen laden uns ein, all das loszulassen, was bisher unser Leben ausgemacht hat. Waren wir stolz auf unsere Gesundheit, auf unsere Kraft, mit der wir auch siebzigjährig alles in die Hand genommen haben, so zeigt uns die Depression, dass wir gerade das loslassen müssen, was uns so wichtig war. Es ist eine spirituelle Herausforderung, sich durch die Depression alles nehmen zu lassen, wodurch wir uns definiert haben: unseren starken Glauben, unseren Optimismus, unsere Kraft, unsere Freiheit, unsere Kreativität. Wir haben im Alter keine Garantie, dass uns das alles erhalten bleibt. Die Depression drängt uns dazu, uns von unserem alten Selbstbild zu verabschieden und uns im Alter neu zu definieren und neue Schwerpunkte zu setzen: Was macht unser Leben wirklich aus? Worauf kann ich letztlich bauen?"[241]

Die Auseinandersetzung mit den altersbedingten Veränderungen und Verlusten erfordert von den depressiven alten Menschen ein hohes Maß an

---

239 Ich möchte an dieser Stelle betonen, dass für mich Starrsinn letztlich keine Frage des Alters ist, sondern eine Frage des Charakters. Er findet sich auch bei Menschen im mittleren Alter sowie bei Jugendlichen und Kindern. Wer behauptet, dass mit zunehmendem Alter die geistige Beweglichkeit ab- und der Starrsinn zunimmt, verstärkt meines Erachtens bestehende negative Altersstereotypien.

240 Klaus Depping u. Urte Bejick, Die seelsorgliche Begleitung depressiver alter Menschen, in: Seelsorge im Alter, hrsg. von Susanne Kobler-von Komorowski u. Heinz Schmidt, a.a.O., S. 162.

241 Anselm Grün, Die hohe Kunst des Älterwerdens, a.a.O., S. 116 f.

Anpassungsfähigkeit und Flexibilität. Das bisherige Sinnsystem lässt sich in der Regel nicht aufrechterhalten und muss den veränderten Bedingungen angepasst werden. Krankheitsbedingt ist bei vielen depressiven alten Menschen das persönliche Sinnsystem sehr eingeengt. Meist bezieht es sich nur noch auf den eigenen Körper sowie die unmittelbare Umgebung, das heißt ihr Zimmer sowie – bei fortgeschrittener Pflegebedürftigkeit – auf ihr Bett. Im Gespräch versuche ich den eingeengten Sinnhorizont bzw. das eingeengte Gesichtsfeld zu weiten, indem ich versuche, Impulse für eine Neuorientierung bzw. „Gesichtsfelderweiterung" zu geben. Elisabeth Lukas macht deutlich, dass Therapeuten – aber das Gleiche gilt meines Erachtens auch für Seelsorger/Seelsorgerinnen – keinen Sinn vermitteln können, ebensowenig wie Eheberater auch keine Ehen vermitteln, aber was sie tun können, ist: „Zeugnis ablegen dafür, dass sich Lebensaufgaben finden und erfüllen lassen, auch unter eingeschränkten Bedingungen und in schwieriger Zeit. Für eine solche Zeugenschaft reicht allerdings Empathie nicht aus. Wenn wir unseren Patienten bloß verständnisvoll zuhören und ihnen ihren Pessimismus rückspiegeln, weitet sich ihr Gesichtsfeld nicht. Da müssen wir schon etwas mehr ‚educare' ins therapeutische Zwiegespräch einstreuen, indem wir Anregungen geben, Vorbilder und Metaphern heranziehen, Visionen und Imaginationen anzapfen, kurz, das geistige Potential unseres Gegenübers herausfordern."[242] Dass dies keine leichte Aufgabe ist, versteht sich meines Erachtens von selbst. Jedoch liegt gerade darin die besondere Herausforderung für eine sinnorientierte Seelsorge. Der Seelsorger / die Seelsorgerin konfrontiert den depressiven alten Menschen mit etwas, dass ihm an Sinn vielleicht nie in den Sinn kommt, nämlich mit der Botschaft des Evangeliums von Jesus Christus.

Denn wenn es wirklich stimmt, dass das Evangelium von Jesus Christus eine Frohbotschaft ist, und davon bin ich überzeugt, dann gilt dies in ganz besonderer Weise für Menschen, denen jedwede Lebensfreude abhanden gekommen ist und die ein von Trübsinn und Hoffnungslosigkeit geprägtes Dasein fristen. Dass unser christlicher Glaube eine frohmachende und befreiende Wirkung hat, habe ich in der Begegnung mit depressiven alten Menschen immer wieder erleben dürfen. Es gibt Dinge, die sich ein im Dunkel der Depression gefangener Mensch letztlich nicht selber sagen kann, die ihm gleichsam von außen zugesprochen werden müssen. Hierzu gehört für mich das Evangelium, die frohe Botschaft Gottes. Auch wenn uns die Depression jedweden Lebensmut, jedwede Hoffnung und jedweden Sinn raubt, so dürfen wir darauf vertrauen, dass Gott uns mit der Krankheit nicht allein lässt, sondern uns in unserer Hilfsbedürftigkeit und Gebrechlichkeit zur Seite steht oder, wie es im 2. Korinterbrief 12,9 heißt: „Lass dir

---

242 Elisabeth Lukas, Wertfülle und Lebensfreude. a.a.O., S. 67 f.

an meiner Gnade genügen; denn meine Kraft ist in den Schwachen mächtig. " Dass der Glaube an Gott unsere Selbstheilungskräfte mobilisiert und dadurch zur Überwindung einer Depression beitragen kann, steht für mich fest. Gleichwohl bleibt die Frage, ob all meine gutgemeinten Bemühungen um den depressiven alten Menschen nicht letztlich doch ins Leere gehen, wenn wir in unserem Gegenüber nur ein zu therapierendes Objekt unserer Seelsorge sehen, das nach unseren Vorstellungen geformt bzw. verändert werden soll, und nicht ein eigenständiges, freies Subjekt mit dem Recht auf Eigen-Sinn.

Ich denke, auch wenn die Kenntnis grundlegender Merkmale einer depressiven Erkrankung und das Nachdenken über eine angemessene seelsorgliche Begleitung dieser überaus wichtig und hilfreich sind, sollte in der Begegnung die Zweckfreiheit im Vordergrund stehen. Denn wenn unser Gegenüber den Eindruck gewinnt, dass der einzige Zweck unseres seelsorglichen Besuchs nur darin besteht, ihn therapieren bzw. verändern zu wollen, wird er in der Regel nicht bereit sein, sich innerlich zu öffnen und sich mit seiner Krankheit auseinanderzusetzen. Der Seelsorger / die Seelsorgerin ist zunächst einmal Gesprächspartner/in des depressiven alten Menschen und nicht sein Therapeut. Er hat ihn in seinem Sosein – und dies schließt die Depression ausdrücklich mit ein – bedingungslos zu akzeptieren. Einfache Antworten und große Worte sind hier fehl am Platz. Heiderose Gärtner weist in ihrem Seelsorgebuch „Menschen im Alter verstehen und begleiten" einmal darauf hin: „Manche Menschen wollen keine Einsicht in ihr Verhalten, mit ihren Gefühlen nicht vertraut gemacht werden, das macht zu viel Angst. Sie wollen ihr Verhalten nicht analysieren, nicht konfrontiert werden oder ihr Verhalten ändern. Akzeptieren Sie diese Form der Problemlösung des anderen. Einfühlendes Begleiten ist dann die einzige Möglichkeit, um das Leben erträglich zu machen und eine Verschlimmerung des Zustandes zu verhindern."[243] Für mich gilt vor diesem Hintergrund die Feststellung: Beide, der Seelsorger und der depressive alte Mensch, der scheinbar Gesunde und vermeintlich Kranke, sind Bedürftige, die zwar aufeinander verwiesen, aber nicht unbedingt aufeinander angewiesen sind. Beide stehen im Lichte des Glaubens betrachtet vor dem Angesicht Gottes, und beide sind auf seine Gnade und Liebe angewiesen.

Ich möchte zum Schluss dieses Kapitels noch einmal kurz auf die seelsorgliche Begleitung der depressiven Frau S. zu sprechen kommen. Obgleich meine Versuche, eine Aussöhnung mit ihrem Sohn zu erreichen, erfolglos geblieben sind, waren meine seelsorglichen Bemühungen offensichtlich nicht

---

243 Heiderose Gärtner, Menschen im Alter verstehen und begleiten, Gütersloh 2006, S. 121.

ganz vergebens.[244] Frau S. verließ in der Folgezeit immer wieder ihr Zimmer, um im Eingangsbereich des Wohnheims Platz zu nehmen. Dort öffnete sich ihr Blick für die kommenden und gehenden Besucher des Hauses. Eine „Gesichtsfelderweiterung" hatte stattgefunden. Frau S. interessierte sich allmählich wieder für das, was um sie herum geschah, und suchte das Gespräch mit anderen Heimbewohner/innen. Ihr Trüb-Sinn wich spürbar, und neue Sinnmöglichkeiten kamen in den Blick. Ich bin davon überzeugt, dass auch meine Gespräche und Gebete mit Frau S. zu dieser Öffnung beigetragen haben. Eine große Hilfe dabei war sicher der Umstand, dass Frau S. ihr Glaube sehr wichtig war. Hatte Frau S. im übertragenen Sinne offenbar jeden äußeren Halt (Wohnung, Sohn) verloren und war ihr Glaube an sich selbst (ihr Selbstwertgefühl) auf dem Nullpunkt angelangt, so war ihr christlicher Glaube für sie zu einem inneren Halt – im Bilde gesprochen –, zu einem rettenden Anker, einer bergenden Arche, einem Licht im Dunkel ihrer Depression geworden. Ich konnte ihr aus dem Glauben heraus Mut machen, sich in ihrer Trostlosigkeit und Niedergeschlagenheit im Gebet vertrauensvoll an Gott zu wenden.

Für mich finden sich gerade in den Psalmen eindrückliche Beispiele dafür, wie sich ein Mensch mit all seinen Sorgen und Nöten an Gott wendet und wie ihm dadurch Trost und Hilfe zuteil wird. In Psalm 31,10 f. ruft zum Beispiel ein Beter Gott mit den Worten an: „Herr, sei mir gnädig, denn mir ist angst! Mein Auge ist trübe geworden vor Gram, matt meine Seele und mein Leib. Denn mein Leben ist hingeschwunden in Kummer und meine Jahre in Seufzen." Obgleich sich der Beter dieses Psalms zeitweise von Gott verlassen glaubt (Vers 23), ruft er ihn um Hilfe an: „Herr, auf dich traue ich, laß mich nimmermehr zuschanden werden, errette mich durch deine Gerechtigkeit! Neige deine Ohren zu mir, hilf mir eilends! Sei mir ein starker Fels und eine Burg, daß du mir helfest!" (Verse 2 f.) Trotz seiner Bedrängnis und seiner Niedergeschlagenheit weiß sich der Beter „in Gottes Händen geborgen" (so die Überschrift zu diesem Psalm in Luthers Übersetzung). Er befiehlt seinen Geist in Gottes Hände (Vers 6) und vertraut darauf, dass ihn Gott in dieser Not nicht allein lässt (Vers 8). In Vers 9 b sagt er: „Du stellst meine Füße auf weiten Raum." Das Flehen des Beters wird schließlich erhört, und Gott erweist ihm seine Güte. Er lässt ihm Hilfe und Geleit zuteil werden (Vers 22 f.). Für mich ist der 31. Psalm ein Beispiel dafür, wie ein von Leid

---

244 Der Kontakt zu den Angehörigen sowie den bisherigen Bezugspersonen stellt für mich eine der wichtigsten Ressourcen bei der Sinnfindung im Alter dar (vgl. Christian Schrödter, Späte Sehnsucht. Sinnsuche im höheren Lebensalter, Marburg 2007, S. 67 f.). Bevor wir uns daher gemeinsam auf die Suche nach weiteren (neuen) Sinnmöglichkeiten machen, sollten wir zunächst diese im Blick haben. Die Pflege der sozialen Kontakte (zu denen auch unsere Seelsorgebesuche gehören), hat oberste Priorität. Vgl. Frankls Aussage: „Das Ich wird Ich erst am Du." (Viktor E. Frankl, Ärztliche Seelsorge, a.a.O., S. 13)

und Trüb-Sinn geplagter Mensch – und darin erinnert er mich in gewisser Hinsicht an die depressive Frau S. – sein Vertrauen auf Gott setzt und wie ihm dadurch neue Hoffnung und neuer Lebensmut geschenkt wird.

Erfolgreiches Altern?

Bei meinen Besuchen im Altenpflegeheim begegne ich immer wieder Heimbewohner/innen, die trotz ihrer vielfältigen körperlichen und geistigen Beeinträchtigungen auf mich einen erstaunlich zufriedenen und glücklichen Eindruck machen, während andere, die sich noch einer recht guten Gesundheit und Mobilität erfreuen, sehr unzufrieden und unglücklich wirken. Eine ältere Dame sagte einmal: „Früher war ich jung und gesund und unglücklich, heute bin ich alt, krank und glücklich!" Offensichtlich besteht zwischen den objektiv feststellbaren Gegebenheiten und der subjektiven inneren Befindlichkeit nicht immer ein direkter Zusammenhang. Studien haben gezeigt, dass man trotz der vielfältigen gesundheitlichen Einschränkungen und Verluste im höheren Alter keine deutliche Abnahme der Lebenszufriedenheit feststellen kann.[245] Christian Schrödter schreibt: „Dieses scheinbare Paradox einer stabilen Lebenszufriedenheit im Alter trotz zunehmender Einschränkungen und Verluste hat sich bereits in vielen gerontologischen Studien herausgestellt. Eine weltweite Befragung der WORLD VALUES STUDY GROUP im Jahr 1994 ergab nationenübergreifend sogar steigende Tendenzen der Lebenszufriedenheit im Alter."[246] Wie ist dieser Sachverhalt zu erklären? Schrödter deutet ihn mit Verweis auf die seit 1990 laufende Berliner Altersstudie (BASE) dahingehend, dass „sich objektive Lebensbedingungen meist nur indirekt auf das subjektive Wohlbefinden auswirken".[247] Für mich liegt es nahe, darin ein Beleg für die These Viktor E. Frankls zu sehen, dass der Mensch auch im Angesicht von Krankheit und Leid Sinn im Medium von Einstellungswerten finden kann. Das relativ hohe subjektive Wohlbefinden im Alter ist so gesehen das Ergebnis einer „kognitiven Umstrukturierung". Die Studien zeigen meines Erachtens, dass nicht primär die Ereignisse selbst, die einem Menschen widerfahren, für seinen seelischen Zustand verantwortlich sind, sondern die Bedeutung, die er ihnen gibt.[248]

Auch wenn in den vorausgehenden Kapiteln viel von den Verlusten und Krankheiten (Demenz, Depression, Sinnkrise) im Alter die Rede war, so möchte ich doch nachdrücklich betonen, dass meine sinnorientierte Altenseelsorge nicht defizit-, sondern ressourcenorientiert ist. Auch wenn ich es bei meiner Arbeit im Heim hauptsächlich mit den Schattenseiten des Alters zu tun habe, so richte ich gleichwohl meinen Blick auf die verbliebenen

---

245 Vgl. Christian Schrödter, Späte Sehnsucht, a.a.O., S. 61.
246 Ebd.
247 Ebd.
248 Vgl. Karl Heinz Bierlein, Lebensbilanz. Krisen des Altwerdens meistern – kreativ auf das Leben zurückblicken – Zukunftspotentiale ausschöpfen, München 1994, S. 246 f.

Ressourcen der Bewohner/innen. Für mich gilt: „Ob Menschen in der Lage sind, Belastungen standzuhalten, Stress zu kompensieren und Krankheiten abzuwehren, hängt auch damit zusammen, über welche physischen, psychischen und sozialen Fähigkeiten, Hilfsmittel und Ressourcen sie verfügen und wie sie sie einsetzen. Die Ressourcen sind individuell verschieden je nach körperlicher und psychischer Konstitution, sozialem Umfeld, Qualifikation und finanzieller Situation. Sie sind ein wichtiger Quell der Lebensbewältigung – in Gesundheit und in Krankheit."[249] Meine sinnorientierte Altenheimseelsorge ist daher bestrebt, die vorhandenen Ressourcen zu wecken, zu stärken und zu erhalten. Dies kann, wie bereits beschrieben, durch eine gezielte Erinnerungspflege, durch Biographiearbeit, Validation und basale Stimulation geschehen. Der Seelsorger / die Seelsorgerin wird gemeinsam mit dem Heimbewohner / der Heimbewohnerin darüber nachdenken, welche Sinnmöglichkeiten im konkreten Fall noch realisierbar sind. Die Palette reicht dabei – wie bereits beschrieben – von den schöpferischen Werten über die Erlebniswerte bis hin zu den Einstellungswerten. Die Kunst besteht im höheren Alter vor allem darin, möglichst flexibel, je nach körperlicher und geistiger Verfassung, die unterschiedlichen Werte (Sinnuniversalien) zu verwirklichen.

In der Gerontologie ist heute viel die Rede vom „erfolgreichen Altern".[250] Dieser Begriff geht auf J. R. Havighurst zurück, der 1963 „sucessful aging" als einen inneren Zustand der Zufriedenheit und des Glücks umschrieben hat.[251] Ursula Lehr schreibt: „Diese subjektive Konzeption des Begriffes ‚erfolgreiches Altern' geht von der Annahme aus, dass der Übergang in das höhere Alter eine Instabilisierung der inneren oder äußeren Situation auslöst. Lebenszufriedenheit wird in diesem Kontext als Indikator für eine gelungene Anpassung an den Alternsprozess angesehen."[252] Innerhalb der Gerontologie ist jedoch umstritten, wie diese Anpassung am besten gelingen kann. Eine Vielzahl von Theorien wurden aufgestellt, die sich mit der Frage beschäftigten, „welche Form des Alterns für den Menschen die optimale sei, ‚the most sucessful', die ‚erfolgreichste', die ihm ein Höchstmaß an Zufriedenheit gewährt ..."[253]

---

249 Ressourcen erhalten. Gemeinsam für ein besseres Leben mit Demenz, Claus Bölicke u.a., hg. Robert Bosch Stiftung, Bern 2007, S. 9. (Dass obiges Zitat nicht nur für demente Menschen gilt, dürfte einleuchten.)
250 Vgl. Ursula Lehr, Psychologie des Alterns, 11. korrigierte Aufl., Wiebelsheim 2007, S. 56-75.
251 A.a.O., S. 56.
252 Ebd.
253 A.a.O., S. 57. Die zwei wichtigsten Theorien sind die sog. „Aktivitätstheorie" sowie die „Disengagement-Theorie". Während die erstgenannte Theorie die Auffassung vertritt, dass Aktivität die beste Voraussetzung für ein „erfolgreiches Altern" ist, geht die letztgenannte davon aus, dass gerade der Rückzug bzw. die Reduzierung von Aktivitäten und Sozialkontakten das optimale Modell ist.

Vor dem Hintergrund dieser Überlegungen stellt sich mir die Frage, wie Altern gelingt. Gibt es einen Zusammenhang zwischen der Sinnfindung im Alter einerseits und der Rede vom „erfolgreichen Altern" bzw. der Rede vom „gelingenden Leben" andererseits? Oder anders gefragt: Welchen Sinn soll es eigentlich haben, 70 oder 80 Jahre alt zu werden, wenn das Alter(n) doch primär nur Abbau und Verfall bedeutet (vgl. Ps. 90,10)? Im harmlosesten Fall raubt es uns nur die jugendliche Ausstrahlung, Dynamik und Fitness, im schlimmsten Fall sogar den Verstand. Wir leben heute in einer Zeit, in der die Zahl der alten und hochbetagten Menschen ständig steigt.[254] Noch niemals zuvor waren so viele Menschen in der Lage, nach Ausscheiden aus dem aktiven Berufsleben noch über eine so lange Lebensspanne zu verfügen. Viele dürfen hoffen, noch zwei oder sogar drei Jahrzehnte zu leben.[255] Der medizinische Fortschritt hat es möglich gemacht, dass die magische Zahl von 100 Jahren immer häufiger überschritten wird. Die Tatsache, dass immer mehr Menschen immer älter werden, führt dazu, dass wir nicht nur danach fragen, wie die gewonnenen Jahre „erfolgreich" gelebt werden können, sondern auch danach, welchen Sinn das Alter überhaupt hat. Die Soziologin Irmhild Saake schreibt: „Wenn wir nun schon nicht sagen können, welchen Sinn unsere Gesellschaft mit der neu entstandenen Gruppe der alten Menschen verbindet, können wir doch feststellen, dass sie sich jedenfalls redlich Mühe gibt, diesen Sinn zu suchen. Alter wird damit in der modernen Gesellschaft zu einem Prototyp der Sinnsuche. Weil die Alten so schön sichtbar sind und in unserer Vorstellungskraft auch so homogen erscheinen – sie sind ja alle 60 Jahre alt –, können wir an ihnen alle Fragezeichen befestigen, die wir um uns herum beobachten. Warum leben wir? Warum arbeiten wir? Warum achten wir auf körperliche Attraktivität? Ist Geld alles? Was bedeutet Krankheit? Für alle diese Fragen lassen sich auch andere Adressaten benennen ... Aber praktischer ist es, wenn man alles an einem Ort sammelt. Die Alten – so meine These – dienen uns in unserer Gesellschaft als Kristallisationspunkt unserer modernen Sinnprobleme."[256] Irmhild Saake wendet sich in ihrem Artikel gegen eine Alternsforschung, die vorgibt „die Gruppe der Alten" zu kennen, und sie mit „Sinnproblemen überhäuft", die auch junge Menschen haben können, wie zum Beispiel „Einsamkeit, Unzufrie-

---

254 Vgl. Frank Schirrmacher, Das Methusalem-Komplott, 5. Aufl., München 2004, S. 17 ff.
255 Andreas Kruse, Was stimmt? Alter. Die wichtigsten Antworten, Freiburg i. Br. 2007, S. 16 schreibt: „In Deutschland liegt derzeit die durchschnittliche Lebenserwartung von neugeborenen Mädchen bei 81,4 Jahren, die Lebenserwartung von neugeborenen Jungen bei 75,7 Jahren. Eine heute 60-jährige Frau wird im Durchschnitt noch 23,8 Jahre, ein gleichaltriger Mann noch 19,7 Jahre leben. Mit diesen auf der Grundlage der Sterbetafel 2001/2003 ermittelten Zahlen setzt sich der langfristige Trend einer steigende Lebenserwartung fort ..."
256 Irmhild Saake, Sinn und Unsinn der Alternsforschung. Oder: Wieviel Sinn brauchen alte Menschen?, http://www.lrz-muenchen.de.

denheit und eine gepflegte Form der Hilfebedürftigkeit".[257] Sie betont, dass es „**die Alten**" nicht gibt: „Gerade die Heterogenität der Gruppe bietet viele Anhaltspunkte für eine phänomenologische Beschreibung. Unter den Alten gibt es gesunde und kranke, ältere und jüngere, grauhaarige und blonde, reiche und arme, ausgeflippte und konservative Menschen."[258]

Irmhild Saake hat sicher Recht, dass es problematisch ist, primär auf das Besondere des Alters zu blicken und nicht auf dasjenige, was es mit anderen Lebensabschnitten verbindet. Es kann ihrer Ansicht nach nicht darum gehen, „immer neue Facetten einer Alterspathologie" zu entdecken, sondern ein differenziertes Bild vom Alter zu gewinnen, das bestehende Altersstereotypien hinterfragt. Ich stimme ihr zu, wenn sie sich gegen eine Sicht vom Alter wendet, die dieses automatisch mit Randständigkeit, Identitäts-, Funktions- und Sinnverlust in Verbindung bringt. Gleichwohl bedeutet der Umstand, dass die Mehrzahl der heute über Fünfzigjährigen noch über 1/3 ihrer Lebenszeit vor sich hat, dass sich ihnen dadurch die Sinnfrage in noch nie dagewesener Dringlichkeit stellt.[259] Frank Schirrmacher schreibt: „Nachdenken über den Sinn des Lebens ist mit 25 ein geistiger Luxus. Für eine Gesellschaft, deren Mehrheit über 50 Jahre alt ist und die deshalb nur noch eine subjektive Lebensperspektive von 30 Jahren hat, wird aus dem Luxusgut ein Grundnahrungsmittel."[260] Es gibt nicht nur eine gesellschaftliche Fokussierung der Sinnfrage im Alter, sondern auch eine, die sich uns in der Praxis der Altenseelsorge konkret stellt. Während die rüstigen Senioren/innen mit guter Rente und entsprechenden Altersrücklagen die gewonnene Lebenszeit den vielfältigen Möglichkeiten zur Sinnfindung im Konsum- und Freizeitbereich widmen können, ist dies den von altersbedingten Krankheiten und Pflegebedürftigkeit Geplagten oft versagt.[261] Sie sind nicht selten gezwungen, gegen ihren Willen ein Leben im Heim zu fristen, das von Abhängigkeit, Kontrollverlust und Einschränkungen gekennzeichnet ist und bei dem viele am Sinn ihres Daseins zweifeln. Rolf Zerfaß schreibt: „Ein Heim ist kein Daheim'. Auch bei größter Aufmerksamkeit kann das Altenheim die individuelle Lebenswelt nicht ersetzen, die eigene Wohnung als Ausdrucksform der eigenen Individualität, Freiheit und Würde ... Alle Mühe,

---

257 A.a.O., S. 7.
258 Ebd.
259 Dass nicht nur der gewaltige Anstieg der durchschnittlichen Lebenserwartung zu einer Zuspitzung der Sinnfrage geführt hat, sondern dass generell der Übergang aus dem Berufsleben in den sog. Ruhestand ein Auslöser für Sinnkrisen sein kann, ist allgemein bekannt. Oft bedeutet das abrupte Ende des Arbeitslebens den Wegfall der Hauptsinnquelle. Eine völlig neue Grundorientierung des Lebens sowie Neustrukturierung des Tages wird erforderlich. Vielen fällt die Neuorientierung schwer, und Identitäts- und Sinnkrisen sind die Folge. Eine sinnorientierte seelsorgliche Begleitung könnte hier eine wichtige Hilfe sein. Vor diesem Hintergrund halte ich flexiblere Ruhestandsregelungen, wie zum Beispiel umfassendere Altersteilzeitmodelle, für wichtig.
260 Frank Schirrmacher, Das Methusalem-Komplott, a.a.O., S. 133.
261 Vgl. Christian Schrödter, Sehnsucht, a.a.O., S. 81-92.

die wir in unseren Einrichtungen aufwenden, geht darauf, eine zweitbeste Lösung lebbar zu machen. Erst wenn wir diese Wahrheit zulassen, sind wir an der Seite des alten Menschen!"[262] Auch wenn ich dieser Feststellung nur zustimmen kann, sollte man sich davor hüten, das Alter nur aus der Perspektive des „Nicht-mehr-Könnens" bzw. der Defizite wahrzunehmen. Weil Seelsorge – auch Altenseelsorge – nie losgelöst von den konkreten gesellschaftlichen und kulturellen Gegebenheiten stattfindet, möchte ich an dieser Stelle einige Überlegungen zur Sicht des Alter(n)s in unserer Zeit anstellen.

Das Thema Alter(n) findet heute sowohl in den Medien als auch in der Politik eine immer größere Beachtung. Dies liegt zum einen an der demographischen Entwicklung und den sich daraus ergebenden Konsequenzen sowie zum anderen aber auch daran, dass das Alter(n) von der Wissenschaft, wie zum Beispiel der Medizin und Gerontologie, als wichtiges Forschungsobjekt entdeckt wurde.[263]

Während man früher davon ausging, dass das Altern mit einem kontinuierlichen Abbau der körperlichen und geistigen Fähigkeiten einhergeht (sog. „Defizittheorie"), vertritt man heute meist die Auffassung, dass dies nicht zwangsläufig so sein muss. Ursula Lehr konnte nachweisen, dass es auch im Alter nicht zu einem Abbau der körperlich-geistigen Fähigkeiten kommen muss. Sie schreibt: „Die psychologische Forschung der vergangenen Jahre zeigt, dass Altern nicht Abbau und Verlust bedeuten muss. Alternsprozesse lassen sich – zum Teil wenigstens – verhindern, verändern oder, wenn sie eingetreten sind, abstoppen, vielleicht sogar rückgängig machen ..."[264] Sie spricht daher von einer Leistungsverschiebung bzw. Leistungsverlagerung im Alter und nicht von einer allgemeinen Leistungsminderung. Sie weist ferner darauf hin: „Körperliche und geistige Aktivität ist den Erkenntnissen der neueren gerontologischen Forschung zufolge die Voraussetzung für ein ‚erfolgreiches' Altern, für Lebensqualität in der sog. 3. (oder 4.) Lebensphase."[265] Obgleich ich diese überaus positive Sicht des Alter(n)s begrüße, halte ich es für problematisch, sie unter das Vorzeichen des Erfolgs zu stellen. Die Rede vom „erfolgreichen Altern" sowie vom „gelingenden Leben" findet sich heute nicht nur in gerontologischen Abhandlungen sehr häufig, sondern auch in der psychologischen und theologischen Literatur. So schreibt zum Beispiel Wolfram Kurz mit Blick auf Viktor E. Frankls Logotherapie: „In Anlehnung an den allgemeinen logotherapeutischen Sprachgebrauch verstehe ich unter ‚Sinn' etwas Einfaches: glückendes Leben. Begreift man

---

262 Rolf Zerfaß, Lebensnerv Caritas, Freiburg i. Br. 1992, S. 156 f.
263 Die ständig wachsende Zahl älterer Menschen ist nicht nur für die Parteien als Wählergruppe von zunehmendem Interesse, sondern auch für die Wirtschaft als zahlungskräftige Konsumenten.
264 Ursula Lehr, Älterwerden in unserer Zeit – eine Aufgabe für den Einzelnen und die Gesellschaft, S. 21.
265 A.a.O., S. 22.

den Menschen in diesem Sinne als sinnorientiert, dann begreift man ihn als ein Wesen, das seiner Essenz nach das Gelingen seines Lebens will bzw. das Scheitern seines Lebens verhindern will."[266]

Wer wollte bestreiten, dass der Mensch, solange er lebt, das Gelingen seines Lebens anstrebt? Jedoch Sinn mit gelingendem Leben gleichzusetzen, halte ich für fragwürdig. Müsste nicht zuerst einmal geklärt werden, was genau ein Leben zu einem gelingenden Leben macht? Und wird hier nicht wieder dem „Mythos vom gelingenden Leben" gehuldigt? Wolfgang Drechsel hat diesen heute weit verbreiteten Mythos in einem Vortrag einmal so beschrieben: „Es ist ja zur Zeit viel die Rede von Leistungsgesellschaft, Multioptionsgesellschaft, Spaßgesellschaft, Wellnessgesellschaft usw. Und in dieser Gesellschaft gibt es heutzutage eine Art von allen geteilten Mythos, den Mythos vom gelingenden Leben. Und der beinhaltet: Jeder hat sein Leben selbst in der Hand. Jeder muss schauen, dass sein Leben gelingt. Jeder ist selbst dafür verantwortlich, was er aus seinem Leben macht. Jeder muss selbstbestimmt sein Leben zu etwas Einzigartigem, Gelingendem und Glücklichem gestalten."[267] Dass für viele Menschen das Leben in einem Altenpflegeheim nicht zu ihrer Vorstellung von einem gelingenden Leben passt, zeigen entsprechende Äußerungen von Besucher/innen. So berichtet ein Kollege aus der Altenheimseelsorge: „Nachbarn besuchen eine ins Heim gekommene Bewohnerin. Nach dem Verlassen des Aufenthaltsraums sagen sie spontan: ‚Das ist doch kein Leben'. Wir sehen, unbewusst steckt eine bestimmte Vorstellung von Leben in vielen von uns, eine Vorstellung von geistigen und körperlichen Fähigkeiten, die vorhanden sein müssen."[268]

Vor diesem Hintergrund stellt sich mir die Frage: Schließt gelingendes Leben Alter, Krankheit, Pflegebedürftigkeit, Sterben und Tod aus oder ein? Für mich gehört auch die menschliche Fragmentarität und Endlichkeit zu einem gelingenden Leben. Viktor E. Frankl betont zu Recht: „Erfolglosigkeit bedeutet nicht Sinnlosigkeit."[269] Das Leben kann sich auch noch „im Scheitern" erfüllen.[270] Für Frankl bedeutet Menschsein immer auch Fragment-

---

266 Wolfram Kurz, Seel-Sorge als Sinn-Sorge: zur Analogie von kirchlicher Seelsorge und Logotherapie, in: Wege zum Menschen, 37. Jahrgang, 1985, S. 226.
267 Wolfgang Drechsel, „Selig sind die Alten...!?" Die AltenPflegeHeimSeelsorge in ihrer Bedeutung für eine älterwerdende Gesellschaft, S. 2. (Vortrag am Abschlusstag des Projekts „Alter und ältere Menschen in den Kirchengemeinden. Konzeptionelle und strukturelle Weiterentwicklung der AltenPflegeHeimSeelsorge in Württemberg" am 26. März 2009 in Stuttgart im Haus der Wirtschaft, www.seelsorge-im-alter.de/...Vortrag_-_Selig_sind_die_Alten-Drechsel_26.3.09.doc.)
268 Michael Reichert, Zwischen Wunsch und Wirklichkeit – Erfahrungen und ethische Fragen in der Begleitung, S. 60, in: Seelsorgliche Sterbe- und Trauerbegleitung im Pflegeheim, hg. Diakonisches Werk Baden e.V., Konzeption und Redaktion: Dr. Urte Bejick, Karlsruhe 2006.
269 Viktor E. Frankl, Ärztliche Seelsorge, S. 114.
270 Ebd.

sein.[271] Wer sein Alter, sein Fragmentsein und seine Endlichkeit nicht annimmt, sondern verleugnet und verdrängt, wird sich schwer tun, ein sinnstiftendes Selbstbild zu gewinnen. Er wird sich nicht selten am Ideal immerwährender Jugend orientieren und versuchen, die Anzeichen des Alters zu ignorieren oder sie mit Hilfe der vielfältigen Angebote der Anti-Aging-Industrie in den Griff zu bekommen. Letztlich ist er auf der Flucht vor sich selbst, das heißt vor seinem Gewordensein – seinem Alter. Ich habe dies deutlich an meinem Vater gesehen. Bei meiner Geburt war er bereits 58 Jahre alt und gehörte für mich immer zur Gruppe der aktiven jungen Alten. Eigentlich hätte er mir darin ein Vorbild sein können, aber schon damals war für mich spürbar, dass seine betonte Jugendlichkeit Ausdruck seines nicht akzeptierten Alters war. So bevorzugte er stets Urlaubsorte an der spanischen Mittelmeerküste, in denen es sehr laut zuging und ein überwiegend jugendliches Publikum verkehrte. Er trug in der Regel helle sportliche Kleidung, die seinem jugendlichen Selbstverständnis Ausdruck verlieh. Ich erinnere mich zum Beispiel noch daran, wie er einmal nach Hause kam und sich furchtbar darüber aufregte, dass ihn unser Pfarrer zum Seniorenkreis eingeladen hat. Er sagte etwa sinngemäß zu meiner Mutter: „So eine Unverschämtheit, was soll ich denn da?" Zu diesem Zeitpunkt war er bereits 79 Jahre alt!

Gewiss könnte man jetzt einwenden: Besser jemand gibt sich betont jugendlich, als dass er ständig über seine Altersgebrechen jammert. Man ist schließlich nur so alt, wie man sich fühlt! Und heißt es nicht schon in der Bibel: „Und wenn sie auch alt werden, werden sie dennoch blühen, fruchtbar und frisch sein."(Ps. 92,15) Sicher ist es eine Gabe Gottes, nicht vor der Zeit zu altern, und jeder kann durch körperliches und geistiges Training das Seine dazu beitragen (vgl. den Begriff „Geroprophylaxe" bei Ursula Lehr). Jedoch darf dies nicht dazu führen, dass man sein Alter verleugnet und versucht, die Jugend zu kopieren. Dies führt meist zu einem unrealistischen Selbstbild, das sich auf Dauer nicht aufrechterhalten lässt. Immer wieder habe ich erlebt, wie schwer es meinem Vater im fortgeschrittenen Alter fiel, die sich immer öfter bemerkbar machenden Altersgebrechen anzunehmen. Er haderte mit sich selbst und wurde zeitweise sehr wütend. Einmal sagte

---

271 Vgl. hierzu die Ausführungen des evangelischen Theologen Henning Luther, Identität und Fragment. Praktisch-theologische Überlegungen zur Unabschließbarkeit von Bildungsprozessen, in: Religion und Alltag. Bausteine zu einer Praktischen Theologie des Subjekts, Stuttgart 1992, S. 168: „Wir sind immer zugleich auch Ruinen unserer Vergangenheit, Fragmente zerbrochener Hoffnungen, verronnener Lebenswünsche, verworfener Möglichkeiten, vertaner und verspielter Chancen. Wir sind Ruinen aufgrund unseres Versagens und unserer Schuld ebenso wie aufgrund zugefügter Verletzungen und erlittener und widerfahrener Verluste und Niederlagen. Dies ist der Schmerz des Fragments." Und weiter schreibt er: „Das eigentümlich Christliche scheint mir nun darin zu liegen, davor zu bewahren, die prinzipielle Fragmentarität von Ich-Identität zu leugnen oder zu verdrängen. Glauben hieße dann, als Fragment zu leben und leben zu können." (S. 172)

er: „Wenn man so alt und vergesslich wird, wäre es besser, man wäre nicht mehr da!" Für mich gehört zur Kunst des Älterwerdens auch die Gabe, sein Alter – mit all seinen Sonnen –, aber auch Schattenseiten – anzunehmen und alles loszulassen, was unwiederbringlich vergangen ist. Hermann Hesse hat dies einmal so formuliert: „Um als Alter seinen Sinn zu erfüllen und seiner Aufgabe gerecht zu werden, muss man mit dem Alter und allem, was es mit sich bringt, einverstanden sein. Ohne dieses Ja, ohne die Hingabe an das, was die Natur von uns fordert, geht uns der Wert und Sinn unserer Tage – wir mögen alt oder jung sein – verloren, und wir betrügen das Leben."[272]

Unsere sinnorientierte Altenseelsorge sollte vor diesem Hintergrund bestrebt sein, dazu beizutragen, dass der alte Mensch zu seinem Alter ja sagen kann, und dies heißt für mich konkret, dass wir ihm Mut machen, sich seiner Fragmentarität und Endlichkeit zu stellen. Die Passionsgeschichte Jesu zeigt, dass der Mensch auch dann von Gott bedingungslos geliebt und angenommen ist, wenn er sich schwach und ohnmächtig fühlt und von Gott verlassen glaubt (vgl. Mt. 27,46). Jesu Tod am Kreuz von Golgatha durchkreuzt für mich „den Mythos vom gelingenden Leben". In den Augen vieler seiner Zeitgenossen war sein Sterben und Tod bestimmt nicht Ausdruck für gelingendes Leben, sondern Ausdruck einer Niederlage, eines Scheiterns.[273] So schreibt zum Beispiel der Apostel Paulus an die Gemeinde in Korinth: „Denn die Juden fordern Zeichen, und die Griechen fragen nach Weisheit, wir aber predigen den gekreuzigten Christus, den Juden ein Ärgernis und den Griechen eine Torheit; denen aber, die berufen sind, Juden und Griechen, predigen wir Christus als Gottes Kraft und Gottes Weisheit." (1. Kor. 1,22) Der Glaube, dass am Kreuz von Golgatha nicht irgendjemand leidet, sondern in Jesus Gott selber, zeigt meines Erachtens, dass er auf der Seite all derer steht, die von Misserfolg, Scheitern und Leid betroffen sind. Die Option Jesu für die Mühseligen und Beladenen (vgl. Mt. 11,28), für die Armen, Kranken und Ausgegrenzten macht deutlich, dass unsere Seelsorge sich nicht dem Diktat eines wie auch immer gearteten Leistungs- und Erfolgsideals unterwerfen darf.

Für mich ist es kein Zufall, dass sich der Apostel Paulus vor allem seiner Schwäche und nicht seiner Stärke rühmt: „Darum will ich mich am allerliebsten rühmen meiner Schwachheit, damit die Kraft Christi bei mir wohne." (2. Kor. 12,9 b) Für Paulus steht die Schwäche und Unvollkommenheit des Menschen nicht im Widerspruch zu seiner Gottesebenbildlichkeit. In 1. Kor. 1,25-27f. heißt es: „Denn die Torheit Gottes ist weiser, als die Menschen sind, und die Schwachheit Gottes ist stärker, als die Menschen sind … Sondern was töricht ist vor der Welt, das hat Gott erwählt, damit er die Weisen

---

272 Hermann Hesse, Jedem Anfang wohnt ein Zauber inne. Lebensstufen, Frankfurt am Main 1986, S. 183.
273 Vgl. Henning Luther, Identität und Fragment, a.a.O., S. 173.

zuschanden mache; und was schwach ist vor der Welt, das hat Gott erwählt, damit er zuschanden mache, was stark ist; und das Geringe vor der Welt und das Verachtete hat Gott erwählt, das, was nichts ist, damit er zunichte mache, was etwas ist, damit sich kein Mensch vor Gott rühme." Der Apostel Paulus hat seine Fragmenthaftigkeit und Schwachheit angenommen. Er hat erfahren dürfen, dass Gottes „Kraft in den Schwachen mächtig" ist (2. Kor. 12,9).

Erfolgreiches Altern? – so lautete meine Eingangsfrage. Ich möchte antworten: Nein, Altern muss nicht erfolgreich sein! Erfolg und Gelingen sollten nicht der oberste Maßstab sein. Für Gunda Schneider-Flume ist das Leben aus biblischer Sicht kostbar von Anfang an, unabhängig von Erfolg und Leistung.[274] Sie schreibt: „Leben ist nicht gut, weil oder wenn es ‚gelingt'. Die Bedingung schafft nicht die Güte, sie provoziert lediglich die Leistung oder die Angst vor Versagen und Misslingen. Aber es gilt: Weil Leben bedingungslos kostbar ist, unendlich kostbar, vermögen Menschen aus der Fülle des Lebens und ihrer eigenen Kräfte heraus durchaus zu gestalten und zu verwirklichen, was sie mitunter als gelungen beurteilen. Das Leben selbst aber, das Leben eines jeden Menschen ist dem Totalurteil von Gelingen und Misslingen entzogen."[275]

Für mich ist der „Mythos vom gelingenden Leben" und in gewisser Weise auch die Rede vom „erfolgreichen Altern" Ausdruck unserer gegenwärtigen Leistungsgesellschaft, in der letztlich nur Erfolg zählt. Ulrich Körtner weist in diesem Zusammenhang darauf hin: „Die Rede vom erfolgreichen Altern suggeriert, als sei der Alternsprozess ein planbares oder lenkbares Projekt, bei dem der alternde Mensch Feder führt. So wünschenswert Kreativität und Produktivität im Alter auch sind, so fragwürdig ist doch die Rede vom produktiven Alter, von Lebensinvestment, Optimierung und Lebensbilanz, welche Begriffe aus dem Arbeits- und Wirtschaftsbereich auf die letzte Lebensphase überträgt und damit der Ökonomisierung aller Lebensbereiche Vorschub leistet."[276] Auch dann, wenn uns im Leben vieles nicht gelungen ist, wenn wir versagt haben oder schuldig geworden sind, wenn zum Beispiel unsere Ehe gescheitert ist oder uns eine Krankheit oder ein Schicksalsschlag unsere Lebenspläne zunichte gemacht hat, ja, wenn wir in der Rückschau auf unser Leben keine positive Bilanz ziehen können, sind wir von Gott geliebt und angenommen. Dies wird für mich vor allem im Gleichnis vom verlorenen Sohn deutlich. (Lk. 15,11 ff.) Auch dann, wenn wir uns mit dem Alter(n) schwertun, wenn es uns nicht gelingt, dazu eine

---

274 Gunda Schneider-Flume, Leben ist kostbar. Wider die Tyrannei des gelingenden Lebens, 2. Aufl., Göttingen 2004, S. 14.
275 A.a.O., S.12.
276 Ulrich H. J. Körtner, „Wenn ich nur dich habe …". Über den Umgang mit Verlusten im Alter, Skript des Vortrags, S. 3.

positive Einstellung zu finden, und wir über die Gebrechen des Alters klagen, dürfen wir darauf vertrauen, dass Gott uns tröstend und helfend zur Seite steht (vgl. Jes. 46,4).Vor Gott werden wir nicht gerecht aufgrund unserer Werke (Leistungen und Erfolge), sondern allein aufgrund unseres Glaubens (vgl. Röm. 3,28). Wir dürfen uns ganz Gottes Gnade und Barmherzigkeit anbefehlen (vgl. Ps. 103) und darauf hoffen, dass er seine Verheißungen erfüllt (vgl. Röm. 4,21).

Auch wenn ich die Rede vom „erfolgreichen Altern" bislang nur kritisiert habe, so möchte ich an dieser Stelle doch betonen, dass ich sie nicht pauschal ablehne, sondern nur insofern, als sie dazu beiträgt, alte, kranke und behinderte Menschen zu marginalisieren und zu stigmatisieren. Dass sich mit dem Begriff „erfolgreiches Altern" auch sehr hilfreiche und erstrebenswerte Ziele verbinden, wie zum Beispiel die Entwicklung von Strategien zur Erlangung von mehr Lebensqualität und Lebenszufriedenheit im Alter, möchte ich nicht in Abrede stellen. Ich denke in diesem Zusammenhang vor allem an das von Paul Baltes und seiner Frau Margret entwickelte SOK-Modell. SOK steht für selektive Optimierung mit Kompensation. Es ist ein Modell, das alten Menschen helfen soll, mit den Beeinträchtigungen des Alters besser umzugehen. Paul Baltes erklärt sein Modell am Beispiel des Pianisten Arthur Rubinstein so: „Der 80-jährige Arthur Rubinstein ist in verschiedenen Interviews gefragt worden, wie er immer noch ein so guter Konzertpianist sein könne. Aus seinen Antworten lässt sich das SOK-Prinzip herauslesen: Er habe sein Repertoire verringert – also eine Wahl getroffen. Außerdem übe er diese Stücke mehr als früher. Das ist die Optimierung. Und weil er die ausgewählten Stücke nicht mehr so schnell wie früher spielen konnte, hat er noch einen Kunstgriff angewendet: Vor besonders schnellen Passagen verlangsamte er sein Tempo; im Kontrast erschienen diese Passagen dann wieder ausreichend schnell. Das ist eine Form der Kompensation. Ich glaube, diese Strategie – sich auf wenige Ziele zu beschränken, diese aber sehr energisch zu verfolgen und dabei nach geeigneten inneren und äußeren Ressourcen der Kompensation zu suchen – das ist die Kunst des guten Älterwerdens."[277] Ich halte diesen Ansatz für sehr vielversprechend. Gleichwohl kann ich mich der Definition von Paul Baltes nicht anschließen, die in erfolgreichem Altern die Fähigkeit sieht, „auch im späten Leben eine möglichst positive Gewinn-Verlust-Bilanz zu erreichen."[278] Für mich sollte es im Leben nicht vorrangig darum gehen, eine möglichst „positive-Gewinn-Verlust-Bilanz" aufweisen zu können, sondern darum, ein möglichst sinnerfülltes Leben zu führen. Es kommt im Leben meines Erachtens mehr auf das

---

277 Paul Baltes in einem Interview mit der Zeitschrift Geo (Geo Magazin Nr. 8/02 – Lebenslaufforschung): http://www.geo.de/GEO/mensch/medizin/692.html (S. 3).
278 A.a.O., S. 2.

Sein als auf das Haben an.[279] Die Begrifflichkeit von Paul Baltes erinnert mich sehr an den in der Wirtschaft üblichen Bilanzierungsvorgang am Ende eines Geschäftsjahres, bei dem man das Vermögen den Schulden gegenüberstellt. Sie ist für mich ein weiterer Beleg für die von Ulrich Körtner kritisierte „Ökonomisierung aller Lebensbereiche".

Auch wenn mir die Erinnerungspflege – wie eingangs beschrieben – ein wichtiges Anliegen meiner sinnorientierten Altenseelsorge ist, kann es in ihr doch nicht darum gehen, eine möglichst positive Lebensbilanz zu erheben. Zum Altern gehört für mich immer beides: Gewinn und Verlust. Wir Menschen können letztlich nicht beurteilen, ob ein Leben – ebenso wie das Altern – erfolgreich oder erfolglos war. Es entzieht sich unserer menschlichen Be-**wert**-ung. Deshalb fordert uns auch Jesus auf: „Richtet nicht, damit ihr nicht gerichtet werdet." (Mt. 7,1 f.)[280]

Für mich liegt eine Gefahr unserer sinnorientierten Altenseelsorge nicht nur darin, dass wir Sinn mit Erfolg und Gelingen gleichsetzen, sondern immer auch darin, dass wir die gemeinsame Sinnsuche mit dem Versuch verwechseln, dem Leben der älteren Menschen in der Rückschau deutend oder interpretierend einen Sinn geben zu wollen. Wie bereits an anderer Stelle betont, kann es nicht darum gehen, Lebensgeschichten und die gegenwärtige Situation als sinnvoll zu verklären, obgleich unser Gegenüber darin vielleicht überhaupt keinen Sinn erkennen kann. Thomas Hartmann schreibt in seinem Buch „Der Sinn im Leiden": „Es wäre der blanke Zynismus, von außen, als Nicht-Betroffener, trotzig dem massenhaften oder individuellen Leiden einen Sinn zu unterstellen … Es gibt Leiden, das an sich selbst keinen Sinn erkennen lässt. Etwas ganz anderes als eine Bewertung von außen ist es, wenn Betroffene selbst in ihrem Leiden und für sich dennoch einen Sinn entdecken können."[281] Das Anliegen meiner sinnorientierten Altenseelsorge ist es daher, gemeinsam mit dem alten Menschen darüber nachzudenken, inwiefern in den erzählten Geschichten nicht doch ein roter Faden bzw. Sinn erkennbar ist. Dass gut gemeinte Sinndeutungen Außenstehender meist wenig hilfreich sind, zeigt zum Beispiel das Verhalten der Freunde Hiobs. In der alttestamentlichen Hiobgeschichte wird berichtet, wie sie die schweren Leid- und Verlusterfahrungen des frommen Hiob dahingehend deuten, dass

---

279 Vgl. Erich Fromm, Haben oder Sein. Die seelischen Grundlagen einer neuen Gesellschaft, 5. Aufl., Stuttgart 1980.

280 Diese Aufforderung bezieht sich meines Erachtens nicht nur auf das Richten des Anderen, sondern auch auf das Richten von uns selbst (vgl. 1. Kor. 4,1-5). Nur Gott, dem gerechten Richter, steht es zu, über unser Leben zu richten (vgl. 2. Tim. 4,8; Röm. 14,10). Dies sollte für uns aber kein Grund sein, voll Sorge und Furcht in die Zukunft zu sehen. Im 1. Johannesbrief 4,16f. heißt es: „Und wir haben erkannt und geglaubt die Liebe, die Gott zu uns hat. Gott ist die Liebe; und wer in der Liebe bleibt, der bleibt in Gott und Gott in ihm. Darin ist die Liebe bei uns vollkommen, daß wir Zuversicht haben am Tag des Gerichts."

281 Thomas Hartmann, Der Sinn im Leiden. Was uns heilen kann, Düsseldorf 2009, S. 25 f.

sie ihm sagen, der Sinn seiner Leiden liege darin, dass er vor Gott schuldig geworden sei. Anders können sie die schweren Prüfungen, denen Hiob ausgesetzt ist, nicht verstehen. Jedoch ist sich Hiob keiner Schuld bewusst. Er kann nicht verstehen, warum gerade er so leiden muss.

Ulrich Eibach schreibt: „Zwar wendet sich Hiob entschieden gegen jede Sinndeutung seines absolut rätselhaften Leidens durch seine Freunde, doch hält er ebenso entschieden daran fest, dass dieses Leiden in die Beziehung zu seinem Gott hineingehört, so daß er sein Leiden in Klage und Anklage vor Gott bringen kann."[282] Obgleich Hiob den Sinn all seiner Verluste und Leiden nicht verstehen kann, hält er unerschütterlich am Glauben an Gott fest. Er vertraut darauf, dass Gott ihn auch in seinem Leid nicht allein lässt und ihm doch noch seine Hilfe und seinen Beistand gewährt (vgl. 19,25 f.). Bei meinen Besuchen im Altenpflegeheim begegne ich immer wieder leidgeprüften alten Menschen, denen es ähnlich wie Hiob geht. Jedoch fällt es ihnen nicht selten schwer, wie Hiob trotz Verlusten und Leid unerschütterlich am Glauben festzuhalten. Ich denke da zum Beispiel an eine hochbetagte alte Dame, die zu mir sagte: „Als meine Tochter mit 23 Jahren an Krebs verstarb, habe ich meinen Glauben an Gott verloren." Für sie wäre es sicher unvorstellbar, wie Hiob zu sagen: „Der Herr hat's gegeben; der Herr hat's genommen; der Name des Herrn sei gelobt." (1,21)

Dass Hiob am Ende die von ihm erhoffte Hilfe zuteil wird und er „alt und lebenssatt" sterben kann, ist zwar ein schöner Ausgang dieser Geschichte, aber es fällt mir schwer, darin ein Beispiel für „erfolgreiches Altern" oder „gelingendes Leben" zu sehen. Für mich zeigt die Geschichte vielmehr: Gottes souveränes Heilshandeln entzieht sich unserem menschlichen Anspruchs- und Leistungsdenken.[283] Auch dem Frommen und Gerechten bleiben Krankheit und Leid nicht erspart. Sie bleiben als eine Art großes Fragezeichen hinter unserem Glauben an Gott stehen. Hiob musste erkennen, dass es uns letztlich verwehrt ist, Gottes Willen zu hinterfragen (vgl. Hiob 38,1-5; 40,1-4) Beim Propheten Jesaja heißt es: „Denn meine Gedanken sind nicht eure Gedanken, und eure Wege sind nicht meine Wege, spricht der Herr, sondern so viel der Himmel höher ist als die Erde, so sind auch meine Wege höher als eure Wege und meine Gedanken als eure Gedanken." (55,8 f.) Ferner zeigt die Geschichte, dass man auch dann, wenn man im Leiden keinen Sinn erkennen kann, nicht daraus den Schluss ziehen darf, dass dadurch das Leben als Ganzes seinen Sinn verloren hat. Wir erkennen in der Regel nur Bruchstücke von Sinn – der Über-Sinn (Gott) bleibt uns meist verborgen. Für mich gilt hier das Pauluswort: „Wir sehen jetzt durch einen Spiegel ein

---

282 Ulrich Eibach, Der leidende Mensch vor Gott. Krankheit und Behinderung als Herausforderung unseres Bildes von Gott und dem Menschen, Theologie in Seelsorge, Beratung und Diakonie, Bd. 2, Neukirchen-Vluyn 1991, S. 58.
283 Vgl. Gerhard Sprakties, Der leidende Mensch vor der Sinnfrage, a.a.O., S. 88.

dunkles Bild; dann aber von Angesicht zu Angesicht. Jetzt erkenne ich stückweise; dann aber werde ich erkennen, wie ich erkannt bin." (1. Kor. 13,12) Ich möchte dieses Kapitel mit einer Geschichte beschließen, die zeigt, dass sich das Leben allzu schnellen Sinndeutungen und Interpretationen entzieht:

Der alte Mann und das Pferd[284]

Ein alter Mann lebte in einem Dorf, sehr arm, aber selbst Könige waren neidisch auf ihn, denn er besaß ein wunderschönes weißes Pferd. Könige boten phantastische Summen für das Pferd, aber der Mann sagte dann: „Dieses Pferd ist für mich kein Pferd, sondern ein Mensch. Und wie könnte man einen Menschen, einen Freund verkaufen?" Der Mann war arm, aber sein Pferd verkaufte er nie.

Eines Morgens fand er sein Pferd nicht im Stall. Das ganze Dorf versammelte sich, und die Leute sagten: „Du dummer alter Mann! Wir haben immer gewußt, daß das Pferd eines Tages gestohlen würde. Es wäre besser gewesen, es zu verkaufen. Welch ein Unglück!" Der alte Mann sagte: „Geht nicht so weit, das zu sagen. Sagt einfach: Das Pferd ist nicht im Stall. Soviel ist Tatsache; ob es ein Unglück ist oder ein Segen, weiß ich nicht, weil dies ja nur ein Bruchstück ist. Wer weiß, was darauf folgen wird?"

Die Leute lachten den Alten aus. Sie hatten schon immer gewußt, daß er ein bißchen verrückt war. Aber nach fünfzehn Tagen kehrte eines Abends das Pferd plötzlich zurück. Es war nicht gestohlen worden, sondern in die Wildnis ausgebrochen. Und nicht nur das, es brachte auch noch ein Dutzend wilder Pferde mit.

Wieder versammelten sich die Leute und sie sagten: „Alter Mann, Du hattest recht. Es war kein Unglück, es hat sich tatsächlich als ein Segen erwiesen."

Der Alte entgegnete: „Wieder geht ihr zu weit. Sagt einfach: Das Pferd ist zurück ... wer weiß, ob das ein Segen ist oder nicht? Es ist nur ein Bruchstück. Ihr lest nur ein einziges Wort in einem Satz – wie könnt Ihr das ganze Buch beurteilen?"

Dieses Mal wußten die Leute nicht viel einzuwenden, aber innerlich wußten sie, daß der Alte unrecht hatte. Zwölf herrliche Pferde waren gekommen ...

---

284 „Die folgende Geschichte trug sich zur Zeit Laotses in China zu, und Laotse liebte sie sehr."

Der alte Mann hatte einen einzigen Sohn, der begann die Wildpferde zu trainieren. Schon eine Woche später fiel er vom Pferd und brach sich beide Beine. Wieder versammelten sich die Leute und wieder urteilten sie. Sie sagten: „Wieder hattest Du recht! Es war ein Unglück. Dein einziger Sohn kann nun seine Beine nicht mehr gebrauchen, und er war die einzige Stütze Deines Alters. Jetzt bist Du ärmer als je zuvor."

Der Alte antwortete: „Ihr seid besessen von Urteilen. Geht nicht so weit. Sagt nur, daß mein Sohn sich die Beine gebrochen hat. Niemand weiß, ob dies ein Unglück oder ein Segen ist. Das Leben kommt in Fragmenten und mehr bekommt Ihr nie zu sehen."

Es ergab sich, daß das Land nach ein paar Wochen einen Krieg begann. Alle jungen Männer des Ortes wurden zwangsweise zum Militär eingezogen. Nur der Sohn des alten Mannes blieb zurück, weil er verkrüppelt war. Der ganze Ort war von Klagen und Wehgeschrei erfüllt, weil dieser Krieg nicht zu gewinnen war und man wußte, daß die meisten der jungen Männer nicht nach Hause zurückkehren würden.

Sie kamen zu dem alten Mann und sagten: „Du hattest recht, alter Mann – es hat sich als Segen erwiesen. Dein Sohn ist zwar verkrüppelt, aber immerhin ist er noch bei dir. Unsere Söhne sind für immer fort."

Der alte Mann antwortete wieder: „Ihr hört nicht auf zu urteilen. Sagt nur dies: Daß man eure Söhne in die Armee eingezogen hat und daß mein Sohn nicht eingezogen wurde. Wer weiß, ob dies ein Segen oder ein Unglück ist?[285]

---

285 Zitiert nach Peter O. Güttler, Sozialpsychologie, 4. Aufl., München 2003, S. 5.

Spiritualität und Sinnfindung

Dass für die Sinnfindung im Alter neben den bereits beschriebenen Sinnquellen vor allem auch das religiöse Selbstverständnis sowie die Spiritualität von ganz entscheidender Bedeutung sind, möchte ich in diesem Kapitel aufzeigen. Während man früher den christlichen Lebensstil, die „praxis pietatis", meist mit dem Begriff „Frömmigkeit"[286] umschrieb, findet sich heute meist das Wort „Spiritualität". Fulbert Steffensky merkt hierzu an: „Worte können Irrlichter sein, und ich habe den Eindruck, Spiritualität ist ein solches geworden. Es ist oft zu einem Versprechen geworden, das nicht eingelöst werden kann. Ich verstehe die Sehnsucht der Menschen, die nach einem solchen Wort greifen. Sie sind es müde, mit der banalen Oberfläche des Lebens zufrieden zu sein. Sie sind es müde, in der Kirche einer Rhetorik ohne Erkenntnis ausgeliefert zu sein. Sie sind es müde, in ausgeleuchteten Räumen zu leben, die kein Geheimnis mehr bergen. Sie sind es müde, Sinn durch Funktionieren zu ersetzen. So greifen sie zu dem neuen Wort, dessen Versprechen manchmal nur seine Neuheit ist."[287] Bevor ich näher entfalte, was ich genau unter Spiritualität verstehe, möchte ich kurz beschreiben, wie mir diese Thematik im Altenpflegeheim begegnet.

Bei meinen Seelsorgegesprächen erlebe ich es eher selten, dass jemand von sich aus über seinen Glauben oder seine Religion zu erzählen beginnt. Daher frage ich gelegentlich, ob der christliche Glaube bzw. der Glaube an Gott in ihrem/seinem Leben eine Rolle spielt. Der Umstand, dass ein Pfarrer / eine Pfarrerin bzw. ein Seelsorger / eine Seelsorgerin im Auftrag der Kirche einen alten Menschen im Heim besucht, impliziert bei diesem ganz andere Erwartungen, als wenn ihn ein Arzt oder Physiotherapeut aufsucht.[288] Der Umstand, dass sich meine Altenseelsorge grundsätzlich an alle Heimbewohner und Mitarbeiter richtet und nicht nur an die Evangelischen bzw. die religiös Sozialisierten, führt dazu, dass sich auch Gespräche ergeben, bei denen

---

286 Vgl. Martin Luthers Ausspruch: „Das christliche Leben ist nicht Frommsein, sondern Frommwerden, nicht Gesundsein, sondern Gesundwerden, nicht Ruhe, sondern Übung. Wir sind's noch nicht, wir werden's aber. Es ist noch nicht getan und geschehen, es ist aber im Gang und Schwang. Es ist nicht das Ende, es ist aber der Weg. Es glüht und glänzt noch nicht alles, es bessert sich aber alles."

287 Fulbert Steffensky, Schwarzbrot-Spiritualität, Stuttgart 2006, S. 7.

288 Der katholische Klinikseelsorger Erhard Weiher schreibt: „Die Seelsorger der christlichen Kirchen sind für Spiritual Care für im Prinzip alle Patienten und Angehörigen befähigt. Wenn sie das Einzel- oder Mehrbettzimmer betreten und sich mit ihrem Beruf vorstellen, dann springt bei den Patienten in irgendeiner Form ‚Religion' und ‚Spiritualität' an. Das bringt die Felddynamik der Seelsorge mit sich. Ob allerdings Religion in der Begegnung ausdrücklich thematisiert wird und vor allem in welcher Form, das ist bei jedem Patienten neu eine spannende Frage." (Erhard Weiher, Das Geheimnis des Lebens berühren – Spiritualität bei Krankheit, Sterben, Tod. Eine Grammatik für Helfende, 2. Aufl., Stuttgart 2009, S. 120 f.

mein Glaube kritisch hinterfragt wird oder ich aufgerufen bin, zu einzelnen religiösen Themen Stellung zu beziehen. Für mich gilt hier das Bibelwort: „Seid allezeit bereit zur Verantwortung vor jedermann, der von euch Rechenschaft fordert über die Hoffnung, die in euch ist, und das mit Sanftmut und Gottesfurcht …" (1. Petr. 3,15 b f.) Nur selten begegnet mir bei meiner Arbeit im Heim eine dezidiert ablehnende Haltung. Auch alte Menschen, die mir sagen, dass sie nicht oder nicht mehr an Gott glauben, begrüßen in der Regel meine Besuche. Dass die Mehrzahl der von mir besuchten Heimbewohner/innen über eine relativ stark ausgeprägte religiöse Sozialisation verfügt, mag sich in der Zukunft ändern, aber ich glaube nicht, dass das Bedürfnis nach einem Gespräch über religiöse bzw. spirituelle Themen künftig abnehmen wird. Meiner Erfahrung nach sehnen sich gerade auch die alten Menschen im Heim danach, über Dinge zu sprechen, die sie „unbedingt angehen" (Paul Tillich). Sie spüren, dass die Pflege im Heim, mag sie auch noch so gut sein, nicht alles sein kann. Es muss da noch etwas geben, das über die Versorgung von körperlichen Bedürfnissen (das sog. „warm-satt-sauber-Prinzip") hinausgeht und die inneren, die seelisch-geistigen Bedürfnisse anspricht. Jesus sagt im Matthäusevangelium: „Der Mensch lebt nicht vom Brot allein, sondern von einem jeden Wort, das aus dem Mund Gottes geht." (Mt. 4,4)

Dass auch die religiösen bzw. spirituellen Bedürfnisse für uns Menschen von ganz entscheidender Bedeutung sind, wird für mich hier deutlich. Die Sehnsucht der Menschen macht nicht am Vordergründigen halt, sie strebt darüber hinaus. Sie fragt nach dem Grund unseres menschlichen Lebens und sucht nach einer dahinterliegenden Bedeutung, einem höheren Sinn, einem umfassenden Absoluten. Jörg Zink schreibt in seinem Buch „Ufergedanken": „Wenn mir ein Mensch gegenübertritt, so gebe ich die Frage weiter: Sehnst du dich noch nach etwas? Gehst du noch Träumen nach, Hoffnungen? Brennt etwas in dir? Hat deine Seele Flügel? Kannst du dich für etwas hingeben, an etwas von Herzen teilnehmen? Kannst du staunen? Wie viel Leben ist in dir? Wie viel Freiheit?"[289] Für mich zielen all diese Fragen letztlich auf das, was wir heute mit dem Begriff „Spiritualität" umschreiben. Sie fragen nach der ganz persönlichen Spiritualität unseres Gegenübers: Was ist dir zutiefst wichtig, wofür schlägt dein Herz, was ist dir heilig? Da es die meisten Menschen heute nicht gewohnt sind, über ihre persönliche Spiritualität bzw. Religiosität zu sprechen, sollten wir mit diesen Fragen sehr behutsam umgehen. Meiner Erfahrung nach wird dieser Themenbereich im Verlaufe eines Seelsorgegesprächs immer wieder symbolisch zum Ausdruck gebracht. Es kommt dabei darauf an, für die vielleicht

---

289 Jörg Zink, Ufergedanken, Gütersloh 2007, S. 20 f.

nebensächlich und banal erscheinenden Äußerungen hellhörig zu sein, denn sie sind nicht selten von tiefer spiritueller bzw. religiöser Bedeutung. Erhard Weiher merkt hierzu an: „Es gilt vielmehr, auf die vielen ‚kleinen' Zeichen zu hören, mit denen Menschen den Augenblick und ihr Selbst transzendieren und ihnen eine größere Bedeutung geben. Menschen tun das mit manchmal verschämt geäußerten Dingen, die, gemessen an den wichtigen Symbolen der großen Welt, unbedeutend und nicht der Rede wert erscheinen … und doch meint das ‚Kleine' oft das Wesentliche des Lebens und im Fragment zeigt sich ein Ganzes."[290]

Bevor ich nun auf das Thema „Spiritualität und Sinnfindung" eingehe, möchte ich die Frage klären, in welchem Verhältnis Religion und Spiritualität zueinander stehen. Handelt es sich bei beiden um zwei Seiten ein und derselben Sache, oder um zwei verschiedene Dinge, die jedoch in einem engen Zusammenhang stehen bzw. sich gegenseitig bedingen? Wolfgang Huber schreibt: „Während die einen ‚Spiritualität' schlicht als neues Wort für ‚Religiosität' ansehen, arbeiten andere mit einer Entgegensetzung zwischen Religion und Spiritualität. Religion wird dann als das institutionell Gefestigte, auf eng definierte und amtlich verwaltete Dogmen Bezogene angesehen; Spiritualität gilt demgegenüber als das individuell Variable, durch freie Aneignung und Gestaltung Bestimmte."[291] Bei einer Spiritualität ohne religiöse Anbindung besteht meines Erachtens die Gefahr, dass der Mensch sich in einer selbstreflexiven Innerlichkeit bzw. endlosen Selbsttranszendenz verliert, die ihm letztlich keine Orientierung und keinen Halt zu geben vermag. Eine Religion ohne Spiritualität hingegen neigt dazu, zu einem starren dogmatischen Regelwerk zu werden, das von Institutionen kontrolliert und verwaltet wird und den Menschen keine Geborgenheit und Wärme zu vermitteln vermag. Für den amerikanischen Religionswissenschaftler Pargament gehören Religion und Spiritualität immer zusammen: „Spiritualität ist das Herz und die Seele der Religion".[292] Er definiert Spiritualität als Suche nach Geheiligtem und sieht in Religion „das breitere Konzept, das insbesondere Rituale, Symbole und Traditionen" umfasst.[293]

Aufgrund der begrifflichen Unschärfe halte ich es für wichtig, zunächst einmal zu erläutern, was ich selber unter Spiritualität verstehe. Der Begriff stammt ja ursprünglich aus der christlichen Tradition. Das lateinische „spi-

---

290 Erhard Weiher, Das Geheimnis des Lebens berühren, a.a.O., S. 85.
291 Wolfgang Huber, Zur spirituellen Dimension der evangelischen Kirche, Vortrag gehalten am 28.05.2002 in der Philipp-Melanchthon-Kirche, Berlin Neukölln, http://www.ekd.de/print. php?file=/gemeinden_gottesdienste/huber_020528_spirituelle … (S. 4).
292 Zitiert nach Michael Utsch, Spiritualität – Chance oder Risiko für seelische Gesundheit?, Vortrag vom 18.09.2002, gehalten in der Tagesklinik/Institutsambulanz der Klinik Hohe Mark, Quelle: www.ezw-berlin.de (EZW = Evang. Zentralstelle für Weltanschauungsfragen), S. 9.
293 Ebd.

ritualis" ist eine christliche Übersetzung des griechischen Wortes „pneuma-
tikos", das man ins Deutsche mit „vom Geist erfüllt" bzw. „dem Geist
gemäß" übersetzen kann.[294] Davon abgeleitet verstehe ich unter Spiritualität etwas sehr Einfaches, nämlich ein Leben aus dem Geist. Obgleich in
dieser Arbeit bereits viel vom Geist (vgl. Frankls Anthropologie) die Rede
war, sollte hier klargestellt werden: „In der Spiritualität geht es nicht um
meinen Geist, sondern um den Geist Gottes."[295] Wenn ich hier also von
Spiritualität spreche, dann meine ich eine christliche Spiritualität, die sich
am Geist Gottes orientiert.[296] Und weil für uns Christen der Geist Gottes
(der Heilige Geist) zugleich der Geist Jesu Christi ist, bezieht sich eine
christliche Spiritualität immer auch auf sein Leben und Sterben, wie es uns
in der Bibel und in den Bekenntnisschriften bezeugt wird.[297] Es gibt in den
verschiedenen Weltreligionen und Weltanschauungen zwar eine Vielzahl
von unterschiedlichen Spiritualitäten – auch eine ohne Gott –, jedoch sollten wir uns davor hüten, die eigenen christlichen Traditionen und Überlie-
ferungen zu verachten. Fulbert Steffensky schreibt: „Es ist tröstlich zu wissen, dass wir nicht alles neu erfinden müssen. Es ist auch schön zu wissen,
dass das eigene Haus Schätze der Weisheit birgt und dass wir nicht völlig
angewiesen sind auf die Spiritualitätskonzeptionen aus anderen religiösen
Gegenden. Es ist schön, wenn man über den eigenen Tellerrand schauen
kann und die Schätze der anderen nicht verachten und sich selber als ein-
zigartig erklären muss. Komisch aber wirkt man, wenn man nur in den
Vorgärten der Fremden grast und der eigenen Tradition nichts zutraut.
Wenn man weiß, was die eigenen Schätze sind, dann kann man sich in
Freiheit und Gelassenheit den fremden zuwenden."[298]

Auch wenn es bei meinen Gesprächen im Heim vordergründig oft nur
um profane Themen, wie zum Beispiel das Wetter oder Essen geht („All-
tagsspiritualität", Erhard Weiher), steht die Frage nach Gott bzw. nach dem
Glauben („Glaubensspiritualität", Erhard Weiher) jedoch oft unausgesprochen im Hintergrund.[299] Für den Religionssoziologen Peter L. Berger be-

---

294 Vgl. zur Etymologie und Bedeutungsgeschichte des Begriffs „Spiritualität" Renate Ruhland,
Spiritualität im Alter, Frankfurt am Main 2008, S. 52 ff.
295 Wolfgang Huber, „Die Durstigen tränken" – Quellen und Perspektiven christlicher Spiritualität – Eisenacher Vorträge zu den Werken der Barmherzigkeit, Vortrag vom 12.07.2007, http://
www.ekd.de/vortraege/070712_huber_eisenach.html (S. 5).
296 Vgl. Röm. 8,14: „Denn welche der Geist Gottes treibt, die sind Kinder Gottes."
297 Vgl. Wolfgang Huber, Der Christliche Glaube. Eine evangelische Orientierung, 5. Aufl., Gütersloh 2009, S. 135 f.
298 Fulbert Steffensky, Schwarzbrot-Spiritualität, a.a.O., S. 23.
299 Erhard Weiher unterscheidet zwischen einem ersten Sinn, dem „Sinn im Vordergrund", der im
alltäglichen Leben erfahren werden kann („Kleine Transzendenz"), und einem „letzten Sinn", dem
Geheimnis, welches über und hinter allem steht, der „Heiligen Wirklichkeit" („Große Transzendenz"). Vgl. Erhard Weiher, Das Geheimnis des Lebens berühren, a.a.O., S. 95.

gegnet die Religion heute häufig in „Zeichen der Transzendenz".[300] Er geht davon aus, dass es ein „prototypisch menschliches Verhalten gibt, Gebaren, Gebärden, Gesten, die als solche Zeichen anzusehen sind."[301] Als Beispiele nennt er unter anderem den Hang zur Ordnung, die Freude am Spiel, den Humor.[302] Für ihn kann letztlich alles – auch eine scheinbare Nebensächlichkeit – zu einem bedeutungsvollen Symbol, zu einem „Sinn-Träger" werden, der über sich selbst hinaus verweist. Er schreibt: „Jedes Wetter, jeder Gegenstand, jedes Gefühl usw. kann zum Symbol werden (jeder Traum, jedes Bild an der Wand, jeder Spruch, das Bild auf dem Nachttisch von der Familie, den Enkeln, die OP-Wunde, der Sport, die Reisen usw.). Wichtig ist, im Gespräch mit Klienten und Patienten deren Bedeutung gelten zu lassen. Aber auch die Ambivalenzen zu ‚hören', z.B. beim Thema Sonnenuntergang: Das kann heißen: Friede, Schönheit, Urlaub, aber auch: Nacht, Vergehen, Trauer oder beides zugleich."[303] Die Aufgabe des Seelsorgers / der Seelsorgerin sieht er nun darin, diese „kleinen Symbole" zu deuten und sie mit den „großen Symbolen" „der religiösen Weisheit in Beziehung zu bringen."[304]

Für Erhard Weiher ist der Seelsorger so gesehen ein „Sinnhelfer", der „das Leben im Horizont des Ganzen", das heißt „Gottes" sieht. Bei meinen Besuchen im Heim erlebe ich es immer wieder, dass in ganz alltäglichen Situationen die religiöse bzw. spirituelle Dimension berührt wird. Ich denke da zum Beispiel an meine Besuche bei Frau K. Meist traf ich sie alleine im Aufenthaltsraum an. Sie saß am Tisch und spielte mit sich selber das Spiel „Mensch-ärgere-Dich-nicht". Dies war für mich jedes Mal ein so trauriger Anblick, dass ich sie stets fragte, ob ich nicht eine Runde mitspielen dürfe. Frau K. freute sich sehr darüber. Lustig wurde es meist, wenn ich sie, d.h. ihre Spielfigur bei entsprechender Würfelzahl hinauswarf. Sie entgegnete mir dann: „Sie sind kein Pfarrer!" Worauf ich meist antwortete: „Warum, ich spiele mit Ihnen so wie mit jedem anderen auch."[305] Trotzdem gewann Frau K. fast immer die Spiele, worüber sie sehr glücklich war. Das kleine, ausgelassene „Mensch-ärgere-Dich-nicht"-Spiel mit Frau K. mag zwar vordergründig gesehen keinen Bezug zur Religion bzw. zur Spiritualität haben, aber

---

300 Peter L. Berger, Auf den Spuren der Engel. Die moderne Gesellschaft und die Wiederentdeckung der Transzendenz, Freiburg i. Br. 1991, S. 83: „Zeichen der Transzendenz nenne ich Phänome der ‚natürlichen' Wirklichkeit, die über diese hinauszuweisen scheinen. Mit anderen Worten: Der Begriff Transzendenz ist hier nicht im gewohnten philosophischen Sinne zu verstehen, sondern wortwörtlich – als ein Überschreiten der bzw. Heraustreten aus der Alltagswelt ..."
301 Ebd.
302 A.a.O., S. 84 ff.
303 Erhard Weiher, Spiritualität in der Begleitung alter und sterbender Menschen, in: Seelsorge im Alter, hrsg. von Susanne Kobler-von Komorowski u. Heinz Schmidt, a.a.O., S. 68
304 A.a.O., S. 69.
305 Wichtig war mir dabei, sie spüren zu lassen, dass ich sie ernst nehme.

es ermöglichte jedes Mal ein Überschreiten der Alltagsrealität. Das Alten-pflegeheim mit seinen Abläufen und Gegebenheiten schien plötzlich ganz fern! Durch das Spiel ergab sich eine seelsorgliche Begegnung auf einer ganz anderen Ebene. Frau K. wusste wohl, dass ich sie als Pfarrer/Seelsorger besuche und meine Zeit begrenzt ist, aber gerade dieser Umstand machte für sie diese Begegnungen offensichtlich so kostbar. Denn während sie mei-ne Gesprächsangebote früher meist abgelehnt hatte, wurden diese nun be-reitwillig angenommen. Die Spiele wirkten wie eine Art Türöffner. Im An-schluss an die Spiele ergab sich gelegentlich ein sehr intensives Gespräch, bei dem Frau K. mir viel aus ihrem Leben erzählte.

Doch worin liegt nun die religiöse bzw. spirituelle Dimension des Spiels? Peter L. Berger schreibt: „Die Intention des Spiels ist Freude. Wenn diese Intention im freudigen Spiel ihre Verwirklichung erreicht, ereignet sich etwas höchst Merkwürdiges. Die Zeitstruktur der Sinnwelt des Spieles gewinnt eine besondere Qualität: sie wird Ewigkeit … Freudiges Spiel scheint die Wirklichkeit unseres ‚Seins zum Tode' außer Kraft zu setzen bzw. mindestens auszuklammern. Diese sonderbare Qualität des Spiels ist es, die begreiflich macht, warum es Befreiung und Frieden vermittelt."[306] Für mich ermöglicht das Spiel darüber hinaus einen ganz anderen sinnlichen Zugang zur Wirk-lichkeit. Es kommt im Verlauf des Spiels zu einem Rollentausch, das heißt, es spielt letztlich keine Rolle mehr, ob ich als Pfarrer („Sie sind kein Pfarrer!") oder als Heimbewohner/in daran teilnehme. Die Spielregeln sind für alle gleich, und nur einer/eine kann gewinnen. Das Spiel setzt kreative Energien frei und führt nicht selten zu einer Rückbe-**sinn**-ung auf die Kindheit (vgl. Lk. 18,17). Johan Huizinga, der holländische Historiker und Kulturphilo-soph, hat in seiner viel beachteten Studie „Homo ludens" darauf aufmerk-sam gemacht: Das Spiel ist „sinnvoll, aber nicht notwendig".[307] Es ermöglicht eine zweckfreie Begegnung. Darin liegt für mich auch seine seelsorgliche Relevanz. Die Bedeutung des Spiels bzw. des Spielerischen für die Theologie im Allgemeinen und die Seelsorge im Besonderen wird m.E. noch immer unterschätzt. Friedrich Schiller schrieb in seinen Briefen über die ästhetische Erziehung des Menschen: „Denn um es endlich einmal herauszusagen, der Mensch spielt nur, wo er in voller Bedeutung des Worts Mensch ist, und er ist nur da ganz Mensch, wo er spielt."[308]

Ich möchte an einem weiteren Beispiel aus meiner Seelsorgearbeit im Heim

---

306 Peter L. Berger, Auf den Spuren der Engel, a.a.O., S.90 f.
307 Zitiert nach Petra Dais, Einführung in die Theologie des Spiels, in: Magazin für Theologie und Ästhetik, Heft 24/2003, http://www.theomag.de/24/pd1.htm (S. 3).
308 Zitiert nach Thomas Erne, „Spielräume des Lebens". Zur Bedeutung des Spiels für die Prakti-sche Theologie, in: Magazin für Theologie und Ästhetik, Heft 24/2003. http://www.theomag. de/24/te4.htm (S. 1) (Friedrich Schiller, Über die ästhetische Erziehung des Menschen, in: Sämtliche Werke, Bd. 12, 15. Brief, hrsg. v. A. Ludwig, Leipzig 1924, 5-86, 44).

zeigen, wie mir Spiritualität dort im Alltag begegnet. Bei meinen Besuchen bei Frau H. kreisen unsere Gespräche meist um ihren Garten, den sie bei ihrer Übersiedelung ins Pflegeheim schweren Herzens an ihre Kinder abgeben musste. Einmal sagte sie mit sehr traurig klingender Stimme: „Wie es wohl jetzt in meinem Garten aussieht?" Für mich kann mit diesem Satz ganz Unterschiedliches gemeint sein. Mit G. Hartmann lassen sich dabei vier Bedeutungsebenen unterscheiden:

(1) die Sachebene, (2) die Gefühlsebene, (3) die Identitätsebene, (4) die Spiritualitätsebene.[309]

Zu 1: Auf der Sachebene bringt der Satz die Sorge von Frau H. um den aufgegebenen Garten zum Ausdruck. Er könnte bedeuten: Hoffentlich verwildert er jetzt nicht ganz. Ich kann mich ja nicht mehr um ihn kümmern. Oder es könnte die Frage dahinter stehen: Was wohl jetzt in dieser Jahreszeit im Garten blüht?

Zu 2: Auf der Gefühlsebene wird in diesem Satz die ganze Traurigkeit über die ungewollte Übersiedelung ins Heim deutlich. Frau H. hat ihren Garten über alles geliebt, und sie schmerzt der Verlust daher sehr.

Zu 3: Auf der Identitätsebene drückt der Satz aus: Ich fühle mich hilflos und schwach. Jetzt kann ich sogar meinen geliebten Garten nicht mehr versorgen und muss ihn meinen Kindern überlassen. Wer bin ich denn jetzt noch? Hat mein Leben jetzt noch einen Sinn?

Zu 4: Und der Satz hat auch eine spirituelle Dimension, insofern der Garten symbolisch betrachtet für Frau H. mehr ist als nur ein Platz im Freien. Er ist ihr kleines Paradies, aus dem sie jetzt vertrieben wurde. Ihr Garten ist für sie der Inbegriff von Leben. Da grünt es und blüht es, da fühlt sie sich geborgen und zu Hause. Mit dem Verlust des Gartens ist gleichsam die Ordnung ihres Lebens aus den Fugen geraten.

Dass bei Frau H. vor allem die spirituelle Dimension von Bedeutung war, zeigte sich in der Folge. Da Frau H. im Rollstuhl saß und aufgrund ihrer schwachen Gesamtverfassung nicht ohne Begleitperson das Heim verlassen durfte, habe ich sie wiederholt in den Garten gefahren. Sie war darüber jedes Mal sehr glücklich. Einmal saßen wir gemeinsam am Seerosenteich und beobachteten einen Vogel, wie er im Glanz der Morgensonne ein Bad nahm. Immer wieder steckte er seinen kleinen Kopf ins Wasser, um sich sodann kräftig zu schütteln. Für Frau H. und mich war dies ein zutiefst ergreifender Anblick. Nachdem wir eine Zeitlang schweigend das Geschehen beobachtet hatten, sagte Frau H.: „Mein Gott, wie schön es hier ist." Sie sah mich daraufhin strahlend an, und ich hatte das Gefühl, dass ihre anfängliche

---

309 Vgl. Gert Hartmann, Lebensdeutung. Theologie für die Seelsorge, Göttingen 1993, S. 63 ff.

128

Traurigkeit jetzt gewichen war. Es spielte für sie in diesem Augenblick offensichtlich keine Rolle, dass es sich hier um einen fremden Garten handelt. Ihre Freude hätte über ihren eigenen nicht größer sein können! Das Staunen über die Schönheit der Schöpfung hatte sie in einen Zusammenhang mit Gott gebracht. Darin drückt sich für mich die Einsicht aus: „Der Anfang der Gotteserkenntnis liegt im Staunen."[310] Die Spaziergänge mit Frau H. im Garten des Altenpflegeheims sind für mich ein weiteres Beispiel dafür, dass jede Begegnung, und mag sie auch noch so klein und unscheinbar sein, zu einer spirituellen Begegnung werden kann. Wichtig scheint mir dabei letztlich nur zu sein, in welchem Geist sie geschieht. Fulbert Steffensky schreibt: „Es gibt einen Vorhof der ausdrücklich religiösen Spiritualität, es ist die Aufmerksamkeit im alltäglichen Leben."[311] Für ihn ist Spiritualität „gebildete Aufmerksamkeit".[312] Es kommt seiner Meinung nach ganz entscheidend darauf an, wie wir die Dinge des täglichen Lebens wahrnehmen und wie wir uns von ihnen berühren lassen. Für ihn ist Spiritualität so gesehen „eine Lesekunst": „Es ist die Fähigkeit, das zweite Gesicht der Dinge wahrzunehmen: die Augen Christi in den Augen des Kindes; das Augenzwinkern Gottes im Glanz der Dinge. Nicht Entrissenheit, sondern Anwesenheit und Aufmerksamkeit ist ihre Eigenart."[313] Für ihn geht es bei ihr nicht um die „Genialität von Sonderbegabungen" oder das Streben nach Selbsterfahrung bzw. Innerlichkeit, sondern um ein zu lernendes „Handwerk", das nach festen Regeln und Methoden ausgeübt wird.[314] Spiritualität braucht feste Formen und Zeiten, in denen sie gepflegt wird. Wir sollten uns dabei nicht von unseren jeweiligen „Stimmungen und Augenblicksbedürfnissen" leiten lassen, sondern an einem bestimmten Ort, zu einer bestimmten Zeit der Spiritualität in unserem Leben Raum geben. Für mich gilt dies vor allem für die „Glaubensspiritualität", die sich ja explizit auf Gott bezieht. Der Glaube will praktiziert und gelebt sein, sonst ist er in Gefahr, seine innere geistige Strahlkraft zu verlieren.

Es ist daher wichtig, dass es in möglichst vielen Heimen – nicht nur den kirchlichen – regelmäßig Gottesdienste gibt und auch die Möglichkeit besteht, am Abendmahl teilzunehmen. Der Gottesdienst ist für mich der zentrale Ort, an dem die „Glaubensspiritualität" im Heim ihren Ausdruck findet. Dass dabei vor allem die Predigt von großer Bedeutung für die Seelsorge ist,

310 Ulrich Lüke, Staunen ist der Anfang: Professor Ulrich Lüke über Schöpfung, Evolution und Glaube, S. 3, www.kt.rwth-aachen.de/.../Lueke_Interview_Staunen_ist_der_Anfang.pdf (17.10. 2010).
311 Fulbert Steffensky, Schwarzbrot-Spiritialität, a.a.O., S. 19.
312 Ebd.
313 A.a.O., S. 19.
314 A.a.O., S. 19 ff.

betont Christian Möller.[315] Er plädiert für ein seelsorgliches Predigen, das sich als parakletische Rede (vom griechischen Wort „parakalein" = trösten, mahnen, bitten, einladen, herbeirufen) versteht und den Einzelnen in die Trostgemeinschaft der Kinder Gottes ruft. Mit Blick auf den Prediger schreibt er: „Das ist ja gerade auch die Kunst des seelsorglichen Predigers, daß er seine Gemeinde nicht anpredigt, sondern schon bei der Vorbereitung der Predigt auf seinen Text im Licht der Hilferufe hört, die ihm aus der Gemeinde wie aus der Not der Zeit heraus hörbar werden."[316] Für mich ist vor diesem Hintergrund wichtig, dass derjenige, der im Altenpflegeheim zu predigen hat, sich mit den spezifischen Gegebenheiten vor Ort vertraut gemacht hat und auf die besonderen Bedürfnisse und Anliegen der Heimbewohner/ innen eingeht. Wer glaubt, dass für einen Gottesdienst im Altenpflegeheim eine gekürzte Fassung der Predigt für den Hauptgottesdienst in der Ortsgemeinde genügt, läuft Gefahr, seine Hörer/innen nicht zu erreichen. Es gibt bereits eine ganze Reihe sehr hilfreicher Gottesdienst- und Predigtentwürfe fürs Altenpflegeheim, die auf die spezifische Situation der Heimbewohner/ innen eingehen.[317] Vor allem demenziell erkrankte alte Menschen bedürfen einer gezielten symbolischen Ansprache.[318]

Dass die „Glaubensspiritualität" im Heim nicht nur im Gottesdienst und Abendmahl ihren Ausdruck findet, sondern sich bei zahlreichen anderen Gelegenheiten zeigt, möchte ich an einigen Beispielen verdeutlichen. Ich erlebe es immer wieder, dass Bewohner/innen von sich aus spirituelle Impulse in den Heimalltag einbringen. So berichtete mir zum Beispiel eine alte Dame, dass sie sich jeden Abend mit Interessierten im Foyer des Hauses trifft, um gemeinsam Volkslieder sowie Lieder aus dem Gesangbuch zu singen. Dies bereite nicht nur ihr, sondern auch den daran Teilnehmenden sehr viel Freude und schaffe untereinander eine tiefe Verbundenheit. Und eine ehemalige Schülerin aus dem Religionsunterricht, die jetzt in einem Pflegeheim arbeitet, erzählte mir von einem pensionierten Pastor, der in seinem Heim noch regelmäßig Andachten hält und zu den Mahlzeiten ein Tischgebet spricht. Dies würde von seinen Mitbewohner/innen sehr dankbar und freudig angenommen. Auch gibt es fast in jedem Heim eine Bewohnerin oder einen Bewohner, der ein Instrument spielt und auch bereit ist, allein oder gemeinsam mit anderen zu musizieren. Für mich ermöglicht gute geistliche Musik einen ganz anderen, sehr unmittelbaren Zugang zum

---

315 Vgl. Christian Möller, Seelsorglich predigen, a.a.O.
316 A.a.O., S. 74.
317 Vgl. Jürgen Gauer, Von allen Seiten umgibst du mich: Symbolgottesdienste für Senioren, Ostfildern 2011.
318 Vgl. Ich werde bleiben im Hause des Herrn immerdar. Menschen mit Demenz feiern Gottesdienst, hrsg. von Diakonie Rheinland-Westfalen-Lippe e. V., Geschäftsbereich Pflege, Alten- und Behindertenarbeit, Münster 2008 sowie Jürgen Gauer, Du hältst deine Hand über mir: Gottesdienste mit Demenzkranken, Ostfildern 2009.

Heiligen und zum eigenen Selbst. Sie spricht den Menschen ganzheitlich an, das heißt sowohl auf der Gefühls- als auch auf der Verstandesebene. Für mich ist ein Gottesdienst ohne Musik und Gesang kaum vorstellbar. Gute Musik, die das Herz berührt, trägt zum inneren geistigen Wachstum bei und hilft, den Alltag mit seinen Routinen und Zeitabläufen zu transzendieren.

Eine Möglichkeit, spirituelle Impulse in den Heimalltag einzubringen, ist das Angebot von Bibellese- und Gesprächskreisen sowie von Vorträgen über spirituelle Themen. Manchmal ermutige ich auch gläubige Bewohner/innen, ihren Tag ganz bewusst unter den Segen Gottes zu stellen. So wäre es denkbar, dass sie den Tag mit einem kleinen Ritual, z.b. einem Gebet oder einer Lesung (z.b. einem Bibeltext oder den Losungen), beginnen. Auch wäre es möglich, sich beim Aufstehen zu bekreuzigen und dabei eventuell zu sprechen: „Herr, segne diesen Tag und alles, was kommen mag." Ich empfehle den Bewohner/innen auch, stille Zeiten im Tageslauf einzuplanen, um innerlich zur Ruhe zu kommen (vgl. Ps. 62,2). Wir sollten uns jedoch darüber im Klaren sein, dass wir auch als Seelsorger/Seelsorgerin Spiritualität nicht gleichsam im Gepäck haben und sie wie eine Ware feilbieten können. Erhard Weiher hat sicher Recht, wenn er schreibt: „In jedem Menschen wohnt bereits ein spirituelles Potenzial. Es ist keine spirituelle Quelle, die ich von außen an ihn herantragen oder ihm verabreichen müsste. Das spirituelle ‚Material‘, dem die Helfer begegnen, ist weitestgehend schon im Patienten."[319] In der seelsorglichen Begegnung kommt es daher zunächst einmal darauf an, die bereits vorhandenen spirituellen Ressourcen gemeinsam zu entdecken bzw. diese zu aktivieren.

Im Altenpflegeheim gibt es vielfältige Möglichkeiten sowohl für die Bewohner/innen als auch die Mitarbeiter/innen, ihre persönliche Spiritualität in den Heimalltag einzubringen. Die obigen Beispiele zeigen, dass es ganz unterschiedliche Quellen der Spiritualität gibt. Ob diese Quellen freilich in der Lage sind, den geistigen Durst dauerhaft zu stillen, möchte ich bezweifeln. Ich begegne bei meiner Arbeit im Heim immer wieder Menschen, sowohl Bewohner/innen als auch Mitarbeiter/innen, die das Gefühl haben, dass die Quelle, aus der sie leben, trüb geworden ist oder zu versiegen droht. Sie fühlen sich nicht selten ausgebrannt und leer und sehnen sich nach innerer Klarheit und neuem Leben. Für mich steht dahinter letztlich die Frage: „Wie komme ich denn in Berührung mit dieser inneren Kraft, die ich die Quelle des Heiligen Geistes nenne."[320] Dass es bei dieser Frage immer auch um die Sinnfindung geht, möchte ich nun näher erläutern.

Solange der Mensch lebt, strebt er danach, all seinen Erfahrungen und

---

319 Erhard Weiher, Das Geheimnis des Lebens berühren, a.a.O., S. 84.
320 Vgl. Anselm Grün, Quellen innerer Kraft. Erschöpfung vermeiden – Positive Energien nutzen, 2. Aufl., Freiburg i. Br. 2005, S. 9.

Handlungen einen Sinn zu geben. Er versucht sie in einen größeren Zusammenhang einzuordnen bzw. sie auf ein übergeordnetes Ganzes zu beziehen. „Letztlich strebt der Mensch danach, sein Leben in den Horizont des Absoluten zu integrieren."[321] Häufig stellt sich die Sinnfrage aber erst dann, wenn das Leben durch Schicksalsschläge und Krisen aus den Fugen geraten ist. In solchen Grenzsituationen des Lebens werden die bisher als gültig angesehenen Werthaltungen und Sinnkonstruktionen hinterfragt. Der Mensch erkennt, dass die irdischen Sinnquellen, wie z.B. Reichtum, Erfolg, Leistung, Gesundheit, Schönheit, Jugendlichkeit usw., seinen geistigen Durst nicht zu stillen vermögen. Und so sucht er nach einer Quelle, die ihm wirklich Heilung, Stärkung, Orientierung und Sinn geben kann. In Psalm 36,10 heißt es von Gott: „Denn bei dir ist die Quelle des Lebens, und in deinem Lichte sehen wir das Licht." Und in Joh. 4,13 sagt Jesus zu der samaritanischen Frau am Brunnen: „Wer von diesem Wasser trinkt, den wird wieder dürsten; wer aber von dem Wasser trinken wird, das ich ihm gebe, den wird in Ewigkeit nicht dürsten, sondern das Wasser, das ich ihm geben werde, das wird in ihm eine Quelle des Wassers werden, das in das ewige Leben quillt." Es kommt also darauf an, dass unsere Sinnsuche im Hier und Jetzt nicht Halt macht, sondern darüber hinausgeht und auf Gott zielt, denn nur bei ihm kann unser geistiger Hunger gestillt werden. Elisabeth Lukas schreibt: „Wir Menschen brauchen Sinn, brauchen ihn mehr noch als Brot zum Leben. Denn was nützen uns die Güter der Welt, wenn wir uns leer, überflüssig und an die Absurdität eines Chaos ausgeliefert fühlen, in keinen Sinnzusammenhang eingebettet, von nichts getragen, in nichts geborgen, ohne Herkunft und Endziel unterwegs? Gewiß beruhigt das tägliche Brot, doch nur Leib und Psyche; den Hunger unserer Geistseele vermag es nicht zu stillen. Nur wenn auf dem Hintergrund des Alltags ein Schimmer jenes Ur-Sinns aufleuchtet, der ‚im Anfang war' und die ganze Schöpfung durchglüht, und sei der Schimmer im Hier und Jetzt seines Augenblicks noch so winzig, kehrt Ruhe in unser Herz ein ..."[322]

Dass man den griechischen Begriff „Logos" – wie Frankl betont – sowohl mit Sinn als auch mit Geist übersetzen kann, zeigt den Zusammenhang zwischen Spiritualität und Sinnfindung. Obgleich es bei der Spiritualität um den Geist Gottes (gr. Pneuma) geht und hier vom menschlichen Geist (gr. Logos) die Rede ist, stellt dies für mich keinen Widerspruch dar. Im Wörterbuch der Philosophischen Begriffe von Johannes Hoffmeister heißt es: „Der von Gott ausgehende, den Menschen erfüllende, ihn ‚begeisternde', göttliche oder heilige G. ist im Christentum die dritte Person der Gottheit und zugleich der G. der Heiligung, der vom Christen als etwas nicht zu

321 Renate Ruhland, Sinnsuche und Sinnfindung im Alter, a.a.O., S. 69
322 Elisabeth Lukas, Wertfülle und Lebensfreude, a.a.O., S. 24 f.

seinem natürlichen Wesen Gehörendes, sondern zu seinem eignen irdischen Geiste noch Hinzukommendes empfangen wird und ihn von innen her veredelnd umgestaltet, ,vergeistigt'."[323] Für mich inspiriert und durchdringt der Heilige Geist unseren menschlichen Geist. Von ihm heißt es beim Apostel Paulus in Röm. 8,16: „Der Geist selbst gibt Zeugnis unserm Geist, daß wir Kinder Gottes sind." Und in Röm. 8,26 schreibt er: „Desgleichen hilft auch der Geist unserer Schwachheit auf. Denn wir wissen nicht, was wir beten sollen, wie sich's gebührt; sondern der Geist selbst vertritt uns mit unaussprechlichem Seufzen." Der Heilige Geist hilft uns aber nicht nur, Zwiesprache mit Gott zu führen, das heißt zu beten, er will uns auch erleuchten und begaben (Apg. 2,4 ff.). Deshalb wird er in der Bibel als der Geist der Wahrheit und Weisheit bezeichnet (Joh. 14,17; Eph. 1,17). Zudem ist der Heilige Geist für mich immer auch ein heilender Geist, das heißt einer, der uns tröstend und helfend zur Seite steht (Mt. 12,28; Joh. 14,16; 14,26). So gesehen kann man durchaus sagen: Der Heilige Geist stiftet Sinn. Er ist die Kraft Gottes, die neues Leben schafft (Joh. 6,63 a). Wenn wir uns in der christlichen Spiritualität auf ihn beziehen, dann fließt „Sinn ins Alltagsleben" ein, so der Benediktiner David Steindl-Rast.[324] Weil der Heilige Geist in der Bibel als eine dynamische Kraft beschrieben wird, „der weht, wo er will" (Joh. 3,8), und dessen Erkennungszeichen „Freiheit" ist (2. Kor. 3,17), entzieht sich Spiritualität als ein Leben aus dem Geist Gottes unserer menschlichen Verfügbarkeit. Sie ist genauso wenig machbar wie unser Glaube. Martin Luther schreibt in seiner Erklärung zum Dritten Artikel des apostolischen Glaubensbekenntnisses: „Ich glaube, dass ich nicht aus eigener Vernunft noch Kraft an Jesus Christus, meinen Herrn, glauben oder zu ihm kommen kann; sondern der Heilige Geist hat mich durch das Evangelium berufen, mit seinen Gaben erleuchtet, im rechten Glauben geheiligt und erhalten." Hier wird deutlich: Christliche Spiritualität ist letztlich ein Geschenk der Gnade Gottes.

Da ich es in der Altenseelsorge immer auch mit Menschen zu tun habe, die sich nicht als gläubig bzw. religiös verstehen, möchte ich noch auf die Frage eingehen, ob es auch eine nicht-religiöse Spiritualität gibt. Für zahlreiche Autoren ist Spiritualität kein exklusiv christliches Geschehen, sondern ein universal menschliches. Spiritualität ist so gesehen nicht an eine bestimmte Religion oder Weltanschauung gebunden. Ihr Spezifikum wird häufig in der Sinnfindung gesehen. So schreibt zum Beispiel der Psychologe R. Sponsel in einem Internetbeitrag zum Thema Spiritualität: „Jeder Mensch ist

---

323 Johannes Hoffmeister (Hg.), Wörterbuch der Philosophischen Begriffe, 2. Aufl., Hamburg 1955, S. 248.

324 Zitiert nach Michael Utsch, Grenzen der Psychotherapie – Chancen der Seelsorge, in: Michael Utsch (Hg.), Wenn die Seele Sinn sucht. Herausforderung für Psychotherapie und Seelsorge, Neukirchen-Vluyn 2000, S. 88.

seiner Natur nach spirituell (geistig), sofern er Sinn und Wert sucht. Spiritualität ist weder eine eigentlich esoterische noch religiöse Praktik, sondern eine grundlegende Dimension des Menschseins. Damit ist Spiritualität kein Reservat von Gurus, Religionsstiftern, Propheten oder Priestern, sondern von jederfrau."[325] Und der Theologe und Psychologe Michael Utsch erklärt: „Spiritualität bezieht sich also auf Sinngebung und subjektiv stimmige Wirklichkeitskonstruktion. Sie beinhaltet ganz allgemein das Bemühen, sinnvoll zu leben. Dabei macht sie inhaltlich keine Vorgaben und enthält sich weltanschaulicher Positionen. Grundsätzlich aber betont sie jedoch die Wichtigkeit einer Selbstvergewisserung und Bezogenheit auf ein Sinn-Ganzes ... all diejenigen Aktivitäten besitzen eine spirituelle Qualität, durch die den zufälligen Ereignissen im Leben Sinn verliehen und versucht wird, in Harmonie und Übereinstimmung mit sich und der Welt zu leben."[326]

Diese beiden Definitionen zeigen, dass es heute nicht nur eine religiös gebundene Sicht von Spiritualität gibt, sondern auch eine allgemein-menschliche. Das Kennzeichen von letzterer ist die Suche nach Sinn. Renate Ruhland schreibt: „In der aktuellen Diskussion über Spiritualität und ihre Effekte spielt ‚Sinn' eine Schlüsselrolle. Ein höheres Maß an Spiritualität bedeutet in der Regel mehr Sinngewissheit, was wiederholt nachgewiesen worden ist ..."[327] Ihre Bedeutung für das allgemein menschliche Wohlbefinden sowie die Erlangung von Lebenszufriedenheit im Alter wird immer wieder betont.[328] Für Dittmann-Kohli sind Religiosität und Spiritualität im Alter „Schutzfaktoren gegen Sinnprobleme".[329] Hier wird deutlich: Egal, ob Spiritualität nun religiös oder areligiös verstanden wird, in jedem Fall leistet sie einen wichtigen Beitrag zur Sinnfindung. Beide sind bestrebt, dass der Mensch eine sinnstiftende Beziehung zu sich selbst, seinem Mitmenschen sowie der Natur entwickelt. Sie helfen ein „Kohärenzgefühl" zu erlangen und tragen darüber hinaus zur Stärkung der Identität bei. Beide leisten einen wichtigen Beitrag zur Bewältigung von akuten Krisen, wie z.b. der Verarbeitung von Verlusten, dem Umgang mit Krankheiten sowie dem Bestehen von Konfliktsituationen usw. Trotz dieser Gemeinsamkeiten unterscheiden sie sich in ihrem Verständnis von Transzendenz grundlegend. Während man Transzendenz in einer religiös ungebundenen Spiritualität als ein Übersteigen (lat. = transcendens) der vorfindlichen Wirklichkeit auf eine zweite – bisweilen als verborgen oder höher gedachte – Wirklichkeit hin versteht, die meist nur sehr vage umschrie-

---

325 Rudolf Sponsel, Spiritualität: eine psychologische Untersuchung, Internet-Publikation für Allgemeine und Integrative Psychotherapie, http://www.sgipt.org/wisms/gb/spirit0.htm (11.12.2009).
326 Michael Utsch, Grenzen der Psychotherapie – Chancen der Seelsorge, a.a.O.
327 Renate Ruhland, Sinnsuche und Sinnfindung im Alter, a.a.O., S. 184.
328 Vgl. den Artikel „Religiosität gibt Lebenssinn" von Gabriele Kunz, in: Psychologie Heute, Ausgabe 8/2010, S. 16.
329 Zitiert nach Renate Ruhland, Sinnsuche und Sinnfindung im Alter, a.a.O., S. 185.

ben werden kann, z.b. als ein anonymes Absolutes, das Nichts, eine innere Leere, offene Weite usw., geht es in der christlichen Spiritualität um eine konkrete Person, nämlich die Person Jesu Christi. Wolfgang Huber schreibt: „Das Gegenüber, auf das Christinnen und Christen sich beziehen, ist nicht die Leere oder ein anonymes Absolutes, sondern Gott, der sich in Jesus Christus gezeigt und auf den hin er gelebt hat."[330] Meine spirituelle Begleitung im Altenpflegeheim zielt darauf, den alten Menschen mit der Wirklichkeit Gottes /dem Heiligen in Berührung zu bringen.[331]

Der verzweifelt um Sinn ringende alte Mensch spürt, dass alle innerweltlichen Sinnfindungsmöglichkeiten (vgl. Frankls Sinnfindung durch die Realisierung von Schöpferischen Werten, Erlebniswerten und Einstellungswerten) seinen geistigen Durst nur bedingt stillen kann. Seine spirituelle Suche geht darüber hinaus. Er sucht nach Werten, die seinem Leben Orientierung, Sinn und Halt geben. Vor allem der hochbetagte alte Mensch ist in unserer modernen Welt vielfältigen Veränderungen und Umbrüchen ausgesetzt, wie zum Beispiel dem raschen technischen Fortschritt, dem zunehmendem Abbruch der Traditionen sowie einer Vielzahl von Konflikten und Skandalen im politischen sowie im kirchlich-religiösen Umfeld. Diese Schwierigkeiten sowie die bereits ausführlich beschriebenen Verlusterfahrungen und Beeinträchtigungen gesundheitlicher und sozialer Art führen nicht selten dazu, dass der alte Mensch in eine Identitäts- bzw. Sinnkrise gerät, die bisweilen auch eine spirituelle Krise darstellt. Vor diesem Hintergrund ist zu fragen, wie er all diese Herausforderungen bewältigen kann, ohne dabei die Orientierung zu verlieren bzw. zu verzweifeln.[332] Für Wolfram Kurz bedarf es dazu neben den von Frankl genannten Werten noch der sog. „Orientierungswerte", wie sie uns der christliche Glaube anbietet.[333] Er schreibt: „In theologischer Perspektive scheint es mir wenig sinnvoll, die Menschen angesichts ihrer Leiden zu heroischen Leistungen zu ermutigen, sie vielmehr mit derjenigen Macht bekannt zu machen, die das Kreuz in Auferstehung verwandelt, die den Kranken gesunden läßt und den Menschen in seiner erbärmlichen Fragmenthaftigkeit heil machen wird. Wer von dieser Macht berührt ist, muß nicht um Haltung kämpfen, um seinem Leben in Grenzsituationen des Leidens Sinn abzutrotzen, trotz allem. Er wird sein Leben auch nicht in einer heldenhaften Dauerpose führen müssen. Aber er wird erleben, daß ihm

---

330 Wolfgang Huber, „Die Durstigen tränken", a.a.O., S. 4.
331 Vgl. Manfred Josuttis, Die Einführung in das Leben: Pastoraltheologie zwischen Phänomenologie und Spiritualität, Gütersloh 1996, S. 18: „Pfarrer und Pfarrerin führen in die verborgene und neuerdings auch verbotene Zone des Heiligen."
332 Vgl. Erik. H. Eriksons Entwicklungsschema Integration versus Verzweiflung. (Erik H. Erikson, Identität und Lebenszyklus, 7. Aufl., Frankfurt am Main 1981, S. 118 ff.)
333 Wolfram Kurz, Der leidende Mensch im Lichte der Logotherapie. Einführung in das psychotherapeutische Denken Viktor E. Frankls, in: Zentralblatt für Jugendrecht, 73. Jahrgang, Heft 4/1986, S. 121-172.

immer wieder eine Haltung geschenkt wird, die trägt, und daß sich bei ihm, der zum tiefsten Grund seines Seins hin offen ist, die Haltung der Leidensfähigkeit immer wieder einstellt."[334]

Der Mensch fragt aufgrund seiner Geistigkeit (Spiritualität) nach „dem Woher, Warum und Wohin seines Lebens", das heißt, er fragt nach dem Ursprung seiner Existenz, der Grundlage seiner Identität sowie nach deren Ziel und Bestimmung.[335] Gerade in Zeiten, in denen der alte Mensch glaubt, alles gehe verloren, sei der Veränderung, dem Umbruch unterworfen, ja, ihm werde der Boden unter den Füßen weggezogen, wie es zum Beispiel bei einer unfreiwilligen Übersiedelung in ein Altenpflegeheim geschieht, braucht er etwas, an das er sich halten kann, etwas, das ihm Sinn, Orientierung und Hoffnung vermittelt. Der katholische Theologe Hubert Streckert schreibt: „Wenn wir aus dem Glauben eine Vorstellung bekommen wollen über das Wesen unserer Identität, dann ist die alles entscheidende Orientierung Jesus Christus. Jesus weiß, wer er ist. Wofür er da ist. Woher er kommt. Wohin er geht. Er sagt: ‚Ich bin das Brot des Lebens. Wer zu mir kommt, wird nie mehr hungern, und wer an mich glaubt, wird nie mehr Durst haben' (Joh. 6,35). Wenn Jesus ‚ich' sagt, dann ist immer ein ‚dich' dabei. In seinem Ich – ein Du. Sein Selbstkonzept lebt von der Beziehung zum Vater, zu Gott, in der Dynamik des Heiligen Geistes."[336]

Für mich als Altenseelsorger bedeutet dies, dass ich im Gespräch – natürlich situationsabhängig und ohne Zwang – auf das Leben und Sterben Jesu Bezug nehme, im Vertrauen darauf, dass sich an ihm zeigt, was authentisches erfülltes Leben ist und wie sich unser Leben trotz aller Schwierigkeiten und Beeinträchtigungen in seiner Nachfolge entwickeln und gestalten kann. Letztlich geht es dabei darum, zu dem zu werden, der ich in den Augen Gottes immer schon bin, oder wie es der Apostel Paulus in seinem 2. Brief an die Korinther schreibt: „Nun aber schauen wir alle mit aufgedecktem Angesicht die Herrlichkeit des Herrn wie in einem Spiegel, und wir werden verklärt in sein Bild von einer Herrlichkeit zur anderen von dem Herrn, der der Geist ist." (3,18)

Für Ulrich Moser geht es deshalb bei christlicher Spiritualität nicht nur um die Suche nach Sinn und Ziel unserer menschlichen Existenz, sondern immer auch darum, „Ebenbild Gottes zu sein, ein, ‚Gottentsprechender Mensch'."[337] Er schreibt: „Gelebte christliche Spiritualität als Grundhaltung

---

334 A.a.O. S. 126.
335 Ulrich Moser, Identität, Spiritualität und Lebenssinn. Grundlagen seelsorglicher Begleitung im Altenheim, Würzburg 2000, S. 288. Er definiert Spiritualität als „das menschliche Streben ... im Leben aus einer gläubigen Haltung heraus Sinn und Ziel – Identität zu finden." (Ebd.)
336 Hubert Streckert, Werden, wer ich bin, in: Konradsblatt, Wochenzeitung für das Erzbistum Freiburg, 94. Jahrgang, Nummer 40, Karlsruhe 3.10.2010, S. 21.
337 Ulrich Moser, Identität, Spiritualität und Lebensinn, a.a.O., S. 288.

des Menschen vor Gott ist das, was den Menschen zum Bild Gottes werden läßt, indem er seinem Ruf Folge leistet und damit zu seinem ‚Repräsentanten‘ auf Erden wird."[338] Was mit der Rede vom Ebenbild Gottes gemeint ist, wird für mich in Jesu Leben und Sterben deutlich, wie es uns in der Bibel bezeugt wird. Daher möchte ich dieses Kapitel mit einer Andacht beenden, die ich zu diesem Thema in einem Altenpflegeheim gehalten habe.

Kurzandacht über 1. Johannes 4,16b-21: dem Bild Gottes entsprechen

„Gott ist die Liebe; und wer in der Liebe bleibt, der bleibt in Gott und Gott in ihm. Darin ist die Liebe bei uns vollkommen, dass wir Zuversicht haben am Tag des Gerichts; denn wie er ist, so sind auch wir in dieser Welt. Furcht ist nicht in der Liebe, sondern die vollkommene Liebe treibt die Furcht aus; denn die Furcht rechnet mit Strafe. Wer sich aber fürchtet, der ist nicht vollkommen in der Liebe. Lasst uns lieben, denn er hat uns zuerst geliebt. Wenn jemand spricht: Ich liebe Gott, und hasst seinen Bruder, der ist ein Lügner. Denn wer seinen Bruder nicht liebt, den er sieht, wie kann er Gott lieben, den er nicht sieht? Und dies Gebot haben wir von ihm, dass, wer Gott liebt, dass der auch seinen Bruder liebe."

Liebe Hausgemeinde!
„Der Wiener Künstler Gustav Klimt erhielt einmal von der Baronin Sonja von Knips den Auftrag, ein Porträt von ihr zu erstellen. Der Künstler stimmte zu, allerdings wollte er nicht nur eine Momentaufnahme von seiner Kundin zeichnen. Er wollte an ihrem Leben teilnehmen, um die Baronin so zu malen, wie sie tief in ihrem Innern ist. Äußerlich gesehen war sie keine Schönheit. Sie war von einem harten Leben gezeichnet und litt unter Depressionen. Der Künstler malte nun ein Porträt von ihr. Es sah ihr allerdings überhaupt nicht ähnlich. Auf dem Bild sah man nämlich eine wunderschöne Frau. Eine Frau mit einer kraftvollen Ausstrahlung. Die Baronin hängte sich das Porträt – wohl leicht geschmeichelt – trotzdem ins Wohnzimmer. Und nun geschieht das Unglaubliche. Als ein paar Jahre später der Künstler die Baronin besuchen wollte, erschrak er. Die Baronin hat sich unbewusst durch das ständige Betrachten des Bildes immer mehr in diese schöne Frau verwandelt. Der Künstler malte einen Entwurf von ihr – und sie wurde diesem Entwurf immer ähnlicher. So ähnlich, dass ihre Verwandlung wie ein Wunder erschien. Gott hat auch einen Entwurf von uns. Er schreibt uns

---

338 A.a.O., S. 244 f.

diesen Entwurf in unser Herz. Gott spricht: Ich will mein Gesetz in ihr Herz geben und in ihren Sinn schreiben. Er hängt ein Bild in unser Herz."[339]

Liebe Hausgemeinde,

ein Sprichwort, das ich einmal las, lautete: „Einen Menschen lieben heißt, ihn so zu sehen, wie Gott ihn gemeint hat." (Fjodor Michailowitsch Dostojewski)
Wie oft ertappen wir uns, wie wir uns selber prüfend im Spiegel betrachten. Entspricht unser äußeres Bild unserem inneren? Würde nicht so mancher von uns gelegentlich gerne einmal aus seiner Haut fahren und ein ganz anderer oder eine ganz andere sein? Es fällt uns nicht leicht, uns so zu akzeptieren, wie wir nun einmal sind, ob groß, ob klein, ob alt oder jung, ob gesund oder krank und was es an Merkmalen noch so alles geben mag. Unser Selbst-Bild entspricht nicht immer dem Bild, das andere von uns haben. Es fällt vielen nicht leicht, sich selbst zu lieben, geschweige denn ihren Nächsten. Da ist es tröstlich zu wissen, dass Gott uns liebt. Er hat ein anderes Bild von uns. In seinen Augen sind wir schön – auch dann, wenn wir uns vielleicht alt, krank und hässlich fühlen. Bei Gott müssen wir nicht einem Idealbild von Schönheit, Jugendlichkeit und Vollkommenheit entsprechen. Bei ihm dürfen wir so sein, wie wir sind: Menschen mit inneren und äußeren Narben und Wunden, Menschen mit Falten und Spuren von Kummer und Leid. Menschen, die um ihre Unzulänglichkeiten und Fehlerhaftigkeit wissen. Die aber darauf vertrauen, dass wir trotz unserer Schwachheit und Sündhaftigkeit von Gott angenommen und geliebt sind.

Wir Menschen sind und bleiben das Ebenbild Gottes – auch dann, wenn uns unsere Schuld und unser Versagen anklagen. Wir brauchen uns daher vor Gott nicht zu fürchten, oder wie es in unserem heutigen Predigttext heißt: „Furcht ist nicht in der Liebe, sondern die vollkommene Liebe treibt die Furcht aus; denn die Furcht rechnet mit Strafe." Gerade darin erweist sich Gottes Liebe zu uns Menschen, dass er uns unsere Verfehlungen um Jesu willen nicht anrechnet, sondern sie uns vergibt. Oder wie es im 4. Gottesknechtslied beim Propheten Jesaja heißt: „Fürwahr, er trug unsere Krankheit und lud auf sich unsere Schmerzen. Wir aber hielten ihn für den, der geplagt und von Gott geschlagen und gemartert wäre. Aber er ist um unsrer Missetat willen verwundet und um unserer Sünde willen zerschlagen. Die Strafe liegt auf ihm, auf dass wir Frieden hätten, und durch seine Wunden sind wir geheilt." (53,4 ff.) Wollen wir der Liebe Gottes in unserem Leben ganz gewiss sein, so müssen wir auf Jesus, den Anfänger und Vollender des Glaubens, sehen. Denn in ihm – in seinem Leben und Sterben – wurde Gottes Liebe

---

339 Daniel Paulus, Sich entscheiden! 7 Wochen ohne Zaudern, 46. Tag, Edition Chrismon, Fastenkalender 2009.

offenbar. Er starb für uns am Kreuz von Golgatha, damit wir Zuversicht haben am Tage des Gerichts und den Tod nicht mehr zu fürchten brauchen. Der berühmte Theologe Hans Joachim Iwand schreibt: „Wer von Gott geliebt ist in Jesus Christus, den verwandelt diese Liebe in ein neues Bild. So ist es also mit dem Menschen, daß er nicht nur ein Bild hat, das Bild, das er von sich selber hat in seinem Gewissen, sondern daß neben diesem Bild noch ein anderes da ist, ein Bild, das Gott von uns hat und das wir anschauen in Jesus Christus."[340]

Wenn wir uns an Jesus und dem Bild, das er uns von Gott vor Augen gemalt hat, orientieren, dann werden wir schon hier und heute zu anderen Menschen. Dann werden wir zu Menschen, die aus der Hoffnung auf Gottes Reich leben und aus der Liebe heraus auch fähig sind, anderen Menschen an dieser Hoffnung Anteil zu geben. Amen.

---

340 Hans Joachim Iwand, Nachgelassene Werke, Bd. 4, München 1964, S. 211.

Spirituelle Sinnsuche im Alter

„In dir sein, Gott, das ist alles.

Das ist das Ganze, das Vollkommene, das Heilende.
Die leiblichen Augen schließen,
die Augen des Herzens öffnen
und eintauchen in deine Gegenwart.

Ich hole mich aus aller Zerstreutheit zusammen
und vertraue mich dir an.
Ich lege mich in dich hinein
wie in eine große Hand.

Ich brauche nicht zu reden, damit du mich hörst.
Ich brauche nicht aufzuzählen, was mir fehlt,
ich brauche dich nicht zu erinnern
oder dir zu sagen, was in dieser Welt geschieht
und wozu wir deine Hilfe brauchen.

Ich will nicht den Menschen entfliehen
oder ihnen ausweichen.
Den Lärm und die Unrast will ich nicht hassen.
Ich möchte sie in mein Schweigen aufnehmen
und für dich bereit sein.

Stellvertretend möchte ich schweigen
für die Eiligen, die Zerstreuten, die Lärmenden.
Stellvertretend für alle, die keine Zeit haben.
Mit allen Sinnen und Gedanken warte ich,
bis du da bist.

In dir sein, Gott, das ist alles,
was ich mir erbitte.
Damit habe ich alles erbeten,
was ich brauche für Zeit und Ewigkeit."[341]

von Jörg Zink

---

341 Jörg Zink, Wie wir beten können, Stuttgart 1991, S. 19.

a) Gebet

Das Gebet von Jörg Zink bringt zum Ausdruck, worum es mir bei meiner spirituellen Begleitung im Alter geht. Ich möchte den alten Menschen mit der Wirklichkeit Gottes, das heißt dem Heiligen, in Berührung bringen. Ich möchte ihn dahin führen, wo er sich ganz der alles bergenden Liebe Gottes anbefehlen kann. Dorthin, wo er sich mit all seinen Ängsten und Nöten Gott anvertraut und mit Jörg Zink spricht: „In dir sein Gott, das ist alles. Das ist das Ganze, das Vollkommene, das Heilende." Doch wie erreiche ich das? Oder anders gefragt: Wie kann ich meinem Gegenüber die Wirklichkeit Gottes nahebringen? Wie ihm helfen, dass er Gottes Beistand und Geleit gewiss wird? Handelt es sich dabei nicht um eine Aufgabe, die unsere menschlichen Möglichkeiten übersteigt? Für mich geht es dabei um ein geistliches Geschehen, es geht darum, wie aus unserem zwischenmenschlichen Gespräch ein Gespräch mit dem Du Gottes wird.

Nicht selten erlebe ich es im Verlaufe eines Seelsorgegesprächs, bei dem über freudige, aber auch schmerzliche Erfahrungen gesprochen wird, dass die Unterredung plötzlich ins Stocken gerät, dass eine Situation entsteht, in der jedes Wort ein Zuviel bedeutet, und sich ein Schweigen, eine Stille einstellt, die mich als Seelsorger, aber auch mein Gegenüber erfasst. Für mich geschieht in diesen Momenten etwas ganz Entscheidendes, Wesentliches: Wir beide, mein Gegenüber, das heißt der alte Mensch, und ich, werden aus Redenden gleichsam zu Hörenden. Etwas, das mit Worten nur bedingt, wenn überhaupt, gesagt werden kann, steht plötzlich im Raum. Etwas, das uns beide nicht nur verbindet, sondern übersteigt, will unsere ganze Aufmerksamkeit, will sich uns in der Stille kundtun. Serge Poliakoff, dem russischen Maler, wird das Wort zugeschrieben: „Stille ist nicht Abwesenheit von Lärm, sondern ein Schweigen, das den Menschen Augen und Ohren öffnet für eine andere Welt." Für mich geschieht in der Stille zweierlei: Sie ruft uns nach innen, das heißt dorthin, wo wir ganz bei uns selbst sind und Selbstbe-**sinn**-ung möglich ist. Zum anderen ist sie vielfach erst die Voraussetzung dafür, dass es zu einer Begegnung mit der Wirklichkeit Gottes kommt.

Den ersten Aspekt möchte ich an einer kleinen Geschichte verdeutlichen, die den Titel „Stille" trägt: „Zu einer Einsiedlerin kamen eines Tages Wanderer. Die fragten sie: ‚Welchen Sinn siehst du in einem Leben der Stille?' Sie war gerade mit dem Schöpfen von Wasser aus einer tiefen Zisterne beschäftigt. ‚Schaut in die Zisterne, was seht ihr?', fragte sie. Die Besucher: ‚Wir sehen nichts.' Nach einer Weile forderte die Einsiedlerin sie wieder auf: ‚Schaut in die Zisterne, was seht ihr?' Sie blickten hinunter und sagten: ‚Jetzt sehen wir uns selbst.' Die Einsiedlerin sprach: ‚Als ich vorhin Wasser schöpfte, war das Wasser unruhig, und ihr konntet nichts sehen. Jetzt ist das

Wasser ruhig, und ihr erkennt euch selbst. Das ist die Erfahrung der Stille.'"[342] Diese kleine Geschichte zeigt, dass Stille eine wichtige Voraussetzung für spirituelle Sinnfindung ist. Der Mensch kommt oft erst in der Stille in Berührung mit seiner Seele und findet neue Kraft. Beim Propheten Jesaja heißt es: „Denn so spricht Gott der Herr, der Heilige Israels: Wenn ihr umkehrtet und stille bliebet, so würde euch geholfen; durch Stillesein und Hoffen würdet ihr stark sein …" (30,15).

Dass Stille uns dabei helfen kann, sich über die eigene Situation Klarheit zu verschaffen, das heißt zu erkennen, wo unsere Grenzen und wo unsere Möglichkeiten liegen und daraus die notwendigen Konsequenzen für unser Leben zu ziehen, dürfte einleuchten, aber sie kann noch mehr. Meister Eckhart schreibt: „Nur in der Stille spricht Gott sein ewiges Wort in die Seele."[343] Und der Beter des 62. Psalms bekennt: „Meine Seele ist Stille zu Gott, der mir hilft." (62,2) Nur wer innerlich und äußerlich zur Ruhe kommt, kann sich Gott öffnen. Es ist für mich nur schwer vorstellbar, wie jemand im „Lärm" und der „Unrast" unserer Zeit einen Zugang zur Wirklichkeit Gottes finden will. Dies erklärt meines Erachtens auch die „Gebetsnot" unserer Tage. Von Jesus wird berichtet, dass er sich immer wieder in die Stille zurückzog, um zu seinem Vater zu beten (vgl. Mt. 14,23; Mk. 1,35; 6,46; Lk. 6,12; 9,28) Er selbst hat seine Jünger aufgefordert, sich zum Gebet in ein stilles Kämmerlein zurückzuziehen, um dort ungestört Zwiesprache mit Gott halten zu können (Mt. 6,6). Gerade im Altenpflegeheim ist es nicht immer einfach, die zum Beten notwendige Stille zu finden. Ein Zimmer, in dem der Fernseher oder das Radio läuft, die Tür oder das Fenster weit offen steht und Mitarbeiter/innen ständig herein- und herausgehen, ist für ein Seelsorgegespräch, insbesondere ein Gebet, denkbar ungeeignet. Damit es überhaupt zu einer spirituellen Begegnung kommen kann, sollte der Seelsorger / die Seelsorgerin zunächst einmal für eine angenehme, be-sinn-liche Atmosphäre sorgen. Hilfreich ist es diesbezüglich, wenn der Seelsorger / die Seelsorgerin ein Schild an der Tür anbringt: Seelsorgegespräch – Bitte nicht stören! Es ist nämlich alles andere als schön, wenn zum Beispiel während eines Gebets jemand das Zimmer betritt und mit lauter Stimme fragt: „Geht das hier noch lange?!" Ein Seelsorgegespräch ganz allgemein – und dies gilt in besonderer Weise für eines im Altenpflegeheim – braucht einen angemessenen zeitlichen und räumlichen Rahmen. Gerade im Altenpflegeheim sollte man auf die internen Abläufe und Zeiten, z.B. die Essenszeiten, Rücksicht nehmen. Besuche vor dem Frühstück, wenn Bewohner/innen noch nicht gewaschen oder angezogen sind, oder in der nachmittäglichen Mittagsruhe,

---

342 In: „Typisch! Kleine Geschichten für andere Zeiten.", Andere Zeiten e.V., Redaktion: Susanne Niemeyer, Sabine Schaefer-Kehnert u. a., 8. Aufl., Hamburg 2009, S. 7.
343 Zitiert nach Wolfram Kurz, Die Bedeutung der Meditation für die Seelsorge, in: WzM, 38. Jg., 1986, S. 157.

sind meist nicht sehr sinnvoll. Absprachen mit dem Personal sind diesbezüglich wichtig.

Doch zurück zum Gebet. Es sollte alles vermieden werden, dass der Eindruck entsteht, als sei das Gebet nur eine Art Lückenfüller für Situationen, in denen unser Seelsorgegespräch ins Stocken geraten ist, oder als sei es eine fromme Pflichtübung oder lediglich eine Fortsetzung unserer zwischenmenschlichen Unterredung mit anderen Mitteln. Jeder Zwang zum Gebet sollte vermieden werden. Gerade so etwas Persönliches und Intimes wie ein Gebet bedarf einer vertrauensvollen Atmosphäre, in der sich jeder frei und ohne Angst innerlich öffnen kann. Oft erfordert es ein intuitives Gespür dafür, ob ein Gebet gesprochen werden kann oder nicht. Die letzte Entscheidung darüber sollte aber immer bei unserem Gesprächspartner / unserer Gesprächspartnerin liegen. Wie ich bereits ausgeführt habe, wird meine Frage, ob ich ein Gebet sprechen darf, meist bejaht. Ein überraschter Blick oder ein verlegenes Lächeln muss in diesem Zusammenhang nicht immer ein Hindernisgrund sein. Viele Menschen sind es heute einfach nicht mehr gewohnt, dass jemand mit ihnen bzw. für sie betet. Für Eduard Thurneysen, einen der Väter der modernen Seelsorge, ist eine Seelsorge ohne Gebet nicht denkbar. Er schreibt: „Seelsorge ist Beten."[344] Beten wird als „das Atmen oder als Herzschlag des Glaubens verstanden" und ist ein Merkmal bzw. Kennzeichen unserer christlichen Spiritualität.[345]

Wer betet, ist nie allein. Er hat immer einen Ansprechpartner. Gott ist im Gebet für ihn immer erreichbar. Wir dürfen im Gebet all unsere Nöte und Anliegen vor Gott bringen. Durch seinen Sohn, unseren Herrn und Heiland Jesus Christus, hat er uns versprochen: „Alles, was ihr bittet im Gebet, wenn ihr glaubt, werdet ihr's empfangen." (Mt. 21,22) Und im Jakobusbrief heißt es: „Des Gerechten Gebet vermag viel, wenn es ernstlich ist." (Jak. 5,16)[346] Bei alledem gilt aber der im „Vaterunser" formulierte Vorbehalt, dass zuerst Gottes Wille geschehe, „wie im Himmel, so auf Erden", – auch wenn Gottes Wille unserem menschlichen Willen bisweilen entgegenzustehen scheint. Wir Christen dürfen darauf vertrauen, „dass denen, die Gott lieben, alle Dinge zum Besten dienen ..."(Röm. 8,28) Denn bei Gott ist nichts unmöglich (vgl. Mt. 19,26; Lk. 1,37). Von Dietrich

---

344 Eduard Thurneysen, Die Lehre von der Seelsorge, 7. Aufl., Zürich 1994, S. 166.
345 Leo Karrer, Der große Atem des Lebens. Wie wir heute beten können, Freiburg i. Br. 1996, S. 39.
346 Der evang. Landesbischof Ulrich Fischer hat in einer Predigt zu dieser Bibelstelle angemerkt: „Das ‚Gebet des Gerechten', das ist nicht das Gebet des moralisch Vollkommenen, sondern es ist das Gebet dessen, der vollkommen auf den gerechten Gott vertraut, auf sein Wirken hofft." (Die Predigt trägt den Titel: „Die vierte Hilfe der Seelsorge" und wurde in einem Gottesdienst zum 150-jährigen Jubiläum des Evangelischen Stifts in Freiburg am 10. Oktober 2010 über Jak. 5,13-16 gehalten, http://www.ekiba.de/415_14134.php).

Bonhoeffer stammt der Satz: „Nicht alle unsere Wünsche, aber alle seine Verheißungen erfüllt Gott."[347]

Wenn Jörg Zink in dem eingangs zitierten Gebet Gott anruft mit den Worten: „Ich brauche nicht zu reden, damit du mich hörst. Ich brauche nicht aufzuzählen, was mir fehlt …", dann wendet er sich damit gegen einen weitverbreiteten Irrtum, als bedeute Beten immer zu reden, das heißt als sei ohne viele Worte kein Gebet möglich. Hier gilt die Mahnung Jesu, dass wir beim Beten „nicht viel plappern wie die Heiden; denn sie meinen, sie werden erhört, wenn sie viele Worte machen" (Mt. 6,7). Die Frage, die sich diesbezüglich stellt, ist: Gibt es auch Gebete, die ganz ohne Worte auskommen? Sören Kierkegaard merkt hierzu an: „Als mein Gebet immer andächtiger und innerlicher wurde, da hatte ich immer weniger zu sagen. Zuletzt wurde ich ganz still. Ich wurde, was womöglich noch ein größerer Gegensatz zum Reden ist, ich wurde ein Hörer. Ich meinte erst, Beten sei Reden. Ich lernte aber, daß Beten nicht bloß Schweigen ist, sondern Hören. So ist es: Beten heißt nicht sich selbst reden hören, beten heißt still werden und still sein und warten, bis der Betende Gott hört."[348] Weil Gott immer schon weiß, wessen wir bedürfen, kann unser Gebet auch ganz ohne Worte auskommen (Mt. 6,8).

Wenn Jörg Zink in seinem Gebet davon spricht, dass er „stellvertretend" für alle „Eiligen", „Zertreuten", „Lärmenden", für „alle, die keine Zeit haben", schweigen möchte, dann zeigt dies, dass es ihm beim Beten nicht nur um seine eigene Person geht. Auch seine Mitmenschen liegen ihm am Herzen! Gott soll auch ihnen seine Gegenwart schenken. Denn wer in Gottes Gegenwart eintaucht, der hat alles, was er braucht für Zeit und Ewigkeit. Das Gebet gibt dem sehr alten (hochbetagten) Menschen das Gefühl, dass er trotz seiner eingeschränkten Handlungsmöglichkeiten noch etwas tun kann. Wie oft höre ich in der Altenheimseelsorge den Satz: „Ich kann doch gar nichts mehr tun!"; worauf ich gelegentlich antworte: „Doch, Sie haben jetzt die Zeit und Möglichkeit, für andere Menschen zu beten, z.B. für Ihre Angehörigen, Ihre Familie, Ihre Kinder sowie für alle Mitarbeiter/innen und Bewohner/innen hier im Haus." Das Gebet, insbesondere die Fürbitte, hilft, Gefühle von Ohnmacht und Sinnlosigkeit zu überwinden. Es befreit aus Selbstbezogenheit und Verzweiflung. Es überbrückt Raum und Zeit und stiftet eine tiefe innere Verbundenheit mit Gott, aber auch eine tiefe Verbundenheit mit denjenigen Menschen, für die wir Fürbitte tun. Wenn ich den von mir besuchten alten Menschen beim Abschied gelegentlich verspreche, für sie zu beten, dann erfülle ich damit nicht nur eine uns Christen aufge-

---

347 Dietrich Bonhoeffer in einem Brief vom 14.8.1944 an Eberhard Bethge, in: Widerstand und Ergebung. Briefe und Aufzeichnungen aus der Haft, hrsg. von Eberhard Bethge, 19. Aufl., Gütersloh 2008, S. 207.
348 Zitiert nach Jörg Zink, Wie wir beten können, a.a.O., S. 20.

tragene Pflicht (vgl. Lk. 18,1; Eph. 6,18; Thess. 5,17), sondern gebe ihnen damit auch zu verstehen, dass ich darauf vertraue, dass durch meine Gebete über diese konkrete Begegnung hinaus Gottes Kraft in ihnen seine helfende und heilende (vgl. Mk. 9,29) Wirkung entfaltet. Das Gebet ist das Herzstück meiner spirituellen Begleitung im Altenpflegeheim. Für Dietrich Bonhoeffer gibt es „kein seelsorgliches Gespräch ohne immerwährendes Gebet zu Gott. Der andere muss wissen, dass, indem ich vor ihm stehe, ich vor Gott selbst stehe. Ich bin auf den Beistand des Heiligen Geistes angewiesen. Es gibt keinen unmittelbaren Weg zum anderen. Der Weg zum Bruder führt über das Gebet und Hören des Wortes Gottes."[349]

Für mich ist das Gebet über diese konkreten Aspekte hinaus noch aus einem anderen Grund wichtig. Beim Beten gedenken wir Gottes, das heißt, wir denken daran, wem wir unser Leben letztlich zu verdanken haben und woraufhin wir es leben. So heißt es zum Beispiel in Psalm 103,2-5: „Lobe den Herrn, meine Seele, und was in mir ist, seinen heiligen Namen! Lobe den Herrn, meine Seele, und vergiß nicht, was er dir Gutes getan hat: der dir alle deine Sünde vergibt und heilet alle deine Gebrechen, der dein Leben vom Verderben erlöst, der dich krönet mit Gnade und Barmherzigkeit, der deinen Mund fröhlich macht, und du wieder jung wirst wie ein Adler." Das Gedenken Gottes im Alltag ist für mich heute wichtiger denn je. Das Gebet hilft uns, Gott in unserem Leben Raum zu geben, und das heißt, dass wir in unserem Tun einmal innehalten und seiner gedenken. Es bedarf heute in einer Zeit weit verbreiteter Gottvergessenheit meines Erachtens einer „Spiritualität der Erinnerung".

b) Spiritualität der Erinnerung

Für den niederländischen Priester und Schriftsteller Henri J.M. Nouwen besteht die Hauptaufgabe eines Geistlichen darin, eine „lebendige Erinnerung an Jesus Christus" zu sein.[350] Für ihn sollte er durch Erinnern heilen, Halt geben und führen. Ich möchte diese drei Aspekte kurz erläutern. Nouwen geht von der psychologischen Erkenntnis aus, dass „etwas, das vergessen ist, nicht geheilt werden kann, und das, was nicht geheilt werden kann, leicht die Ursache für größeres Übel wird."[351] Er plädiert daher dafür, dass der Geistliche der Erinnerung Räume öffnet, in denen das Verdrängte einen Platz findet. Nouwen schreibt: „Der Geistliche als lebendiger Erinnerer an Gottes

---

349 Zitiert nach Rudolf Bohren, Daß Gott schön werde. Praktische Theologie als theologische Ästhetik, München 1975, S. 73 (Dietrich Bonhoeffer, Seelsorge, in: GSV, 1972, S. 363-414).
350 Henri J.M. Nouwen, Von der geistlichen Kraft der Erinnerung, Freiburg i. Br. u.a. 1984, S. 9.
351 A.a.O., S. 13.

große Taten in der Geschichte ist dazu berufen, dadurch zu heilen, dass er Menschen an ihre verwundete Vergangenheit erinnert und ihre Wunden in Beziehung setzt zu den Wunden der ganzen Menschheit, die durch das Leiden Gottes in Christus versöhnt ist." [352] Der zweite Aspekt in Nouwens Spiritualität ist das Halt-Geben durch Erinnern. Für ihn ist Gott die Lebenskraft schlechthin. Sich an ihn zu erinnern bedeutet, aus der Quelle des Lebens zu schöpfen, es bedeutet, Halt im Alltag zu finden. Er schreibt: „So ist die Erinnerung an Jesus Christus viel mehr, als sich vergangene Erlösungstatsachen ins Gedächtnis zu rufen. Es ist ein lebenspendendes Sich-Erinnern, ein Erinnern, das uns hier und jetzt Halt gibt, uns nährt und uns ein wirkliches Bewusstsein davon verleiht, inmitten der vielen Krisen des täglichen Lebens einen festen Stand zu haben."[353] Der dritte Aspekt in Nouwens Konzeption bezieht sich auf die Führung durch Erinnerung. Nouwen verdeutlicht das Gemeinte am Beispiel des Moses. Dieser lässt sich durch das Gedenken Gottes führen und kann so dem Volk den Weg durch die Wüste weisen. Er schreibt: „Die Propheten Israels führten ihr Volk in erster Linie, indem sie es erinnerten. Man höre, wie Mose sein Volk führt: ,Gedenke, wie Jahwe dich aus Ägypten geführt hat … folge seinen Wegen und ehre ihn' (vgl. Dtn. 8,2-14). ,Einen Fremdling sollst du nicht bedrücken noch bedrängen – ihr seid ja auch Fremdlinge gewesen in Ägypten' (vgl. Ex 22,20)."

Für uns Christen ist es vor allem die Erinnerung an Jesus, die führt (vgl. Joh. 14,26, 16,4; 1. Kor. 15,1).[354] Die Aufgabe des Geistlichen besteht nach Nouwen vorrangig darin, die Menschen durch Gebet und Meditation des Wortes Gottes zu inspirieren und sie dahin zu führen, wo sie aus der erinnernden Konfrontation mit Gottes Heilsgeschichte neue Hoffnung für ihr Leben schöpfen können. Er schreibt: „Das Gebet, Tage des Alleinseins mit Gott oder Augenblicke der Stille sollten daher niemals als heilsame Kunstgriffe gesehen oder verstanden werden, um auf dem Damm zu bleiben, um unsere ,geistlichen Batterien' aufzuladen oder um Energie für unseren Dienst zu sammeln. Nein, dies alles ist Dienst … Gerade in der Nähe zu Gott entwickeln wir eine größere Nähe zu den Menschen und gerade in der Stille und Einsamkeit des Gebets berühren wir wirklich das Herz des menschlichen Lebens, dem wir dienen wollen."[355] Für Henri J.M. Nouwen wird der Geistliche erst durch Stille, Einsamkeit und Gebet „ein Geistlicher".[356] Das Gebet ist für ihn daher nie „als eine Privatsache anzusehen", nein, es gehört seines

---

352 A.a.O. S. 24. (Vgl. zu diesem Aspekt die Überlegungen von Michael Nüchtern, Was heilen kann: therapeutische Einsichten aus biblischen Geschichten, Göttingen 1994, S. 25 ff.: „Heilung kommt aus diesem Erinnern Gottes.")
353 A.a.O., S. 41.
354 Vgl. die Anamnese (Erinnerung) innerhalb der Abendmahlsworte Jesu: „… das tut zu meinem Gedächtnis." (1. Kor. 11,24 ff.)
355 Henri J.M. Nouwen, Von der geistlichen Kraft der Erinnerung, a.a.O., S. 50.
356 Ebd.

Erachtens „zum Kern unseres geistlichen Dienstes und muß deswegen auch Gegenstand der Erziehung und Bildung sein".[357]

Nicht nur für uns Christen ist das Gedenken Gottes ein ganz wichtiges Element unserer Spiritualität, nein, auch im Islam spielt es eine zentrale Rolle. Peter Cunz schreibt in einem Beitrag über „die spirituellen Ziele im Alter aus Sicht des Islam": „Für uns Muslime liegt das Heil ganz grundsätzlich im Gottesgedenken, und alle Gebote und Regeln sind Instrumente, um das Gottesgedenken zu unterstützen. Im Islam sind die fünf täglichen obligatorischen Gebete mit den vorausgehenden Waschungen das wichtigste Mittel, dieses Gottesgedenken zu üben. Fünfmal am Tag sammeln wir unsere Gedanken und unser Gemüt und werfen uns vor Gott nieder. Mit solchen überlieferten Ritualen können auch Muslime im Alter oder in Zeiten beschränkter Vitalität auf einfache Art dem Erfordernis des Korans gerecht werden, wenn dort steht: ‚Gedenket Mein, und Ich will euer gedenken' (Sure 2:152)."[358] Dass das Gottesgedenken nicht nur für Muslime, sondern auch für uns Christen von ganz entscheidender Bedeutung ist, zeigt ein Blick in die Bibel. Dort werden nicht nur wir Menschen immer wieder aufgefordert zum Gedenken Gottes (z.B. 2. Kö. 20,3; Spr. 3,6; Joh. 15,20; Hebr. 12,3), sondern dort wird auch von Gott selber gesagt, dass er unser gedenkt. So heißt es zum Beispiel in Psalm 8,3: „Was ist der Mensch, dass du seiner gedenkst, und des Menschen Kind, dass du es lieb hast?"[359]

Der Mensch wird dadurch Mensch, dass Gott an ihn denkt, dass er sich an uns erinnert, mehr noch, dass er sich selbst immer wieder in Erinnerung bringt. Diese Zusage Gottes ist gerade für Menschen im Altenpflegeheim, insbesondere für diejenigen, die zum Beispiel aufgrund einer Demenzerkrankung immer mehr ihr Gedächtnis verlieren, wichtig. Sie fühlen sich im Heim nicht selten verlassen und allein und klagen bisweilen darüber, dass sie von ihren Angehörigen und Bekannten nur selten besucht werden. Vor diesem Hintergrund wird die Wichtigkeit von (Seelsorge-)Besuchen von außerhalb des Heims deutlich. Wie bereits an früherer Stelle betont, können sie dem alten Menschen das Gefühl geben: Du bist nicht vergessen, man interessiert sich noch für dich. Und wenn es darüber hinaus dem Seelsorger / der Seelsorgerin gelingt, dem alten Menschen die Verheißung Gottes zuzusprechen, dass er unser gedenkt und immer bei uns ist, dann kann dies für ihn zu einer überaus tröstenden und sinnstiftenden Begegnung werden.[360] Gunda Schnei-

---

357 A.a.O., S. 53.
358 Peter Cunz, Was sind die spirituellen Ziele im Alter aus Sicht des Islam, und wie können sie erreicht werden?, in: Spiritualität und Kreativität in der Psychotherapie mit älteren Menschen, hrsg. von Peter Bäuerle, Hans Förstl, Daniel Hell, Hartmut Radebold et al., Bern 2005, S. 147.
359 Vgl. auch 1. Mo. 8,1, wo Gott Noahs gedenkt, und 2. Mo. 2,24 u. 6,5, wo Gott seines Bundes mit Abraham, Isaak und Jakob gedenkt.
360 Vgl. das Versprechen, das Jesus am Ende des Missionsbefehls seinen Jüngern gab: „Und siehe, ich bin bei Euch alle Tage, bis an der Welt Ende." (Mt. 28,20 b)

der-Flume schreibt: „Gedenken schafft Sinn im Leben, indem es Gott ins Leben zieht. Gedenken ist nicht nur grundlegend lebensschöpferisch, sondern auch sinnschöpferisch."[361] Für mich spielt das Gebet als Gedenken Gottes und als Gedenken unseres Nächsten bei der spirituellen Sinnsuche eine ganz entscheidende Rolle. Denn wer betet, ist nie allein. Er weiß sich durch die Kraft des Heiligen Geistes mit Gott und seinem Nächsten verbunden. Im Gebet werden Erfahrungen von Sinn (z.b. im Dankgebet) und Widersinn (z.b. im Klagegebet) vor Gott gebracht, im Vertrauen darauf, dass sie bei ihm, der alles bergenden und zentrierenden Sinn-Mitte, Gehör finden. Klaus Engelhardt schreibt: „Im Gebet findet der bedrängte, von Gott bedrängte, verunsicherte, um Gewissheit und Lebenssinn ringende Mensch die Sprache seiner Ungewissheit, sein ‚Seufzen'; im Gebet sucht und findet er Ahnung und Gewissheit der heilvollen Gegenwart Gottes."[362]

c) Segen

Neben dem Gebet ist für mich der Segen ein Grundgestus spiritueller Begleitung im Altenpflegeheim. Dass letztlich alles an Gottes Segen gelegen ist, wird in Psalm 127, 1-2 deutlich, wo es heißt: „Wenn der Herr nicht das Haus baut, so arbeiten umsonst, die daran bauen. Wenn der Herr nicht die Stadt behütet, so wacht der Wächter umsonst. Es ist umsonst, daß ihr früh aufsteht und hernach lange sitzet und esset euer Brot mit Sorgen; denn seinen Freunden gibt er es im Schlaf." Hier zeigt sich, dass Arbeit und Mühe allein einem Leben noch keinen Sinn geben. Damit unser Leben zu einem erfüllten Leben wird, bedarf es noch etwas ganz anderem, nämlich des Segens Gottes. Doch was verstehen wir eigentlich unter Segen? Und was geschieht, wenn wir von einem Menschen gesegnet werden oder ihm selber den Segen Gottes zusprechen? Der moderne Mensch tut sich schwer mit diesem Begriff. Er will sein Leben autonom und selbstbestimmt führen und seinem Leben selber einen Sinn geben.[363] Gerade mit Blick aufs Alter suggeriert uns die Werbung, wir müssten nur rechtzeitig für den Lebensabend Vorsorge treffen, dann könnten wir dereinst die Früchte unserer Arbeit ausgiebig genießen.

Die Bibel warnt uns davor, uns selber etwas vorzumachen und zu glauben, wir hätten unser Leben im Griff: „Es ist umsonst, dass ihr ..." Mit diesen

---

361 Gunda Schneider-Flume, Alter – Schicksal oder Gnade? Theologische Überlegungen zum demographischen Wandel und zum Alter(n), Göttingen 2008, S. 90. Gunda Schneider-Flume macht den Begriff „Sinn" in der „Niedrigkeit des Lebens" fest und wendet sich dagegen, sich zu einer „metaphysischen Sinnkonstruktion" emporzuschwingen, (ebd.).
362 Klaus Engelhardt, „Ihn zu fassen, ist fast unsere Freude zu klein", Vorträge und Predigten, Stuttgart/Karlsruhe 2002, S. 68.
363 Vgl. die dt. Redensarten: „Jeder ist seines Glückes Schmied."; „Hilf dir selbst, dann hilft dir Gott."; „Der Mensch erntet, was er sät."

desillusionierenden Worten werden wir daran erinnert, dass wir uns noch so anstrengen und sorgen können; damit unser Leben gelingt, muss etwas hinzutreten, nämlich der Segen Gottes! Ihn können wir auch ohne Arbeit und Mühe empfangen. Der Segen ist nicht machbar! Er ist ein Geschenk, das im Glauben angenommen und gestaltet werden will. Doch wo ist dies heute im Alltag erfahrbar? Ich denke, jeder/jede von uns hat in seinem/ihrem Leben schon einmal erfahren, wie wichtig segnende Handlungen sind, ich denke da z.B. an eine Mutter oder einen Vater, die ihr Kind in den Arm nehmen oder es küssen oder ihm über den Kopf streicheln oder ihm segnend die Hände auflegen. Durch diesen menschlichen Gestus, der meist ganz spontan und ohne große Überlegung geschieht, wird einem Menschen Segen zugesprochen. Doch was genau geschieht beim Segnen? Jörg Zink geht auf diese Frage ein, wenn er schreibt: „Was heißt das, segnen – und was heißt das, ein Segen sein? Nehmen wir an: Ein Acker ist trocken. So wächst nichts. Nun setzt Regen ein, die Saat geht auf und wächst. Der Regen segnet, das heißt, er hilft, daß etwas aufgeht, daß etwas gedeiht. Wenn Gott seinen Segen über uns ausspricht, dann wächst etwas in uns, es gedeiht etwas, es reift Frucht. Es wächst aus Arbeit und Leid, aus Fröhlichkeit und Stille die Frucht für dieses Leben und für die Ewigkeit. Der Same springt auf und wird frei, und aus einer Erde, aus der scheinbar nichts zu erwarten war, wächst Vertrauen, wächst Dankbarkeit.

Wenn Segen über einem Leben waltet, hat es Sinn. Es gedeiht. Es wächst. Es wirkt lösend, fördernd, befreiend auf andere. Versuche glücken, Werke gelingen. Die Mühe zehrt das Leben nicht aus, sie ist sinnvoll und bringt ihre Frucht. Am Ende steht nicht die Resignation, sondern eine Ernte. Ein alternder Mensch, dessen Leben gesegnet ist, geht nicht zugrunde, er reift vielmehr, wird klarer und freier und stirbt am Ende ‚lebenssatt‘, wie einer von einer guten Mahlzeit aufsteht …"[364] Dass dies umso mehr geschieht, wenn der Segen nicht nur in unserem Namen vollzogen wird, sondern im Namen Gottes, steht für mich außer Frage. Der Segen trägt die Verheißung Gottes. Wer im Namen Gottes segnet und gesegnet wird, tritt ein in das Kraftfeld Gottes.[365] Wem Gott seinen Segen schenkt, auf dem liegt seine Schutzmacht, dem gilt sein Für-uns-da-Sein, sein Geleit, seine Liebe. In Psalm 115,12 heißt es: „Der Herr denkt an uns und segnet uns." Und in 1. Mo. 12,2 spricht Gott zu Abraham: „Du sollst ein Segen sein." Wir sollen den Segen Gottes gerade an solche Menschen weitergeben, die sich ungeliebt und verlassen fühlen, an die, die denken, für sie sei niemand da. Wie wohltuend und hilfreich der Segen gerade auch für alte und kranke Menschen ist, erle-

---

364 Jörg Zink, Was heißt segnen?, in: Sinn und Gestalt des Segens, Dokumente KT, Düsseldorf 1985, S. 183 f.
365 Im Alten Testament bedeutet das hebräische Wort für Segen und Segnen „barach" (400-mal) wörtlich übersetzt: „mit heilvoller Kraft begaben".

be ich bei meiner Arbeit im Altenpflegeheim immer wieder. Durch den Se-
gensgestus spreche ich meinem Gegenüber zu: Auch dein Leben hat Sinn,
du bist von Gott geliebt, Gott ist für dich da, Gott spricht: „Fürchte dich
nicht; denn ich habe dich erlöst; ich habe dich bei deinem Namen gerufen;
du bist mein!" (Jes. 43,2) Der Segen, als ein symbolischer (zeichenhafter)
Gestus, ermöglicht uns, dies nicht nur verbal, sondern auch körperlich erfahrbar, z.B. durch Handauflegung oder ein Kreuzzeichen, nahezubringen.[366]
Durch den Segen will ich daran erinnern, dass unser aller Leben unter der
Schutzmacht Gottes steht und dass uns nichts und niemand von seiner Liebe trennen kann, wie sie in Jesu Leben und Sterben deutlich geworden ist
(vgl. Röm. 8,38).

---

366 Im Neuen Testament bedeutet das griechische Wort „eulogias" (ca. 40-mal), das wir mit Segen
widergeben, wörtlich übersetzt: „ein gutes Wort über jemandem aussprechen". Meist gebrauche
ich dazu den aaronitischen Segen, wie er in 4. Mo. 6,24-26 steht. Am Ende eines Seelsorgegesprächs verabschiede ich mich meist mit guten Wünschen, z.B., Genesungswünschen und einem
kurzen Segenswort. http://www.klemata.de//glaubensimpulse/mitarbeiterimpulse/seelsor.

Das Zeitliche segnen

Überlegungen zur seelsorglichen Vorbereitung auf Sterben und Tod

Der amerikanische Religionspsychologe Harold G. Koenig hat in den USA eine Reihe von Untersuchungen gemacht, um die spirituellen Bedürfnisse von pflegebedürftigen älteren Menschen zu erheben.[367] Er hat sie mit Blick auf ihre spezifischen Lebens- und Alltagssituationen mittels „biographischer Methode" befragt und dabei im Wesentlichen folgende spirituellen Bedürfnisse („Spiritual Needs of Physically Ill Elders") festgestellt:

– Aufrechterhaltung von Sinn, Zukunft und Hoffnung
– Transzendieren der gegenwärtigen Umstände
– Unterstützung bei der Verarbeitung von Verlusten
– Bedürfnis nach Kontinuität mit dem bisherigen Leben
– Unterstützung religiöser bzw. spiritueller Verhaltensweisen
– Bewahrung von Würde, Individualität und Selbstwertgefühl
– Bedürfnis nach unbedingter Zuwendung
– Möglichkeit, Ärger und Zweifel ausdrücken zu können
– Bedürfnis nach erfahrungsmäßigem Kontakt mit transpersonalen Dimensionen
– Bedürfnis, lieben und dienen zu können
– Bedürfnis, Dankbarkeit zu empfinden bzw. danach, die verbliebenen positiven Aspekte des Lebens zu erkennen
– Bedürfnis, vergeben zu können und Vergebung zu erfahren
– Vorbereitung auf Sterben und Tod.[368]

Obgleich es im deutschsprachigen Raum bislang kaum vergleichbare Studien zu den religiösen Bedürfnissen pflegebedürftiger älterer Menschen gibt, dürften sie sich meines Erachtens kaum von denen in den USA unterschei-

---

367 Vgl. Harold G. Koenig, Ageing and God. Spiritual Pathways to Mental Health in Midlife and Later Years, Birmingham 1994.
368 A.a.O., S. 283-295. Eine nähere Besprechung obiger Punkte Koenigs findet sich in: Renate Ruhland, Spirualität im Alter, a.a.O., S. 177 ff. sowie in dem Buch von Ulrich Moser, Identität, Spiritualität und Lebenssinn, a.a.O., S. 303 ff. und im Artikel „Religiöse Bedürfnisse pflegebedürftiger älterer Menschen. Herausforderungen und Aufgaben für seelsorgliche Begleitung, Kirchengemeinden, Altenhilfeeinrichtungen" von Thomas Mäule u. Annette Riedel, in: Seelsorge im Alter. Herausforderung für den Pflegealltag, hrsg. von Susanne Kobler-von Komorowski u. Heinz Schmidt, Heidelberg 2005, S. 93-103.

den.[369] Es würde den Rahmen diese Buches sprengen, würde ich auf jedes von Koenig genannte Bedürfnis näher eingehen. Ich möchte jedoch eines herausgreifen, das mir im Blick auf die Altenseelsorge besonders wichtig ist. Das Spezifikum einer Spiritualität im Alter liegt vor allem darin, dass das Leben verstärkt von seinem Ende her, das heißt dem sich nahenden Tod und dem damit verbundenen Sterbeprozess, in den Blick kommt. Gewiss, auch der ältere Mensch will sich diesen Umstand nicht immer eingestehen oder er verdrängt ihn, aber, ob er will oder nicht – früher oder später –, fällt der Schatten des Todes auch auf sein Leben und nötigt ihn zu einer inneren Stellungnahme. Der über 100-jährige Philosoph Hans Georg Gadamer antwortete in einem Interview einmal auf die Frage „Haben Sie Angst vor dem Sterben?": „Angst in dem Sinne nicht. Aber man denkt mehr dran."[370]

Obgleich die meisten älteren Menschen bereits ihre Erfahrungen mit dem Sterben und Tod von geliebten Menschen gemacht haben, ist für sie das Thema doch weitgehend tabuisiert. Nur selten werde ich im Seelsorgegespräch darauf angesprochen, und wenn ja, meist in der Weise, dass der alte Mensch sich Sorgen macht, wie seine Beerdigung einmal vonstattengeht, bzw. überlegt, was diesbezüglich noch zu regeln ist. Ein wichtiges religiöses Bedürfnis vieler pflegebedürftiger älterer Menschen im Heim ist es daher, mit jemandem das eigene Ableben, das heißt die Sinnfrage im Horizont des Todes, gedanklich in den Blick zu nehmen. In 2. Könige 20,1 sagt der Prophet Jesaja zum todkranken König Hiskia: „So spricht der Herr: Bestelle dein Haus, denn du wirst sterben und nicht am Leben bleiben." Als Hiskia daraufhin sehr zu weinen beginnt und Gott um sein Leben anfleht, erhört dieser sein Gebet und macht ihn wieder gesund und schenkt ihm noch 15 Jahre Lebenszeit (2. Kön. 20,2 ff.). Obgleich Hiskia in dieser Geschichte noch einmal ins Leben zurückkehren durfte, macht sie deutlich: Nur, wer seine Angelegenheiten (das geistliche und weltliche Erbe) regelt, das heißt sein Haus bestellt und sich mit seinem Tod auseinandersetzt, kann letztlich in Frieden das Zeit-liche segnen. Am Ende der Geschichte heißt es: „Und Hiskia legte sich zu seinen Vätern." (2. Kön. 20,21) Für mich ist der Tod – wie

---

369 Thomas Mäule u. Annette Riedel, Seelsorge im Alter, a.a.O., merken hierzu in einer Fußnote an: „Die Übertragbarkeit der Befragungsergebnisse aus den USA auf deutsche Verhältnisse muss gewiss vorsichtig eingeschätzt werden ... Doch sind die Menschen dort und ihre Kultur nicht so grundsätzlich anders als hier, so dass die Ergebnisse auch für uns durchaus als bedeutsam einzuschätzen sind. Religion ist wie Alter ein höchst differentielles Geschehen. Einfache und eindeutige Zusammenhänge gibt es nicht. Letztlich sind immer die Einzelsituation und die betroffene Person entscheidend. Die Befragungsergebnisse geben bestimmte Richtungen an und können in der seelsorglichen Begleitung dazu dienen, mit den aufgezeigten religiösen Anliegen zu rechnen und hierfür offen und sensibel zu sein." (S. 97)
370 Gespräch mit dem Philosophen Hans Georg Gadamer vom 2.08.2001 (Kurzfassung eines Interviews von Sigrid Beckmann-Lamb), http://www.bildung-und-mensch.de/philosophie/hans-georg-gadamer.html.

bereits ausgeführt – nicht eine Niederlage bzw. ein Versagen[371], sondern eine Vollendung, ja eine Heimkehr zu Gott, unserem himmlischen Vater. Im Hebräerbrief heißt es: „Denn wir haben hier keine bleibende Stadt, sondern die zukünftige suchen wir." (13,14)

Meine sinnorientierte Seelsorge geht behutsam auf diese Thematik ein und versucht, sie im Lichte der christlichen Frohbotschaft ins Gespräch einzubringen. Ich halte es aufgrund meiner Erfahrungen jedoch nicht für ratsam, sie von mir aus aufzugreifen oder sie dem alten Menschen gleichsam aufzudrängen; der Impuls dazu sollte immer von unserem Gesprächspartner / unserer Gesprächspartnerin ausgehen. Martin Luther merkt in seinem „Sermon von der Bereitung zum Sterben" hierzu an: „Denn je tiefer der Tod betrachtet, angesehen und erkannt wird, desto schwerer und bedenklicher ist das Sterben. Im Leben sollte man sich mit dem Gedanken an den Tod üben, und wir sollten ihn zu uns fordern, wenn er noch fern ist und uns nicht treibt. Aber im Sterben, wenn er von selbst schon allzu stark da ist, ist er gefährlich und zu nichts nütze. Da muß man sein Bild auslöschen und es nicht sehen wollen, wie wir hören werden. Denn der Tod hat seine Kraft und Stärke in der Zaghaftigkeit unserer Natur und darin, daß man ihn zur Unzeit zu viel ansieht oder betrachtet."[372]

Oft erlebe ich es bei meinen Besuchen im Altenpflegeheim, dass dieses Thema in verschlüsselter Weise bzw. symbolisch aufgegriffen wird. So sagte mir einmal eine hochbetagte Dame: „Stellen sie sich vor, Herr Pfarrer, meine goldene Uhr ist stehen geblieben. Jetzt behaupten die doch, sie sei zu alt und könne nicht mehr repariert werden. Kann so was angehen?" Als Seelsorger/Seelsorgerin sollten wir hellhörig sein für das, was hinter der banal erscheinenden Frage steht. Vordergründig geht es hier ja nur darum, sich von einem liebgewonnenen Gegenstand zu trennen, das heißt, einzusehen, dass auch eine so kostbare Sache – wie eine goldene Uhr – irgendwann nicht mehr repariert werden kann. Der Abschied von all unseren irdischen Besitztümern ist meist ein schmerzlicher Prozess, der von Wehmut und Trauer begleitet wird. Der hochbetagte Mensch erkennt, dass die äußeren Werte (wie Beruf, Leistung, Hab und Gut) zunehmend in den Hintergrund treten und dafür innere Werte (wie Gleichmut, Ruhe, Gelassenheit, Seelenfriede) an Bedeutung gewinnen. Für mich geht es in obigem Beispiel aber noch um etwas ganz anderes, nämlich um den Umgang mit Sterben und Tod. Die Uhr der alten Dame steht im übertragenen Sinn für die ablaufende Lebenszeit bzw. den nahenden Tod. Die an mich gerichtete Frage „Kann das angehen?" könnte so gesehen auch bedeuten: Was denkst du über den Tod? Glaubst du

---

371 Vgl. den sich in Traueranzeigen öfter findenden Satz: „Gekämpft, gehofft und doch verloren."
372 Martin Luther, Sermon von der Bereitung zum Sterben, Abschnitt 6, in: M. Luther, Die Botschaft des Kreuzes, hrsg. von Horst Beintker u. a., 2. Aufl., Berlin 1983, S. 52.

an ein Leben danach? Macht das Leben im Angesicht des Todes überhaupt Sinn?

Es geht in der seelsorglichen Begleitung pflegebedürftiger alter Menschen im Blick auf Sterben und Tod darum, ihre Glaubensgewissheit zu stärken, indem wir ihnen die sinnstiftenden Bilder der Hoffnung vor Augen führen.[373] Martin Luther beschreibt diese Aufgabe in seinem Sermon von der Bereitung zum Sterben so: „Du musst den Tod im Angesicht des Lebens, die Sünde im Angesicht der Gnade, die Hölle im Angesicht des Himmels ansehen und dich nicht vor dem Angesicht oder Anblick (der Bilder als solcher) bedrängen lassen…"[374] Er fordert uns auf, unseren Blick auf Jesus, den Anfänger und Vollender des Glaubens, zu richten. Denn in ihm findet die vom Tod bedrohte und sich ängstigende Seele „das Leben, die Gnade und die Seligkeit".[375] Er schreibt: „Christus ist das lebendige und unsterbliche Bild gegen den Tod, den er erlitten und doch mit seiner Auferstehung von den Toten in seinem Leben überwunden hat. Er ist das Bild der Gnade Gottes gegen die Sünde, die er auf sich genommen und durch seinen unüberwindlichen Gehorsam überwunden hat. Er ist das himmlische Bild (des Gott-Menschen), der (am Kreuz) von Gott verlassen wie ein Verdammter durch die Allgewalt seiner Liebe die Hölle überwunden hat. Er bezeugt, daß er Gottes geliebter Sohn ist und dasselbe uns allen zu eigen gibt, wenn wir nur glauben."[376] Auch wenn uns die Begrifflichkeit Martin Luthers heute vielleicht fremd erscheinen mag, seine seelsorgliche Intention hat meines Erachtens nichts von ihrer Bedeutung eingebüßt. Ihre Absicht könnte man mit den Worten des Propheten Jesaja wiedergeben, bei dem es heißt: „Tröstet, tröstet mein Volk! spricht euer Gott." (40,1) Während sich die Menschen im Mittelalter nicht selten vor dem Strafgericht Gottes, ewiger Verdammnis und der Hölle fürchteten, plagt sie heute eher die Sorge, kein sinnvolles, ausgefülltes Leben geführt zu haben. Nur selten höre ich heute in der Altenseelsorge einen Satz wie: „Wenn ich nur mal vor unserem himmlischen Vater bestehen kann." Während es für die Menschen im Mittelalter kaum etwas Schlimmeres gab, als ganz plötzlich und unvorbereitet sterben zu müssen, wünschen sich dies heute sogar viele. „Wenn es nur mal schnell geht und ich nicht lange leiden muss."

Bei meinen Besuchen im Altenpflegeheim begegne ich sehr oft hochbetagten Heimbewohner/innen, die gerne sterben möchten. Im Gespräch werden ganz unterschiedliche Gründe hierfür genannt: „Ich bin doch zu nichts mehr nütze." „Ich bin für andere nur noch eine Last." „Mein Leben hat keinen Sinn mehr." Hinter solchen und ähnlichen Äußerungen stehen meines Er-

---

373 Vgl. Unsere Hoffnung auf das ewige Leben. Ein Votum des Theologischen Ausschusses der Union Evangelischer Kirchen in der EKD, Neukirchen-Vluyn 2006.
374 Ebd., Abschnitt 9
375 Ebd., Abschnitt 7
376 Ebd., Abschnitt 13

achtens nicht nur die vielfältigen Beschwernisse des Alters, sondern häufig auch ein allgemeiner Lebensüberdruss oder das Gefühl von Lebenssattheit (vgl. 1. Mo. 25,8 u. 35,28). Wer 80 oder 90 Jahre oder mehr gelebt hat, der hat oft genug vom Leben und will sterben. Wir sollten dies respektieren und uns davor hüten, diesem Anliegen mit beschwichtigenden oder aufmunternden Appellen zu begegnen. Oft verbirgt sich gerade auch bei gläubigen Heimbewohner/innen hinter der Sehnsucht nach dem Tod der Wunsch, endlich von Krankheit, Schmerz und Leid befreit zu werden und Erlösung, Ruhe und Frieden zu finden.[377] Wir sollten ihre Todessehnsucht aufgreifen und sie im Gebet vor Gott tragen. Sodann sollten wir sie fragen, ob wir für sie noch etwas tun können, das ihnen ihr Leben erträglicher macht. Manchmal jedoch ist durch ein mitfühlendes Zuhören, ein verständnisvolles Kopfnicken, eine kleine Geste der Liebe und Anteilnahme mehr gewonnen als durch einen beredten seelsorglichen Aktivismus.

Bei meinen Besuchen im Altenpflegeheim treffe ich aber auch immer wieder auf hochbetagte Heimbewohner/innen, die eine ganz andere Einstellung zu Sterben und Tod haben. Sie zeichnen sich durch einen geradezu unerschütterlichen Lebenswillen aus und klammern sich mit aller Kraft ans Leben. Offensichtlich fällt es ihnen schwer loszulassen. Manchmal habe ich den Eindruck, als sei der nahende Tod so bedrohlich und angstbesetzt, dass sie ihn nicht wahrhaben wollen und so tun, als sei er noch unendlich weit entfernt.[378] Als ich einmal eine fast 100-jährige Frau besuchte, sagte sie: „Schön, Herr Pfarrer, dass Sie mich besuchen kommen, aber im Moment wäre es mir lieber, Sie würden ins Stationszimmer gehen und dort sagen, dass ich mein Medikament noch nicht erhalten habe." Auf meine Frage, ob dieses Medikament denn so wichtig sei, antwortete sie: „Das ist lebensnotwendig! Wenn ich es nicht regelmäßig nehme, dann sterbe ich vielleicht noch."[379] Das Beispiel zeigt, wie sehr auch ein hochbetagter Mensch noch am Leben hängt. Was bedeutet vor diesem Hintergrund die Bitte des Beters aus Psalm 90,12 an Gott: „Lehre uns bedenken, dass wir sterben müssen, auf dass wir klug werden"? Was ist Klugheit im Angesicht des Todes? Was bedeutet es, dass wir alle einem fortschreitenden Alterungsprozess unterworfen sind, der unweigerlich zum Tode führt? Wie ist unser Leben auf dem Hintergrund von Hinfälligkeit und Vergänglichkeit zu verstehen? Welchen Sinn hat überhaupt das Altern im Angesicht des Todes? Gunda Schneider-Flume merkt

---

377 Auch dem Apostel Paulus war der Wunsch, aus dem Leben zu scheiden, um bei Gott zu sein, nicht fremd. In seinem Brief an die Philipper schreibt er: „Denn Christus ist mein Leben, und Sterben mein Gewinn … ich habe Lust, aus der Welt zu scheiden und bei Christus zu sein, was auch viel besser wäre; aber es ist nötiger, im Fleisch zu bleiben, um euretwillen." (Phil. 1,21 ff.)

378 Diese Einstellung findet sich auch in Todesanzeigen von über 90-Jährigen, in denen es heißt: „Plötzlich und unerwartet verstarb …"!

379 Bei dem „lebensnotwendigen" Medikament handelte es sich um ein pflanzliches Präparat zur Verbesserung des allgemeinen Wohlbefindens.

zu Psalm 90,12 an: „Nicht, dass Menschen nicht wüssten, dass sie einmal als sterbliche Wesen sterben werden, wird hier angenommen, sondern dass sie, Vergänglichkeit wahrnehmend, nicht wissen, was es damit auf sich hat, dass sie ihre spezifische Situation in der Vergänglichkeit verkennen und dass das Wissen um Sterben und Vergänglichkeit gerade nicht von Natur aus das weise Herz und das rechte Wissen vom Leben gewährt. Die Einsicht, um die der Beter bittet, ist die Erkenntnis, dass auch das vergängliche Leben mit seinen gezählten Tagen letztlich nicht vom Tode, sondern in seiner befristeten Zeit gleichwohl von Gott bestimmt wird."[380]

Für die Vorbereitung auf Sterben und Tod im Alter – insbesondere im Altenpflegeheim – sind für mich zwei Daseinshaltungen von besonderer Bedeutung: das „abschiedlich Leben" sowie das Warten.

„Abschiedlich leben"

Der Begriff „abschiedlich leben" stammt ursprünglich von dem deutschen Philosophen Wilhelm Weischedel und wurde von der Schweizer Psychologin Verena Kast bekannt gemacht.[381] Sie schreibt: „Der Tod ragt in Gestalt der ständigen Veränderung in unser Leben herein. Leben angesichts des Todes muß ‚abschiedlich' gelebt werden; wir müssen bereit sein, Abschied zu nehmen, uns zu verändern, und immer auch bereit sein, unsere Geschichte als Geschichte von unendlich vielen Veränderungen in uns aufleuchten zu lassen, als die Ausfaltung unserer Identität."[382] Für Verena Kast sollte unser ganzes Leben „abschiedlich" gelebt werden. Nicht erst im Alter kommt es darauf an, wie man mit den vielen kleinen und großen Verlusten, Trennungen und Abschieden umgeht, das heißt, wie man sie innerlich annimmt bzw. verarbeitet. Weil letztlich hinter allen Verlusterfahrungen die Angst vor dem Tod steht (Paul Tillich), geht es in der sinnorientierten Altenseelsorge darum, unserem Gegenüber zu einer Haltung zu verhelfen, die es ihm ermöglicht, aus dem Glauben heraus die vielen Abschiede in einer Haltung der Ge-lassenheit und des Los-lassens anzunehmen. (vgl. Joh. 16,33)

Kaum ein antiker Philosoph hat sich mit diesem Thema so intensiv auseinandergesetzt wie der römische Philosoph Lucius Annaeus Seneca (4 v. – 65 n. Chr.). Für ihn gehört zu einem sinnerfüllten Leben immer auch die Auseinandersetzung mit Sterben und Tod, das heißt das „meditari mortem" (das Nachsinnen über den Tod bzw. das sich Vorbereiten/Einüben in den Tod). Er schreibt: „Der wollte nicht leben, der nicht sterben will. Denn das Leben

---

380 Gunda Schneider-Flume, Alter – Schicksal oder Gnade?, a.a.O., S. 129.
381 Vgl. Wilhelm Weischedel, Skeptische Ethik, Frankfurt 1980, S. 196.
382 Verena Kast, Trauern: Phasen und Chancen des psychischen Prozesses, 3. Aufl., Stuttgart 1983, S. 154.

ist uns mit der Bedingung des Todes geschenkt; es ist der Weg zu diesem Ziel. Unsinnig ist es daher, den Tod zu fürchten; denn nur das Ungewisse fürchtet man, dem Gewissen sieht man entgegen. Der Tod bedeutet eine gerechte und unabdingbare Notwendigkeit. Wer sollte sich beklagen, in einer Lage zu sein, in der sich alle ausnahmslos befinden? Das vornehmste Gesetz der Gerechtigkeit ist Gleichheit. Daher wäre es unangebracht, der Natur dies vorzuhalten, daß sie für uns kein anderes Gesetz gelten lassen wollte als für sich selbst. Was sie vereinigte, trennt sie wieder, und was sie trennte, vereinigt sie wieder."[383] Für uns Christen ist unser Leben aber nicht bloß ein ewiges Kommen und Gehen, ein Auf und Ab im Kreislauf der Gezeiten, wie es der Text von Seneca nahelegt. Nein, wir treiben nicht führerlos durch das Meer der Zeit und stranden irgendwann an den Ufern der Vergänglichkeit. Es ist Gott, der unser Leben in Händen hält. Beim Propheten Jesaja spricht er dem in der babylonischen Gefangenschaft sitzenden Volk Israel Mut zu. Er sagt: „Ich bleibe derselbe, so alt ihr auch werdet, bis ihr grau werdet, will ich euch tragen. Ich habe es getan und ich werde euch weiterhin tragen, ich werde euch schleppen und erretten."[384] (Jes. 46,4)

a) Verzeihen

Zum abschiedlichen Leben gehört für mich aber neben dem Loslassen von liebgewonnenen Gegenständen und Personen auch die Einsicht, dass es gut für einen ist, sich von belastenden inneren Bildern, Einstellungen und Haltungen zu trennen. Nur wer in der Lage ist, erlittene Verletzungen und Kränkungen zu vergeben, wird letztlich in Frieden das Zeitliche segnen können. Denn wer anderen Menschen ihre Verfehlungen bis ins hohe Alter nachträgt, lädt einen schweren Ballast auf seine Seele. Vergeben bedeutet ja nicht, Unrecht zu verharmlosen oder Kränkungen kleinzureden, nein, es bedeutet, im Vertrauen auf Gottes Hilfe sich von Gedanken und Gefühlen wie Hass, Bitterkeit, Wut und Enttäuschung zu trennen. (vgl. Mt. 11,28) Deshalb gehört im „Vaterunser" zur Bitte „und vergib uns unsere Schuld" immer auch das Versprechen „wie auch wir vergeben unsern Schuldigern". Für Martin Luther ist daher das Vergeben bzw. Verzeihen eine ganz wichtige Aufgabe im Blick auf die Vorbereitung auf Sterben und Tod. Er schreibt: „Zweitens soll man auch geistlich Abschied nehmen, das heißt man soll freundlich, rein nur um Gottes willen, allen Menschen vergeben, so sehr sie uns auch Leid zugefügt haben mögen. Umgekehrt soll man auch, rein um

---

383 Lucius Annaeus Seneca, Epistulae morales ad Lucilium (Ep. 30, 10-12).
384 Vgl. Gerhard Sprakties, Altenheimseelsorge als Einzelbegleitung, in: Diakonische Seelsorge im 21. Jahrhundert. Zur Bedeutung seelsorglicher Aufgaben für die diakonische Praxis, hrsg. von Arnd Götzelmann u. a., Heidelberg 2006, S. 85.

Gottes willen, von allen Menschen Vergebung begehren; denn zweifellos haben wir vielen von ihnen Leid zugefügt, zum mindesten mit bösem Beispiel oder mit zu wenig Wohltaten, wie wir nach dem Gebot brüderlicher, christlicher Liebe schuldig gewesen wären. Das sollen wir tun, damit die Seele nicht mit irgendwelchen Händeln auf Erden behaftet bleibe."[385]

b) Sich mit Gott versöhnen

Aber nicht nur Verzeihen ist für Menschen, die dem Tod entgegengehen, wichtig, sondern auch Versöhnung. Burkhard Pechmann schreibt: „Wer im Feld der Alten(heim)seelsorge arbeitet, spürt über kurz oder lang, wie oft am Ende des Lebens das geradezu drängende Bedürfnis nach Versöhnung besteht, um dann endlich ausgesöhnt Frieden finden zu können."[386] Während zum Verzeihen auch eine Person allein in der Lage ist, gehören zur Versöhnung immer zwei. Wie das Seelsorgebeispiel von Frau B. in diesem Buch gezeigt hat, ist Versöhnung zwischen zwei zerstrittenen Parteien nicht immer möglich, aber viel wichtiger scheint mir zu sein, dass es zu einer Versöhnung mit Gott kommt. Der Apostel Paulus fordert uns auf: „Lasset euch versöhnen mit Gott." (2. Kor. 5,20) Doch was meint er damit? Ulrich Fischer, der badische Landesbischof, hat in einer Karfreitagspredigt zu diesem Text gesagt: „Wie viele Menschen fragen sich: Habe ich das eigentlich nötig, mich mit Gott versöhnen zu lassen? Ich habe doch nichts gegen ihn. Bin doch ein guter Mensch. Lasse mir nichts zuschulden kommen. Und ein Verbrecher bin ich schon gar nicht. Während sie so reden, merken sie gar nicht, wie unversöhnt sie leben. Unversöhnt mit sich selbst gönnen sie sich keinen ehrlichen Blick auf ihre eigene Lebensgeschichte. Reden sich alles schön. Verdrängen Bedrohliches und lassen Unangenehmes nicht zu. Unversöhnt mit anderen Menschen können sie einfach nicht über ihren Schatten springen. Pflegen immer ihre alten Vorurteile. Wagen nicht den ersten Schritt auf andere zu. Unversöhnt mit Gott missachten sie Gott. Verlieren ihn aus dem Blick. Führen ein Leben, ohne eine Verantwortung vor ihm. Sind sich selbst genug. Solch ein Unversöhntsein bleibt oft lange unerkannt. Aber unter der Oberfläche des Lebens zehrt es, kann nahezu auffressen. Tut weh."[387] In der Altenseelsorge erlebe ich es immer wieder, wie schwierig es ist, sich mit sich selbst, aber auch mit Gott zu „versöhnen". Wer in der Rückschau auf sein Leben erkennt, dass er sich und anderen vieles schuldig geblieben ist, tut

---

385 Martin Luther, Sermon von der Bereitung zum Sterben, a.a.O., Artikel 2.
386 Burkhard Pechmann, Durch die Wintermonate des Lebens: Seelsorge für alte Menschen, Gütersloh 2007, S. 16.
387 Ulrich Fischer, Predigt zu 2. Kor. 5,18-20, gehalten am 2. April 2010 in der Stadtkirche Karlsruhe, http://www.ekiba.de/415_12848.php.

sich meist schwer, „abschiedlich zu leben". Er leidet unter all den Versäumnissen und Verfehlungen, die sein bisheriges Leben prägen, und sehnt sich nach einem Neubeginn. Ihm gilt in besonderer Weise „das Wort von der Versöhnung", von dem bei Paulus die Rede ist.

Die Freudenbotschaft von Gottes großer Versöhnungstat lautet: Gott hat Jesus, der keine Sünde kannte, für uns zur Sünde gemacht, damit wir durch ihn den Zugang zu Gottes Gerechtigkeit haben. Er hat uns unsere Verfehlungen nicht zugerechnet und sie uns um seines Sohnes willen verziehen. Über ihn heißt es beim Propheten Jesaja: „Führwahr, er trug unsere Krankheit und lud auf sich unsere Schmerzen. Wir hielten ihn für den, der geplagt und von Gott geschlagen und gemartert wäre. Aber er ist um unsrer Missetat willen verwundet und um unserer Sünde willen zerschlagen. Die Strafe liegt auf ihm, auf daß wir Frieden hätten, und durch seine Wunden sind wir geheilt." (53,4.5) Als Seelsorger/Seelsorgerin sind wir – wie Paulus betont – „Botschafter an Christi Statt", die dazu aufgerufen sind, den von Sterben und Tod bedrohten alten Menschen die frohe Botschaft von Gottes großer Versöhnungstat mitzuteilen. Immer dann, wenn sie sich im Verlaufe eines Seelsorgegesprächs – in einer Atmosphäre bedingungsloser Liebe und Wertschätzung – zu öffnen beginnen und uns ihre ganze Unvollkommenheit und Bedürftigkeit anvertrauen, sollten sie erfahren dürfen, was es heißt, dass uns das Wort von der Versöhnung gegeben ist.[388] Wir sollten ihnen auf ihr Bekenntnis hin die Vergebung all ihrer Sünden zusprechen. Dies kann auf ganz unterschiedliche Weise geschehen, zum Beispiel durch ein Gebet oder durch das Abendmahl, und ist von der jeweiligen Person und Situation abhängig.

Zum Schluss dieses Kapitels möchte ich nun auf die zweite Daseinshaltung zu sprechen kommen, die mir im Blick auf die Vorbereitung auf Sterben und Tod wichtig erscheint: das Warten!

Warten

Durch kaum etwas ist das Leben in einem Altenpflegeheim so sehr geprägt wie durch Warten. Dies ist schon deshalb der Fall, weil der pflegebedürftige alte Mensch trotz aller Aktivierungsprogramme über beträchtlich viel freie Zeit verfügt. Nicht jedem Heimbewohner / jeder Heimbewohnerin ist es jedoch gegeben, diese auch sinnvoll zu gestalten. Vielen bleibt oft nichts

---

388 Das angefochtene Gewissen, das sich in solchen Momenten zu Wort meldet, ist für Viktor E. Frankl ein „Sinnorgan". Es zeigt uns m.E., dass wir mit uns und Gott nicht im Reinen sind und es einer Metanoia (Sinnesänderung) bzw. einer Korrektur unserer inneren Einstellung bedarf. Das Gewissen weist uns darüber hinaus den Weg zum Sinn, d.h. es hilft uns, unserer Bestimmung als geliebte Kinder Gottes gemäß zu leben. Für Viktor E. Frankl „steht hinter dem Gewissen das Du Gottes". (vgl. Viktor E. Frankl, Der unbewußte Gott, a.a.O., S. 52)

anderes übrig, als einfach nur zu warten. Sie warten z.b. darauf, dass die Schwester / der Pfleger sie wäscht oder ihr Bett macht oder sie in den Aufenthaltsraum (das Wartezimmer?) bringt. Oder sie warten auf die nächste Mahlzeit, das Frühstück, das Mittagessen, den Nachmittagskaffee, das Abendessen. Oder sie warten z.b. auf den nächsten Besuch der Kinder oder von Bekannten. Oder sie warten darauf, dass sie jemand zu einer Veranstaltung des sozial-kulturellen Dienstes bringt. Sie warten auf den nächsten Arzttermin, die Fußpflege, den Frisör. Das Warten ist geradezu ein Merkmal ihrer Existenz im Altenpflegeheim. Eine Bewohnerin fragte mich einmal: „Worauf soll ich denn noch warten?"

Gewiss, im Wartesaal des Lebens sitzen so viele Menschen herum und warten ganz vergebens, denn sie wissen nicht, warum. Oder sollten wir besser sagen: Denn sie wissen nicht, worauf? Für mich ist Warten letztlich nur dann sinnvoll, wenn ich weiß, worauf ich warte. Es gibt für uns Menschen kaum etwas Unangenehmeres als ein unerfülltes Warten, das heißt ein Warten ohne Inhalt und Ziel. Anders freilich verhält es sich mit einem erfüllten Warten, das voller Vorfreude auf Dinge wartet, die uns wichtig und erstrebenswert sind. In jedem Lebensabschnitt hat das Warten ganz spezifische Ziele und Inhalte. So wartet z.b. ein Kind sehnsüchtig auf Ostern oder Weihnachten oder auf seinen Geburtstag, seine Einschulung, sein erstes Fahrrad usw. Der Jugendliche wartet vielleicht auf seine erste große Liebe, seinen Schul- oder Berufsabschluss, seinen Führerschein usw. Der Mensch in der Mitte des Lebens wartet vielleicht auf die Verwirklichung seiner Träume und Ideale in Familie und Beruf. Er wartet darauf, Karriere zu machen oder sich ein kleines Vermögen anzueignen, z.b. eine Eigentumswohnung oder ein Haus mit Garten. Er wartet darauf, dass seine Kinder eine gute schulische und berufliche Ausbildung machen und schließlich ihre eigenen Wege gehen usw. Und worauf wartet der Mensch im Alter, insbesondere derjenige, der in einem Altenpflegeheim lebt?

Es wäre schlimm, wenn er nur auf ein baldiges Ableben bzw. einen gnädigen Tod warten würde. Ich denke, ein christliches Leben sollte sich dadurch auszeichnen, dass es auf die Erfüllung der Verheißungen Gottes wartet. In der Bibel begegnen uns eine ganze Reihe von Menschen, die auf das Kommen Gottes bzw. den Anbruch seines Reiches warten. So ist im Lukasevangelium von zwei (hoch-)betagten Menschen, Simeon und Hanna, die Rede, die beide auf den Messias warteten und deren Wunsch noch zu Lebzeiten in Erfüllung ging (Lk. 2,25-38). Der greise Simeon, der den neugeborenen Heiland der Welt in seinen Händen hält, ist der Inbegriff für eine in Erfüllung gegangene Verheißung Gottes. Sein Warten war nicht vergeblich, es hat sich gelohnt. Er erkennt durch den heiligen Geist in Jesus „den Trost Israels" (Lk. 2,25) und stimmt auf Gott ein Loblied an: „Herr, nun läßt du deinen Diener in Frieden fahren, wie du gesagt hast; denn meine Augen haben den

Heiland gesehen, den du bereitet hast vor allen Völkern, ein Licht, zu erleuchten die Heiden und zum Preis deines Volkes Israel." (Lk. 2,29-32) Aber
nicht nur Simeon und Hanna warten im Lukasevangelium, nein, auch Maria sowie Zacharias und Elisabeth warten. Henri Nouwen schreibt: „Die
ganze Eröffnungsszene des Evangeliums ist voll von wartenden Menschen.
Und von Anfang an hören sie alle auf die eine oder andere Weise die Worte:
‚Habt keine Angst! Ich habe euch etwas Gutes zu sagen'. Jedem von denen,
die da warteten, war eine Verheißung geschenkt worden, die ihm Mut gab
und es ihm ermöglichte zu warten."[389]

Die Beispiele zeigen, dass Warten durchaus sinnvoll und produktiv ist,
wenn man es mit einer Verheißung / einer Hoffnung Gottes verbinden kann.
Wenn eine Frau ein Kind erwartet, wie Maria und Elisabeth, dann sagt man
bei uns: „Sie ist guter Hoffnung." Dies sollte meines Erachtens nicht nur für
werdende Mütter gelten, sondern für uns Christen generell. Gott hat uns
durch seinen Sohn Jesus Christus die Verheißung eines ewigen Lebens in
seiner Herrlichkeit und Freiheit geschenkt (Joh. 8,12). Wer sein Leben daraufhin lebt, ist zwar nicht davor gefeit, immer wieder in Orientierungs- und
Sinnkrisen zu geraten, aber er weiß sich dabei von Gott gehalten (vgl. z.B.
Ps. 23). Er weiß, dass unsere irdische Wanderschaft erst bei Gott ihr Ziel,
ihre Vollendung findet, und kann trotz aller Entbehrungen und Beschwernisse voller Vorfreude darauf warten. Der scheidende Jesus hat seinen Jüngern dies einmal in einem Bild zu verdeutlichen versucht. Er sagte: „Eine
Frau, wenn sie gebiert, so hat sie Schmerzen, denn ihre Stunde ist gekommen.
Wenn sie aber das Kind geboren hat, denkt sie nicht mehr an die Angst um
der Freude willen, daß ein Mensch zur Welt gekommen ist. Und auch ihr
habt nun Traurigkeit; aber ich will euch wiedersehen, und euer Herz soll
sich freuen, und eure Freude soll niemand von euch nehmen. An dem Tag
werdet ihr mich nichts fragen." (Joh. 16,21-23) Diese Verheißung Jesu gilt
nicht nur seinen Jüngern, sondern auch uns, die wir im Angesicht von Sterben und Tod von Sinnfragen geplagt werden.

Wer das Warten – insbesondere in einem Altenpflegeheim – mit unserer
christlichen Hoffnung zu verbinden weiß, der wird getrost in die Zukunft
sehen und braucht den Tod nicht mehr zu fürchten. Der Apostel Paulus, der
in seinem Leben immer wieder beschwerliche Wartezeiten durchzustehen
hatte (vgl. 2. Kor. 6,4 ff.), schreibt an die Gemeinde in Rom: „… wir wissen,
daß Bedrängnis Geduld bringt, Geduld aber Bewährung, Bewährung aber
Hoffnung, Hoffnung aber läßt nicht zuschanden werden; denn die Liebe
Gottes ist ausgegossen in unsere Herzen durch den heiligen Geist, der uns
gegeben ist." (Röm. 5,3 b ff.) Wenn der Apostel Paulus hier von Hoffnung

---

389 Henri Nouwen, Der Weg des Wartens, in: Möge der Stern für dich leuchten. Weihnachtliche
Worte und Weisen, Freiburg i. Br. 2005, S. 22.

spricht, dann meint er damit nicht eine optimistische Lebenseinstellung, wie sie von Vertretern des positiven Denkens eingefordert wird. Nein, er meint damit den Grund und Inhalt unseres christlichen Glaubens. Der tschechische Schriftsteller und Politiker Václav Havel hat einmal gesagt: „Hoffnung ist eben nicht Optimismus. Sie ist nicht die Überzeugung, dass etwas gut ausgeht, sondern die Gewissheit, dass etwas Sinn hat, ohne Rücksicht darauf, wie es ausgeht." Wer sein Leben im Vertrauen auf Gottes Verheißungen führt, wird auch im Alter – auch unter Krankheit und Leid – zum geduldigen Warten befreit. Er kann mit dem Apostel Paulus sprechen: „Denn ich bin überzeugt, daß die Leiden der gegenwärtigen Zeit nichts bedeuten im Vergleich zu der Herrlichkeit, die an uns offenbar werden soll." (Röm. 8,18)

Selbst-Pflege als Sinn-Pflege

Kaum etwas ist für das seelische Wohlbefinden der pflegebedürftigen alten Menschen in einem Heim so wichtig wie eine zufriedene und motivierte Mitarbeiterschaft. Wenn sie ihre Arbeit mit Freude und Engagement ausübt, wirkt sich dies positiv auf die Bewohner/innen aus. Unsere Altenseelsorge sollte sich daher nicht nur an die pflegebedürftigen alten Menschen und deren Angehörige richten, sondern immer auch an alle Mitarbeiter/innen im Heim. Da Mitarbeiterseelsorge in der Praxis häufig viel zu kurz kommt, möchte ich in diesem Kapitel überlegen, was in der Altenseelsorge diesbezüglich getan werden kann. Mir ist in diesem Zusammenhang ein Brief wichtig geworden, den Bernhard von Clairvaux an seinen ehemaligen Schüler Papst Eugen III. gerichtet hat. Er schreibt:

„Wenn Du Dein ganzes Leben und Erleben völlig ins Tätigsein verlegst und keinen Raum mehr für die **Besinnung** vorsiehst, soll ich Dich da loben? Darin lobe ich Dich nicht. Ich glaube, niemand wird Dich loben, der das Wort Salomons kennt: ‚Wer seine Tätigkeit einschränkt, erlangt Weisheit' (Sir 38,25).

Wenn Du ganz und gar für alle dasein willst, nach dem Beispiel dessen, der allen alles geworden ist (1. Kor 9, 22), lobe ich Deine Menschlichkeit – aber nur, wenn sie voll und echt ist. **Wie kannst Du aber voll und echt Mensch sein, wenn Du Dich selbst verloren hast** ... Denn was würde es Dir sonst nützen, wenn Du – nach dem Wort des Herrn (Mt. 16,26) – alle gewinnen, aber als einzigen Dich selbst verlieren würdest? Wenn also alle Menschen ein Recht auf Dich haben, dann sei auch Du selbst ein Mensch, der ein Recht auf sich selbst hat. Warum solltest einzig Du selbst nichts von Dir haben? Wie lange bist du noch ein Geist, der auszieht und nie wieder heimkehrt (Ps. 78,39)? Wie lange noch schenkst Du allen anderen Deine Aufmerksamkeit, nur nicht Dir selber?

Bist Du Dir etwa selbst ein Fremder? Bist Du nicht jedem fremd, wenn Du Dir selber fremd bist? Ja, wer mit sich selbst schlecht umgeht, wie kann der gut sein? Denke also daran: **Gönne Dich Dir selbst.** Ich sage nicht: Tu das immer, ich sage nicht, tu das oft, aber ich sage: Tu es immer wieder einmal. Sei wie für alle anderen auch für Dich selbst da, oder jedenfalls sei es nach allen anderen."[390]

Für mich ist dieser Brief ein eindrucksvolles Beispiel für eine gelungene beratende Seelsorge. Bernhard, der offensichtlich genau weiß, wie es seinem ehemaligen Schüler geht, wendet sich an diesen mit der Bitte, nicht allzu

---

390 Bernhard von Clairvaux, zitiert nach Wunibald Müller, Gönne Dich Dir selbst. Von der Kunst sich gut zu sein, Münsterschwarzach 1995, S. 11. (Hervorhebungen: G. Sprakties)

streng mit sich selbst umzugehen. Er kann es nicht gutheißen, wenn dieser gemäß dem Wort des Apostel Paulus versucht, allen alles zu sein, und dabei sich selbst vergisst. Er fordert ihn auf, sich trotz seiner vielen Termine und Verpflichtungen genug Zeit für sich selbst zu nehmen, und sagt ihm: „Gönne Dich Dir selbst." Er soll sich als Papst nicht nur um die Seelen der vielen ihm anvertrauten Menschen sorgen, sondern auch um die eigene Seelen-Pflege. Für Bernhard ist die Selbst-Pflege eine wichtige Voraussetzung dafür, dass er seinem Dienst an den Menschen gerecht werden kann. Der Psychologe Harry Stack Sullivan hat diesbezüglich einmal erklärt: „Wir lieben andere in dem Ausmaß, wie wir selbst fähig sind, uns zu lieben. Und wenn wir uns nicht selbst hochschätzen, dann vermögen wir auch andere nicht für liebenswert zu erachten."[391] Wer sich bei seiner Arbeit völlig verausgabt und sich keine Zeiten der Ruhe und inneren Einkehr gönnt, der ist in Gefahr, seelisch auszubrennen, dessen Herz droht hart zu werden! Wie will er anderen gut sein? Bernhard fordert Eugen deshalb auf, achtsamer und liebevoller mit sich selbst umzugehen und sich für die **„Besinnung"** Raum zu lassen. Nur so kann er sich seine volle und echte Menschlichkeit bewahren. Wunibald Müller schreibt: „Da ich im Dasein für mich, im bei mir Anwesendsein zugleich mit meinem Herzen in Berührung bin, mein Herz für mich zu schlagen vermag, kann mein Herz auch für die andere Person schlagen, habe ich ein Gespür für ihn, seine Situation. Jetzt kann auch ein echtes Interesse zwischen mir und der anderen Person walten. Ein Zwischen-Sein, das meint ja das lateinische Wort: ‚inter' zwischen und ‚esse' sein. Mein Sein, mein mit mir in Berührung sein, bei mir sein, aus meiner Mitte heraus leben (sic!), öffnet mich für die andere Person. Ich begegne ihr aus meinem Sein, aus meiner Mitte – und nicht nur oberflächlich. Ich bin wirklich an ihr als ganze Person interessiert."[392]

Für mich geht es im Brief von Bernhard von Clairvaux letztlich um nichts anderes als um das Doppelgebot[393] der Liebe, wie es uns Jesus aufgetragen hat: „Du sollst den Herrn, deinen Gott, lieben von ganzem Herzen, von ganzer Seele, von allen Kräften und von ganzem Gemüt, und deinen Nächsten wie dich selbst" (5. Mo. 6,5; 3. Mo. 19,18).[394] Vor allem mit dem letzten Punkt, der Aufforderung, den Nächsten zu lieben **wie sich selbst**, konnte man in der christlichen Praxis meist nur wenig anfangen. Selbstliebe war verdächtig und wurde in Verbindung gebracht mit Selbstgefälligkeit, Selbst-

---

391 Zitiert nach Wunibald Müller, a.a.O., S. 57.
392 A.a.O., S. 29.
393 Wolfgang Huber spricht diesbezüglich vom „Dreifachgebot der Liebe": „Der Liebe zu Gott"; „Der Liebe zu sich selbst"; „Der Liebe zum Nächsten." (W. Huber, Der Christliche Glaube: Eine evangelische Orientierung, 5. Aufl., Gütersloh 2009, S. 248 ff.)
394 Lk. 10,27. (Vgl. Mt. 22,34 ff.; Mk. 12,28 ff. sowie Hans-Jürgen Benedict, Um Christi willen? Liebeskonzepte in Theologie und Diakonie, S. 12 ff., in: DWI-Jahrbuch, Bd. 41, hrsg. von Christian Oelschlägel, Heidelberg 2011.)

überhöhung, Eitelkeit und Egoismus. Doch wie will jemand seinen Nächsten lieben, wenn er sich nicht selber liebt? Ist nicht die Selbstliebe erst die Voraussetzung dafür, Nächstenliebe überhaupt empfinden zu können? Und noch ein anderer Aspekt ist mir in diesem Zusammenhang wichtig: Wer in der Arbeit die göttliche Erfüllung unseres menschlichen Lebens erblickt, hat für Selbst-Pflege, für Muße und Genuss meist nicht viel übrig. Bernhards Aufforderung „Gönne Dich Dir selbst" ist so gesehen heute aktueller denn je. Sein Brief zeigt, dass Selbst-Pflege und Burn-out-Prophylaxe nicht erst heute wichtige Themen sind.

Mit Blick auf die Mitarbeiter/innen im Altenpflegeheim bedeutet dies, dass der liebevolle Umgang mit sich selbst für die Pflege von ganz zentraler Bedeutung ist: „Pflegen – so hat Liliane Juchli immer betont – heißt auch oder vor allem pfleglich mit sich selbst umgehen. Wenn ich es nicht gelernt habe, gut mit mir selber zu sein, kann ich es auch nicht für andere sein."[395] Es ist wichtig, im Pflegealltag auch auf die eigenen Bedürfnisse und die eigene seelische Befindlichkeit zu achten. Liliane Juchli betont: „Ich pflege als die, die ich bin."[396] Das bedeutet für mich, dass sich auch die innere seelische Verfassung der Pflegekraft, ob sie dies nun will oder nicht, auf den pflegebedürftigen alten Menschen auswirkt. Das Gleiche gilt natürlich auch für mich als Seelsorger. Fühle ich mich an einem Tag niedergeschlagen und traurig, macht es in der Regel wenig Sinn, einen Bewohner / eine Bewohnerin mit einer weit fortgeschrittenen Depression zu besuchen. An diesen Tagen gehe ich lieber zu Bewohner/innen, die ein fröhliches Gemüt haben und mich etwas aufmuntern. Seelsorge ist für mich so gesehen immer ein Geben und Nehmen. Überhaupt ist es ein großer Vorteil der Altenseelsorge, dass wir die zu besuchenden Menschen meist bereits kennen. Während es zum Beispiel bei meinen Kollegen/innen in der Krankenhausseelsorge aufgrund der geringen Verweildauer der Patienten meist nur zu punktuellen Einzelbegegnungen kommt, ist die Arbeit in der Altenseelsorge ein Stück weit planbar. Bevor ich am Morgen ins Heim gehe, überlege ich mir bereits, wen ich heute besuchen möchte und welche Themen bzw.

---

395 Marianne Brieskorn-Zinke, Auf die eigene Wahrnehmung achten. Professionelle Gesundheitskompetenz und Selbstpflege, in: Pflegezeitschrift. Zeitschrift für stationäre und ambulante Pflege, 64. Jahrgang, Ausgabe 2, Stuttgart 2011, S. 83. (Die Schweizer Ordensschwester Liliane Juchli ist die Verfasserin eines berühmten Pflegekompendiums und Wegbereiterin einer ganzheitlichen Pflege. Vgl. Liliane Juchli, unter Mitarbeit von Elisabeth Müggler und Marie-Louise Dudli, Pflege: Praxis und Theorie der Gesundheits- und Krankenpflege, 7. neubearb. Aufl., Stuttgart / New York 1994.)

396 Liliane Juchli merkt hierzu an: „Übersetzt auf die Pflege bedeutet dies: Die Wahrnehmung seiner selbst, in seinem je eigenen Gewordensein, seinen Kräften und Grenzen wie auch die gesunde Selbstsorge sind unabdingbare Voraussetzung dafür, dass ich den anderen Menschen dort abholen kann, wo er steht. Unabhängig davon, ob dieser Andere meinen Vorstellungen entspricht, und unabhängig davon, ob mir seine Herkunft vertraut oder fremd ist." (S. 3), http://www.careumexplorer.ch/careum/Persoenlichkeiten_in_der_Pflege, Stand: 20.08.2011.

Fragestellungen ich ansprechen will.[397] Während ich zu Beginn meiner Tätigkeit meist von Zimmer zu Zimmer bzw. von Station zu Station gegangen bin, bevorzuge ich heute eine mehr intuitive Vorgehensweise. Es hat sich gezeigt, dass ich so viel öfter gerade zu denjenigen komme, die besonders dringend ein Seelsorgegespräch benötigen. Die spirituelle Vorbereitung auf die Besuche ist für mich in diesem Zusammenhang besonders wichtig. Bevor ich mich auf den Weg ins Heim mache, nehme ich mir Zeit für Stille, Andacht und Gebet. Für mich ist die innere Einkehr nicht nur eine Form der Selbst-Pflege, sondern auch eine wichtige Voraussetzung für meine sinnorientierte Altenseelsorge.

Die Be-sinn-ung auf Gott sollte stets am Anfang unserer Bemühungen um den pflegebedürftigen alten Menschen stehen. Die von uns besuchten alten Menschen spüren genau, aus welcher Quelle wir unsere Kraft und Zuversicht schöpfen und in welchem Namen wir das Seelsorgegespräch führen. (vgl. 2. Tim 1,7) Helmut Tacke schreibt in seinem Buch „Glaubenshilfe als Lebenshilfe": „Evangelische Seelsorge geschieht im Namen Gottes. Vom Glanz und vom Schutz dieses Namens ist das Gespräch der Seelsorge von Anfang an umschlossen. Der Name ist die Voraussetzung dafür, daß es ohne Angst verläuft. Mitgebracht wird ja nicht nur die Angst des Seelsorgers, der sich auf sein Hören und Reden verlassen kann. Die Angst wird relativiert durch die Gegenwart des Namens. Dieser Name ermöglicht Gelassenheit und entkrampft die seelsorgliche Begegnung. Kein missionarischer Erfolgszwang, kein Bekehrungsmethodismus wird von einer Seelsorge zugelassen, die unter dem Namen Gottes steht. Die Anwesenheit des Namens gibt dem Gespräch uneingeschränkte Freiheit."[398]

Gerade in Seelsorgegesprächen mit Mitarbeiter/innen habe ich wiederholt erlebt, dass sie oft eine große Scheu haben, sich einem Seelsorger / einer Seelsorgerin anzuvertrauen. Oft steht die Angst dahinter, die Stations- oder Heimleitung könnte etwas von dem Gespräch erfahren und sie als nicht belastbar oder problembehaftet ansehen. Ich führe die Seelsorgegespräche mit Mitarbeiter/innen daher in der Regel außerhalb des Heims. Um die bestehende Schwellenangst zu reduzieren, mache ich sie darauf aufmerksam, dass ich als Pfarrer an das seelsorgliche Schweigegebot gebunden bin. Obgleich Mitarbeiter/innen immer wieder von sich aus um ein Gespräch bitten, erscheint es mir wichtig, von Zeit zu Zeit immer wieder selber auf diese Möglichkeit hinzuweisen. Dies kann durch einen entsprechenden Hinweis in der Heimzeitung sowie einen Aushang an der Info-Tafel geschehen. Es kommt immer wieder vor, dass mir Mitarbeiter/innen bei Begegnungen

---

397 Dabei helfen mir selbstverständlich auch anonymisierte Seelsorgenotizen. In ihnen halte ich kurz das Datum des Besuchs sowie stichwortartig wichtige Einzelheiten des Gesprächs fest.
398 Helmut Tacke, Glaubenshilfe als Lebenshilfe. Probleme und Chancen heutiger Seelsorge, Neukirchen-Vluyn 1975, S. 77.

zwischen Tür und Angel von ihren beruflichen und privaten Problemen erzählen. Meist besteht aber aufgrund der Zeitnot und der ungünstigen Rahmenbedingungen keine Möglichkeit zu einer wirklichen Aussprache. Ich mache ihnen dann den Vorschlag, ob sie sich mit mir nicht mal zu einem ausführlichen Seelsorgegespräch treffen möchten.

Bei den Gesprächen mit Mitarbeiter/innen geht es meist um Probleme, die unmittelbar ihre Arbeit im Heim betreffen. Die Rede ist von belastendem Schichtdienst, Ärger mit Kollegen/innen und Vorgesetzten, Überbelastung durch Mangel an Pflegekräften, Zeitnot bei der Pflege, fehlender Anerkennung und Bezahlung usw. Gelegentlich höre ich auch von Schwierigkeiten mit einzelnen Bewohner/innen sowie von negativen Auswirkungen der Arbeit auf die Privatsphäre. In der letzten Zeit berichten mir immer mehr Mitarbeiter/innen, dass sie sich seelisch und körperlich ausgebrannt fühlen.

Wenn bei der Arbeit in der Pflege alles keinen Sinn mehr zu ergeben scheint, wenn man sich innerlich erschöpft und leer fühlt, dann spätestens ist es Zeit, innezuhalten und zu sehen, was schief läuft, und zu überlegen, wie man wieder zur alten Form zurückfinden kann. Nicht selten ist aber ein sogenanntes „Burnout" Ausdruck einer tiefer liegenden seelischen Krise, nicht selten einer Sinnkrise.[399] Man spürt, dass es so wie bisher nicht mehr weitergehen kann, ja, dass man an einer Grenze angekommen ist. Oft ist nicht nur das berufliche, sondern auch das private Leben in eine tiefe Krise geraten, und eine grundlegende Neuorientierung wird notwendig. Die Betroffenen klagen darüber, dass ihnen die Arbeit keinen Spaß mehr macht. Was man früher mit viel Begeisterung und persönlichem Engagement begonnen hat, das geschieht heute vielfach nur noch aus bloßer Routine und Pflichterfüllung. Sie fühlen sich nicht selten niedergeschlagen und lustlos. Die kleinen und großen Erfolgserlebnisse im Arbeitsalltag bleiben weitgehend aus, und krankheitsbedingte Fehlzeiten nehmen zu. Man fühlt sich nicht selten wie ein Hamster im Tretrad und beginnt am Sinn der Arbeit – und manchmal auch am Sinn des Lebens – zu zweifeln. Von Mitarbeiter/innen im Altenpflegeheim, die sich in solch einer Situation befinden, stammen Sätze wie: „Das macht einfach alles keinen Sinn mehr." „Ich kann so nicht weiter arbeiten." „Ich fühle mich wie ein Todesengel … Immer, wenn ich auf Station bin, stirbt jemand." „Die Arbeit frisst mich auf." „Ich fühle mich so kraftlos und leer." „Ich weiß es ist Zeit aufzuhören." „Ich muss mir eine andere Arbeit suchen." „Wenn ich nur bald wieder funktioniere." Diese und ähnliche Äußerungen deuten an, dass die so Sprechenden ihr inneres Gleichgewicht verloren haben. Die Arbeit, die einmal viel Freude bereitet hat, wird jetzt primär als belastend und kräftezehrend erlebt.

---

399 Vgl. Matthias Burisch, Das Burnout-Syndrom. Theorie der inneren Erschöpfung, 4., aktualisierte Aufl., Berlin/Heidelberg 2010, S. 73 ff. u. 192 ff.

Doch wie konnte es so weit kommen? Oder anders gefragt: Was sind die Ursachen dafür, dass man sich so müde und erschöpft fühlt? Die Besinnung auf die möglichen Hintergründe sollte zunächst im Vordergrund unserer Gespräche mit ausgebrannten Mitarbeiter/innen stehen. Es ist wichtig, dass sie sich erst einmal selber darüber Klarheit verschaffen, was zu dem gegenwärtigen Zustand geführt hat. Sie sollten sich fragen, ob sie die von ihnen jetzt ausgeübte Tätigkeit wirklich gerne ausüben? Ob sie für sie noch gut und stimmig ist? Sodann sollten sie sich fragen, mit welchen Erwartungen sie sie einmal begonnen haben. Wozu habe ich diesen Beruf gewählt? Wichtig scheint mir auch die Frage zu sein: Was mag ich an meiner Tätigkeit? Inwiefern hat das etwas mit mir zu tun? Ferner sollte man überlegen, ob die Art und Weise, wie ich diesen Beruf ausübe, mir entspricht. Übe ich diesen Beruf in der für mich richtigen Umgebung und mit den für mich richtigen Kollegen/innen aus? Letztlich zielen alle diese Fragen darauf, ob man die ausgeübte Arbeit für sich noch als stimmig und sinnvoll erlebt. Da die Arbeit eine der wichtigsten Sinnquellen im Leben darstellt, wird jemand, der in ihr keinen Sinn (mehr) erkennen kann, über kurz oder lang innerlich ausbrennen. Ihm fehlt die Be-**geist**-erung, die Motivation, der innere Antrieb. Er gleicht jemanden, der versucht, mit seinem Wagen mit angezogener Handbremse zu fahren. Er kommt in der Regel zwar noch mühsam voran, jedoch kostet ihn dies unsäglich viel Energie und Anstrengung, und irgendwann führt dieser Zustand zum Stillstand. Wir können nicht ständig am Limit leben oder auf Reserve fahren. Wir sollten nicht erst dann, wenn wir nicht mehr vorankommen, innehalten und überlegen, was nicht stimmt. So wie jeder Rennfahrer in regelmäßigen Abständen Boxenstopps einlegen muss, sollte sich auch jeder Mitarbeiter / jede Mitarbeiterin Auszeiten gönnen, d.h. Zeit für Selbst-Pflege und Besinnung. Es sind nämlich nicht allein die belastenden äußeren Lebens- und Arbeitsbedingungen, die zu einem Burnout führen, sondern auch negative innere Einstellungen, wie z.B. Rigorismus und Perfektionismus. Auch der Umstand, dass sich viele Mitarbeiter/innen bei ihrer Arbeit nicht genügend wertgeschätzt und anerkannt fühlen, trägt dazu bei.[400]

Vor allem in helfenden und sozialen Berufen ist das Risiko groß, an einem

---

400 In der Zeitschrift „Psychologie Heute" vom Juli 2011 hieß es in einem Artikel mit dem Titel „Wer keine Anerkennung sät, wird auch keine Leistung ernten!" von Andreas Huber auf Seite 60: „Unsere Arbeitswelt scheint von einem mächtigen Anerkennungsdefizit durchzogen. So zeigen die jährlichen Gallup-Repräsentativbefragungen zum ‚Engagement-Index' seit einem Jahrzehnt das gleiche Bild: Während nur jeder Siebte wirklich motiviert ist, leistet der große Rest quasi Dienst nach Vorschrift inklusive eines Fünftels, das innerlich gekündigt hat. Hauptgründe bei über 80 Prozent: kein Lob und keine Anerkennung für gute Arbeit sowie keine Förderung oder individuelle Weiterentwicklung."

Burnout zu erkranken. Beim Pflegepersonal liegt es bei „über 30 Prozent".[401] Ist jemand erst einmal in ein Burnout geraten, so ist es mit Seelsorge allein meist nicht getan. Es bedarf dann einer intensiven medizinischen und psychotherapeutischen Behandlung. Gleichwohl bin ich aber davon überzeugt, dass auch eine seelsorgliche Begleitung einen wichtigen Beitrag zur Überwindung einer Burnout-Krise leisten kann. Für mich ist sie immer auch eine spirituelle Krise.[402] Benjamin Pratt schreibt: „Spirituell erfährt der von Burnout Betroffene oft, daß er den Sinn des Lebens und dessen Ziel verloren hat. Das, was einmal wertgeschätzt wurde, wird hinterfragt oder mit Zynismus abgetan. Das Ziel, für das jemand arbeitete, und die Weltsicht, die einem im Leben Sinn gab, werden oft signifikant verändert oder wenigstens verdächtig oder mit Zynismus betrachtet. Das Gefühl der Verzweiflung führt uns oft zu einem Verlust des Glaubens in die Güte des Lebens und Gottes."[403]

Es geht in der seelsorglichen Begleitung von Menschen, die an einem Burnout leiden, immer auch darum, ihnen die Barmherzigkeit Gottes vor Augen zu führen. Wenn Jesus im Matthäusevangelium 11,28 spricht: „Kommet her zu mir, alle, die ihr mühselig und beladen seid; ich will euch erquicken", dann zeigt dies, dass ihm unser Wohlergehen am Herzen liegt. Besonders deutlich machen dies seine Heilungen und Wunder. Jesus will, dass wir „das Leben und volle Genüge haben sollen" (Joh. 10,10). Er will nicht, dass wir uns bei der Arbeit völlig verausgaben und unbarmherzig mit uns umgehen. Deshalb zitiert er im Matthäusevangelium (in Mt. 9,13 und 12,7) auch zweimal den Propheten Hosea mit den Worten: „Ich habe Wohlgefallen an Barmherzigkeit und nicht am Opfer." (Hos. 6,6) Anselm Grün mweist diesbezüglich darauf hin: „In diesem Satz könnten wir auch ein Programm für den barmherzigen Umgang mit uns selbst sehen. Jesus will keine Opfer. Er will nicht, dass wir uns auf dem Altar der Pflicht opfern oder dass wir uns selbst zerstören, um Gott wohlgefällig zu stimmen. Und wir sollen uns nicht aufopfern, um das Wohlgefallen der Menschen zu erkaufen. Opfer steht für das gewaltsame Umgehen mit uns selbst ..."[404] Es geht in der Seelsorge mit Menschen, die ihr inneres Gleichgewicht verloren haben und an Körper, Seele und Geist sich erschöpft und müde fühlen, darum, ihnen deutlich zu machen: Weil Gott dich liebt (Röm. 5,8; Eph. 2,4), will er auch, dass du mit dir liebevoll umgehst. Darum hat er uns auch geboten, am Sonntag

---

401 Vgl. Roswitha Gembris-Nübel, Burnout. Erkennen, überwinden, vorbeugen, in: Dr. med. Mabuse – Zeitschrift für alle Gesundheitsberufe, Ausgabe Nr. 174, 33. Jahrgang, Juli/August 2008, S. 39.
402 Vgl. Peter Abel, Spirituelle Wege aus dem Burnout, Münsterschwarzach 2009.
403 Benjamin Pratt, zitiert nach Peter Abel, Burnout in der Seelsorge, Mainz 1995, S. 75. (Im Orginal: Benjamin Pratt, A Spiritual Pilgrimage, S. 110, in: Robert R. Lutz / Bruce T. Taylor [Hg.]: Surviving in Ministry. Navigating the Pitfalls, Experiencing the Renewals, Mahwah 1990, S. 108-119.)
404 Anselm Grün, Gut mit sich selbst umgehen, 2. Aufl., München 2010, S. 95.

auszuruhen und uns Gutes zu tun (vgl. 2. Mo. 20,8: 5. Mo. 5,12-15; Mk. 2,28). Weil unsere menschlichen Kräfte überaus begrenzt sind, sollten wir sorgsam mit ihnen umgehen. Nicht ohne Grund heißt es im Vaterunser: „Denn dein ist die Kraft…" Es kommt in der seelsorglichen Begleitung von Menschen, die an einem Burnout leiden, darauf an, sie mit der Kraft Gottes in Berührung zu bringen. Der Apostel Paulus schreibt in seinem Brief an die Römer: „Denn ich schäme mich des Evangeliums nicht; denn es ist eine Kraft Gottes, die selig macht alle, die daran glauben …" (1,16) Es ist sicher eine Gabe Gottes „mit den Müden zu rechter Zeit" so zu reden, dass sie innerlich gestärkt und getröstet werden (Jes. 50,4). Aber ich bin davon überzeugt, dass jemand, der an einem Burnout leidet, ganz bestimmte Erwartungen hat, wenn er sich ratsuchend an einen Seelsorger / eine Seelsorgerin wendet.

Für mich gehört dazu zunächst einmal der Wunsch, dass da jemand ist, der ihm aufmerksam und einfühlsam zuhört und bei dem er sich seinen Kummer von der Seele reden kann. Darüber hinaus wird er aber auch damit rechnen, dass der Seelsorger im Verlauf des Gesprächs auf die befreiende und frohmachende Botschaft Jesu Christi zu sprechen kommt und ihre Bedeutung für seine Probleme in den Blick nimmt. Peter Bukowski schreibt hierzu: „Einen biblischen Gedanken einbringen – darunter verstehe ich also, eine Lebensproblematik im Lichte der biblischen Botschaft zu deuten und diese Deutung situationsgerecht in das Gespräch einzubringen. Ich versuche somit, Lebenshilfe im Lichte des biblischen Glaubens zu leisten. Wiederum gilt: Ob solche Lebenshilfe auch zur Glaubenshilfe (im engeren Sinne) wird, dafür muss ich das Gespräch offenhalten, dies kann ich aber nicht erzwingen."[405] Auch in der Bibel ist immer wieder von Menschen die Rede, die an Körper, Seele und Geist ausgebrannt sind. Ich denke da zum Beispiel an Hiob, von dem in diesem Buch bereits die Rede war, sowie an den Propheten Elija, der sich im Kampf gegen die Baalspriester so verausgabt, dass er nur noch sterben will (1. Kön. 19,4 f). Und ich denke an die beiden Jünger in der Emmausgeschichte (Lk. 24,13-35), die nach dem Tod Jesu so niedergeschlagen und erschöpft sind, dass sie den sie begleitenden auferstandenen Herrn zunächst nicht erkennen. Erst beim gemeinsamen Abendmahl werden ihre Augen aufgetan, und sie werden seiner gewahr und sprechen untereinander: „Brannte nicht unser Herz in uns, als er mit uns redete auf dem Weg und uns die Schrift öffnete?" (Lk. 24,32) Das Verständnis der Heiligen Schrift durch Jesus wird für sie zur „lebenspenden Kraftquelle", die sie tröstet und ihnen Mut macht.[406] Sie erfahren, was der Apostel Paulus mit Blick auf Jesus einmal so formuliert hat: „Alles vermag ich durch ihn, der mir Kraft gibt." (Phil. 4,13) Für uns Christen ist Jesus selbst eine unstill-

---

405 Peter Bukowski, Die Bibel ins Gespräch bringen. Erwägungen zu einer Grundfrage der Seelsorge, 7. Aufl., Neukirchen-Vluyn 2009, S. 13.
406 Ebd.

bare Kraft- und Sinnquelle (vgl. Ps. 36,10). Wer sich ihm anvertraut, für den gilt die Verheißung: „Das geknickte Rohr wird er nicht zerbrechen, und den glimmenden Docht wird er nicht auslöschen." (Jes. 42,3)

Da die ständige Konfrontation in der Pflege mit Alter, Krankheit, Sterben und Tod viel Kraft kostet – manchmal zu viel –, ist es notwendig, dass Mitarbeiter/innen Angebote zur Selbst-Pflege und Gesundheitsförderung gemacht werden. Heimträger, die viel von ihrem Personal fordern, sollten diese auch gezielt fördern. In einem von mir betreuten Haus haben die Mitarbeiter/innen z.b. die Möglichkeit, außerhalb ihrer Arbeitszeit an Gesundheits- und Entspannungskursen teilzunehmen, auch Einzeltermine sind möglich, die vom Heim bezahlt werden. Die Heimleiterin sagte mir, dass deren Nutzen in keinem Verhältnis zu den dadurch entstehenden Kosten steht. Aber nicht nur die Träger der Heime können durch geeignete Fortbildungen und Maßnahmen entscheidendes zur Burnoutprohylaxe beitragen, sondern auch die Mitarbeiterseelsorge. Der Seelsorger / die Seelsorgerin im Altenpflegeheim sollte immer auch das körperliche, seelische und geistige Wohlergehen der Mitarbeiter/Innen im Blick haben. Er/sie ist dazu aufgerufen, ihnen neben dem Angebot von seelsorglichen Einzelgesprächen auch Angebote zur spirituellen Selbst-Pflege zu machen. Ich denke dabei z.b. an Besinnungs- und Einkehrtage sowie an Vorträge mit geistlichen Themen. Ob Seelsorger/innen in der Praxis dies auch leisten können, hängt natürlich von deren Dienstauftrag sowie ihren zeitlichen und räumlichen Möglichkeiten ab. Langfristig gesehen wäre es jedoch wünschenswert, wenn es in großen kirchlichen Einrichtungen, wie z.B. den Häusern der Caritas und Diakonie, spezielle Mitarbeiterseelsorger/innen gäbe, die dieser Arbeit nachgehen. Der katholische Mitarbeiterseelsorger Bruno Schäfer schreibt über diese Tätigkeit: „Wenn der Träger der Einrichtung in seinem Leitbild eine christliche Ausrichtung vorgibt, hat er auch eine Bringschuld an Zurüstung und Hilfestellung, damit die Mitarbeiter die Ziele verwirklichen können."[407] Er hat in den von ihm betreuten Häusern z.B. in den Jahren 1995 bis 1998 Fortbildungen zu folgenden Themen angeboten:

„Was uns leben hilft (1995): Oasen, Präsenz im Hier und Jetzt, Umgang mit Konflikten, Wertschätzung und Würde";
„Durch die Sinne zum Sinn (1996): Sehen, Hören, Spüren, Grenzen erfahren";
„Leben aus der Kraft der Stille (1997): Zeitgestaltung, Raum für Wesentliches, Pausenkultur, Meditation im Alltag";

---

407 Bruno Schäfer, Seelsorge ist auch Mitarbeiter-Sorge: Begleitung der Begleiter – Mitarbeiterseelsorge, in: Peter Bromkamp (Hg.), Praxishandbuch Altenheimseelsorge, Ostfildern 2010, S. 186.

„Rasten und Tanken (1998): Umgang mit Stress, Einführung in Meditation, Zeit für Gespräch, mich selbst gut begleiten, Gestalten von
Wortgottesdiensten."[408]

Darüber hinaus bietet Pater Bruno Schäfer in regelmäßigen Abständen auch
Fortbildungen für ehrenamtliche Mitarbeiter/innen an und hat eine Arbeits-
gruppe Mitarbeiterseelsorge ins Leben gerufen. Das Beispiel zeigt die vielfältigen Möglichkeiten einer lebendigen Mitarbeiterseelsorge. Für mich ist
es eine wichtige Aufgabe für Seelsorger/innen im Altenpflegeheim, die Mitarbeiter auf entsprechende Angebote zur spirituellen Selbst-Pflege aufmerksam zu machen. Sie sollten gemeinsam mit den ratsuchenden Menschen
überlegen, welche Möglichkeiten es gibt, ihre inneren und äußeren Ressourcen (Sinnquellen) zu aktivieren.[409] Wenn der Apostel Paulus in seinem Brief
an die Gemeinde in Rom schreibt: „Seid brennend im Geist!" (Röm. 12,11),
dann fordert er sie damit auf, sich eifrig für die christliche Sache einzusetzen
und ein Leben im Geiste Gottes zu führen. Für mich ist der Heilige Geist
eine Kraft, die – auch in ausgebrannten Seelen – neues Leben schafft. Er hilft
unserer Schwachheit auf (Röm. 8,26). Ich habe dieses Kapitel mit Zeilen
begonnen, die an einen Papst gerichtet waren, der bei seiner Arbeit in Gefahr
war, innerlich auszubrennen; ich möchte es beschließen mit Zeilen, die Papst
Johannes XXIII. zugeschrieben werden und die bei der Selbst-Pflege hilfreich
sein können. Es sind die zehn Gebote der Gelassenheit:

„Nur für heute
> werde ich mich bemühen, den Tag zu erleben, ohne alle Pro-
> bleme meines Lebens auf einmal lösen zu wollen.

Nur für heute
> werde ich große Sorgfalt in mein Auftreten legen: vornehm
> in meinem Verhalten; ich werde niemanden kritisieren, ja,
> ich werde nicht danach streben, die anderen zu korrigieren
> oder zu verbessern – nur mich selbst.

Nur für heute
> werde ich in der Gewissheit glücklich sein, dass ich für das
> Glück geschaffen bin – nicht nur für die anderen, sondern
> auch für diese Welt.

---

408 A.a.O., S. 189.
409 Vgl. Marco von Münchhausen. Wo die Seele auftankt. Die besten Möglichkeiten, Ihre Ressourcen zu aktivieren, 6. Aufl., München 2006 sowie Anselm Grün, Quellen innerer Kraft. Erschöpfung vermeiden – Positive Energien nutzen, 2. Aufl., Freiburg i. Br. 2005.

Nur für heute

werde ich mich an die Umstände anpassen, ohne zu verlangen, dass die Umstände sich an meine Wünsche anpassen.

Nur für heute

werde ich zehn Minuten meiner Zeit einer guten Lektüre widmen; wie die Nahrung für das Leben des Leibes notwendig ist, ist eine gute Lektüre notwendig für das Leben der Seele.

Nur für heute

werde ich eine gute Tat vollbringen, und ich werde es niemandem erzählen.

Nur für heute

werde ich etwas tun, wofür ich keine Lust habe, es zu tun: sollte ich mich in meinen Gedanken beleidigt fühlen, werde ich dafür sorgen, dass es niemand merkt.

Nur für heute

werde ich fest glauben – selbst wenn die Umstände das Gegenteil zeigen sollten –, dass die gütige Vorsehung Gottes sich um mich kümmert, als gäbe es sonst niemanden auf der Welt.

Nur für heute

werde ich keine Angst haben. Ganz besonders werde ich keine Angst haben, mich an allem zu freuen, was schön ist – und ich werde an die Güte glauben.

Nur für heute

werde ich ein genaues Programm aufstellen. Vielleicht halte ich mich nicht genau daran, aber ich werde es aufsetzen – und ich werde mich vor zwei Übeln hüten: der Hetze und der Unentschlossenheit."[410]

---

[410] Zehn Gebote der Gelassenheit nach Johannes XXIII, Eschbach/Markgräflerland 2010.

Sehnsucht nach Sinn

Der Mensch strebt, solange er lebt, ob bewusst oder unbewusst, nach Sinn. Er braucht den Sinn genauso dringend wie der Körper die Luft zum Atmen oder die Nahrung als Speise. Ob auch jemand ein glückliches und erfülltes Leben führen kann, der sein Leben als total sinnlos empfindet, erscheint mir fraglich. Meine Ausführungen dürften deutlich gemacht haben, dass immer dann, wenn die Sinnsuche beeinträchtigt ist oder scheitert, dies negative Auswirkungen auf Körper, Seele und Geist haben kann. Elisabeth Lukas merkt hierzu an: „Aufgrund der Sinngerichtetheit menschlicher Existenz und der mit ihr verbundenen Ursehnsucht des Menschen nach einem sinnerfüllten Leben besagt die logotherapeutische Kernthese, daß beides, sowohl das Nicht-Erfassen von Sinngestalten, als auch das erfaßten Sinn-Gestalten Nicht-Gehorchen (sic!) zu ernsthaften Krisen und Krankheitsausbrüchen stimuliert. Deswegen kommt der logotherapeutische Dialog einem Abtasten, Ausloten und Anstrahlen von ‚Sinnmöglichkeiten auf dem Hintergrund der Wirklichkeit' (Frankl) gleich und einem Aufruf an jedermann, sie im konkreten Lebensvollzug zu berücksichtigen.“[411] Diesem Anliegen sollte eine sinnorientierte Altenseelsorge Rechnung tragen und versuchen, den verzweifelt nach Sinn ringenden (alten) Menschen bei ihrer Suche beizustehen. Sie sollte sich dabei von der Verheißung Jesu leiten lassen: „Bittet, so wird euch gegeben; suchet, so werdet ihr finden; klopfet an, so wird euch aufgetan. Denn wer da bittet, der empfängt; und wer da sucht, der findet; und wer da anklopft, dem wird aufgetan.“ (Mt. 7,7) Diese Verheißung bezieht sich nicht nur auf die Gebetserhörung, sondern auch auf unsere Suche nach Sinn. Denn wenn Jesus von sich sagt: „Ich bin der Weg, die Wahrheit und das Leben …“, dann sagt er damit auch: „Ich bin der Sinn!“[412] Und wenn er zu den Pharisäern spricht: „Ich bin das Licht der Welt. Wer mir nachfolgt, der wird nicht wandeln in der Finsternis, sondern wird das Licht des Lebens haben“(Joh. 8,12), dann sagt er damit auch: Wer mir nachfolgt, dessen Leben bleibt nicht sinnlos und leer, sondern es wird sinnvoll und heil. Dies wird besonders deutlich an seinen Krankenheilungen. Manfred Josuttis schreibt: „Die Alternative zur Sinnfindung besteht also nicht einfach in der Annahme von Sinnlosigkeit. Der himmlische Erlöser, der selbst aller Sinn ist, bringt angesichts der Krankheit, die normalerweise zum Tode führt und Menschen in die Verzweiflung stürzt, das, was die Macht der Krankheit wirklich überwindet: Heilung.“[413]
Jesus hat seinen Nachfolgern die Verheißung eines sinnerfüllten Lebens

---

411 Elisabeth Lukas, Sehnsucht nach Sinn: logotherapeutische Antworten auf existentielle Fragen, 3. Aufl., München/Wien 2004, S. 147.
412 Manfred Josuttis, Segenskräfte: Potentiale energetischer Seelsorge, a.a.O., S. 228.
413 A.a.O., S. 229.

gegeben. Für uns Christen ist er die zentrale Sinngestalt Gottes. An ihm wird sichtbar, wie ein sinnerfülltes Leben aussehen kann. Auch sein Tod am Kreuz von Golgatha war, wie von mir bereits ausgeführt, kein sinnloses Ende bzw. ein schreckliches Scheitern, sondern für den Glaubenden ein überaus sinnvolles Geschehen, das uns zugute (pro nobis) geschah. Der Evangelist Johannes lässt den am Kreuz sterbenden Jesus sagen: „Es ist vollbracht." (Joh. 19,30) Damit macht er deutlich: „Jesu Sterben ist die Vollendung seines Werkes…"[414] Sein Tod und seine Auferstehung sind die „Sinnmitte" unserer christlichen Frohbotschaft. Hier wird deutlich, dass Gottes lebenschaffende Liebe stärker ist als die lebenzerstörende Kraft des Todes.[415]

Auch wenn die Sinnfrage für mich im Fokus meiner seelsorglichen Bemühungen um den alten Menschen steht, bedeutet dies nicht, dass mir nicht auch andere Themen für die Seelsorge, wie z.B. das Spenden von Trost, die Identitätsvergewisserung sowie die Glaubens- und Lebenshilfe, wichtig sind.[416] Ich halte jedoch das Sinnthema für so bedeutsam, dass ich mir keine Seelsorge vorstellen kann, die es nicht in der einen oder anderen Weise in ihre Überlegungen mit einbezieht. Wilhelm Gräb schreibt: „Es ist eben überhaupt nicht so, dass die Individuen in der modernen Kultur nicht mehr nach dem Sinn des Ganzen fragen und keine gemeinschaftlichen Symbole und Rituale zu dessen kommunikativer Vergegenwärtigung mehr bräuchten. Sie suchen nach dem allem und damit auch nach gemeinschaftlicher Religion. Entscheidend geändert hat sich in der modernen Kultur lediglich die Form, in der die Individuen sich einbezogen finden und einbeziehen lassen in die Symbole und Rituale der traditionellen Religionsstifter. Der Sinn, der sich erschließt, verlangt heute die individuelle Mitbeteiligung an seinem Zustandekommen, die individuelle Sinnbildung, die individuelle Aneignung des traditionell Vorgegebenen."[417]

Für Wilhelm Gräb liegt die Aufgabe von Theologie und Kirche heute darin, der Sehnsucht der Menschen nach Sinn Rechnung zu tragen und deren lebensgeschichtliches Sinndeutungsverlangen in ihre Kommunikation über Religion aufzunehmen. Er schreibt: „Theologie und Kirche müssen lernen, die Sinndeutungsgehalte der christlichen Tradition so zu kommunizieren, dass diese kommunikativen Vollzüge in Gottesdienst und Predigt, im Unterricht und in der Seelsorge als Religion, d.h. als Ermöglichung individueller Sinnvergewisserung und Lebensdeutung ihre Wirkung erzielen."[418]

---

414 Helmut Gollwitzer, Krummes Holz – aufrechter Gang. Zur Frage nach dem Sinn des Lebens, 5. Aufl., München 1972, S. 254.
415 Vgl. Karl Barth, KD IV/1, S. 327 ff.
416 Vgl. Sibylle Rolf, Vom Trost zum Sinn: Überlegungen zur Seelsorge im Horizont einer relationalen Ontologie, Münster/Hamburg/London 2003.
417 Wilhelm Gräb, Sinnfragen: Transformationen des Religiösen in der modernen Kultur, Gütersloh 2006, S. 205.
418 Wilhelm Gräb, Religion als Deutung des Lebens: Perspektiven einer Praktischen Theologie gelebter Religion, Gütersloh 2006, S. 22 f.

Für Gräb ist die Kirche der Ort, an dem es zu einer „grundlegenden Daseinsorientierung" und „Sinnvergewisserung" kommen kann.[419] Die Hauptaufgabe von Religion liegt für ihn in der Bearbeitung der Sinnfrage. Er schreibt: „Die Religion reduziert einerseits Komplexität. Sie bremst die Reflexion und konstituiert fundamentale Überzeugungen. Sie kennt andererseits aber auch die Sehnsucht nach dem Vollkommenen, ist mehr Frage als Antwort, eher eine Bewegung der Suche und des unaufhaltsamen Problematisierens als die Gewissheit des Gefundenhabens und der fertigen Antworten. Die Suche ist letztendlich eine Suche nach Sinn … Nichts kennzeichnet die Moderne tiefenschärfer als die Suche nach dem (verlorenen) Sinn. Sinnfragen aber sind die Fragen der Religion. Sie gehen aufs Ganze und brechen in den verschiedenen Bereichen des Lebens auf, sind aber ohne Ausgriff ins Metaphysische nicht zu ertragen, geschweige denn zu beantworten … Wo Sinnfragen aufs Ganze gehen, zeigt sich in der modernen Kultur das Verlangen der Menschen nach Symbolen und Ritualen, wie sie die Religionen und in unseren Breiten besonders das Christentum seit jeher entwickelt haben."[420] Auch wenn Wilhelm Gräb die Bedeutung dieser Einsichten für die Seelsorge nicht explizit entfaltet, verdeutlichen sie für mich doch die Notwendigkeit einer sinnorientierten Seelsorge. Hinter der Sehnsucht nach Sinn verbirgt sich nicht selten die Sehnsucht nach Gott. Auch Menschen, die im Verlaufe ihres Lebens den Bezug zum christlichen Glauben verloren haben, wie zum Beispiel der ehemalige Moderator und Fernsehjournalist Sven Kuntze, verspüren im fortgeschrittenen Alter ein „Bedürfnis nach Gewissheit" sowie nach Glaube und Spiritualität.[421] Er schreibt in seinem Buch „Altern wie ein Gentleman: zwischen Müßiggang und Engagement": „Die Pforten zum Jenseits hatten sich für meine aufgeklärte Vernunft irgendwann im Lauf meines Lebens unbemerkt und ohne mein Zutun geschlossen. Sie beginnen sich jetzt langsam wieder zu öffnen, aber ich finde keinen Weg hindurch, da ich keine Erfahrungen mit glaubensnahen Denkvorgängen und Gedanken habe. So irre ich ziellos umher. Doch seit wann und warum ich dies Bedürfnis habe, über etwas nachzudenken, das mir über Jahrzehnte hinweg gleichgültig gewesen ist? Ich habe diese Überlegungen nicht in meine Stube gebeten. Sie nisten sich ohne mein Zutun ein. Mit freiem Kopf wäre mir wohler. Ist dies die späte Rechnung für ein sorgloses Leben, in dem gescheiterte Beziehungen die bedeutendsten Untiefen sind?"[422]

Sven Kuntze beschreibt hier eine Erfahrung, die mir bei meiner Arbeit in der Altenseelsorge immer wieder begegnet. Menschen halten im Seelsorge-

419 A.a.O., S. 26.
420 Wilhelm Gräb, Sinnfragen, S. 8.
421 So lautet der Titel eines Kapitels in Sven Kuntzes Buch: Altern wie ein Gentleman: zwischen Müßiggang und Engagement, München 2011.
422 A.a.O., S. 129 f.

gespräch Rückschau auf ihr Leben und fragen nach dem, was wirklich war, was wirklich blieb. Für Sven Kuntze ist das „Projekt Glaube und Spiritualität" ein „unvorhergesehener Begleiter" im Alter.[423] Er hat begonnen, sich für christliche Literatur, Philosophie sowie die Weltreligionen zu interessieren, und auf seinem Nachttisch liegt neuerdings eine Bibel, in die er vor dem Einschlafen gelegentlich hineinschaut. Er fragt: „Woher aber nehme ich den Glauben? Brauche ich überhaupt eine Vorstellung vom Jenseits? Führt nicht jedes Nachdenken darüber zu lächerlichen Formen der Veranschaulichung?"[424] Diese Fragen sind Ausdruck der späten Sehnsucht nach Sinn. Für mich findet darin das von Wilhelm Gräb beschriebene Verlangen nach Lebensdeutung und Sinnvergewisserung seinen Ausdruck. Dass es bei unserer sinnorientierten Altenseelsorge nicht um theoretische Gedankenspiele ohne jedweden Lebensbezug geht, sondern um ganz praktische Lebensfragen, dürften die zahlreichen Beispiele in diesem Buch deutlich gemacht haben. Mit zunehmendem Alter fragt der Mensch: Wofür lohnt es sich zu leben? Wie kann ich mit den zahlreichen Verlusterfahrungen und körperlich-seelischen Beeinträchtigungen – die im Alter gehäuft auftreten – umgehen, ohne daran zu verzweifeln und zu verzagen? Wie finde ich trotz der zufällig und sinnlos erscheinenden Erlebnisse des Lebens Orientierung und Sinn?

Heinrich Döring und Franz-Xaver Kaufmann schreiben in ihrem Beitrag „Kontingenzerfahrung und Sinnfrage": „Beginnt der Mensch nämlich zu altern, erfährt er den Sinn seines Tuns und Lassens nicht mehr so selbstverständlich, er stellt sich selbst in Frage und befaßt sich nun mehr mit den großen Zusammenhängen und Hintergründen des Daseins … Wo nach Sinn gefragt wird, ist dieser schon fraglich geworden und nicht mehr gegeben."[425] Der Mensch erkennt mit zunehmendem Alter, dass er seinen Hunger, seinen Durst, seine Sehnsucht nach Sinn im Gegebenen, Vordergründigen, wie zum Beispiel Arbeit, Besitz, Erfolg, Gesundheit usw., nur bedingt stillen kann. In der Rückbe-sinn-ung auf sein Leben wird ihm klar, dass dies nicht der ganze Sinn seines Lebens sein kann, sondern dass es da etwas geben muss, das dies alles übersteigt. Er fragt nach einem „Übersinn" und stößt dabei auf die Frage nach Gott. Auch wenn es heute viele Sinnangebote und „selbsternannte Sinnstifter" gibt, für Viktor E. Frankl steht fest: Der Mensch kann seinem Leben letztlich nicht selber einen Sinn geben.[426] Sinn ist immer

---

423 A.a.O., S. 131.
424 A.a.O., S. 130.
425 Heinrich Döring u. Franz-Xaver Kaufmann, Kontingenzerfahrung und Sinnfrage, in: Christlicher Glaube in moderner Gesellschaft, Teilband 9, hrsg. von Franz Böckle, Franz-Xaver Kaufmann u.a., Freiburg i. Br. 1981, S. 10.
426 Vgl. Viktor E. Frankl, Ärztliche Seelsorge, a.a.O., S. 57: „… im Leben geht es nicht um Sinngebung, sondern um Sinnfindung, nicht um Gebung eines, sondern Findung eines Sinnes (Findung, sagen wir, und nicht Erfindung; denn der Sinn des Lebens kann nicht erfunden, sondern muß entdeckt werden)."

schon da, er muss nur gefunden und wahrgenommen werden. Wir Christen glauben, dass Gott unserem Leben einen unverlierbaren Sinn gegeben hat. Wir sind keine Zufallsprodukte der Evolution, sondern die gewollten und geliebten Kinder Gottes. Margot Käßmann schreibt: „Als Christin finde ich Sinn in dem eigenen Geschaffensein. Der Schöpfer meines Lebens, Gott, spricht meinem Leben Sinn zu, gleichwie verwundet oder zerstückelt es ist. Das ist eine ungeheure Bestärkung in diesem Leben, für mein Leben! Und durch den Glauben finde ich diesen Sinn, den Gott mir zuspricht, und der macht mein Leben ganz und gut. Das bedeutet das evangelische Reden von sola gratia: Heil und Heil-Werden kann mir nur von außerhalb zugesprochen werden."[427]

Diese Überlegungen machen deutlich, dass Sinnfindung kein einsamer Akt einer kognitiven Selbstreflexion ist, sondern ein Beziehungsgeschehen, etwas, das sich in der Begegnung / im Dialog mit einer Person oder im Bezogensein auf eine Sache ereignet.[428] Doch wie wird diese Beziehung wirksam? Für den jüdischen Religionsphilosophen Martin Buber wirkt der Mensch an seinem Gegenüber durch Liebe. Er schreibt: „Liebe ist ein welthaftes Wirken. Wer in ihr steht, in ihr schaut, dem lösen sich Menschen aus ihrer Verflochtenheit ins Getriebe; Gute und Böse, Kluge und Törichte, Schöne und Häßliche, einer um den andern wird ihm wirklich und zum Du, das ist losgemacht, herausgetreten, einzig gegenüber wesend; Ausschließlichkeit ersteht wunderbar Mal zu Mal – und so kann er wirken, kann helfen, heilen, erziehen, erheben, erlösen. Liebe ist die Verantwortung eines Ich für ein Du."[429] So wie der Glaube nur in der Liebe wirksam werden kann (Gal. 5,6), so lassen sich auch Sinn und Sinnfindung nur in Beziehungen der Liebe verwirklichen. Helmut Gollwitzer schreibt: „Erfülltes Leben gibt es nur in Beziehungen der Liebe. Suche ich Sinn, so muß ich Liebe suchen. Suche ich Liebe, so muß ich Liebe geben …"[430] Für uns Christen ist Jesus der Ausdruck der Liebe Gottes schlechthin.[431] Er hat den Menschen Mut gemacht, sie getröstet, sie aufgerichtet, sie geheilt und ihnen gezeigt, wie sie ein sinnvolles Leben führen können (vgl. z.B. Mt. 19,13 ff.).

---

427 Margot Käßmann, In der Mitte des Lebens, 5. Aufl., Freiburg i. Br. 2010, S. 134.
428 Vgl. Martin Buber, Ich und Du, Nachwort von Bernhard Casper, Stuttgart 2001. Buber unterscheidet zwei „Grundworte", die unser Verhältnis zur Welt kennzeichnen: Ich-Du und Ich-Es. Er schreibt: „Es gibt kein Ich an sich, sondern nur das Ich des Grundworts Ich-Du und das Ich des Grundworts Ich-Es. Wenn der Mensch Ich spricht, meint er eins von beiden." (A.a.O., S. 4) Für Buber ist alles wirkliche Leben „Begegnung". (A.a.O., S. 12)
429 Ebd., S. 15.
430 Helmut Gollwitzer, Ich frage nach dem Sinn des Lebens, 6. Aufl., München 1974, S. 14.
431 Vgl. Karl-Heinz Röhlin, Sinnorientierte Seelsorge, a.a.O., S. 173: „In Jesus Christus, dem Logos, wird die Sinngestalt Gottes wahrnehmbar, die auch im Vollzug der Seelsorge aufleuchten soll."

Martin Luther schreibt in seiner Freiheitsschrift: „Ein Christ lebt nicht in sich selbst, sondern in Christus und in seinem Nächsten, oder er ist kein Christ. In Christus lebt er durch den Glauben, im Nächsten durch die Liebe. Durch den Glauben wird er aufwärts und über sich geführt zu Gott, durch die Liebe wiederum sinkt er herab unter sich zum Nächsten und bleibt doch immer in Gott und in seiner Liebe."[432] Für mich findet der Mensch im Alter Sinn nicht primär in Dingen, sondern in Beziehungen. Da ist zunächst einmal seine Beziehung zu seinem Nächsten und darüber hinaus seine Beziehung zu Gott. Für mich ist Sinn so gesehen ein „Beziehungsbegriff". Wenn wir aus allen gewohnten Beziehungen herausfallen, geraten wir nicht selten in eine tiefe Sinnkrise. Ein bloßes Für-sich-selbst-Sein mag zwar theoretisch denkbar sein, jedoch bezieht der Mensch den Sinn seines Daseins in der Regel aus einem Gegenüber. Martin Buber sagt: „Der Mensch wird am Du zum Ich."[433] Indem ich mich für mein Gegenüber interessiere, an seinem Leben liebend Anteil nehme und mich mit ihm auseinandersetze, trage ich ganz entscheidend zu seiner Sinnfindung bei. Wenn ich darüber hinaus das Wort Gottes situationsgerecht in das Gespräch einbringe, ermögliche ich ihm, sein Leid, seinen Schmerz, sein Unglück im Lichte der Verheißungen Gottes zu sehen. Karl-Heinz Röhlin schreibt: „Der Seelsorger darf den Grund seines Sinn- und Wertsystems nicht verschweigen, im Gegenteil, es kommt darauf an, daß seine Glaubensrelation verbal und nonverbal evident wird. Der Logos des Evangeliums, das Heil und sinngebende Wort Christi, transzendiert menschliches Leid und vermeintliche Sinnlosigkeit."[434] Wenn Glauben heißt, sich in dieser Welt auf Gott, die wahre Sinnquelle (vgl. Ps. 36,10) zurück zu be-sinn-en, dann ist für mich Glaubenshilfe immer auch Sinnfindungshilfe und darüber hinaus konkrete Lebenshilfe.[435]

Hinter der Sehnsucht nach Sinn verbirgt sich häufig auch die Sehnsucht nach Liebe. Es ist meiner Erfahrung nach keineswegs so, dass mit dem Alter das Verlangen nach persönlicher Zuwendung, nach Zärtlichkeit und Liebe geringer wird. Der belgische Ordenspriester Phil Bosmans schreibt: „Menschen werden nicht einfach in die Welt ausgesetzt. Menschen werden Menschen anvertraut und in die Hand gegeben. Sie brauchen Wärme und Liebe. Ohne Liebe sind Menschen nirgends zu Hause."[436] Wenn sich zum Beispiel demente alte Menschen im Heim fest an ein Stofftier klammern

---

432 Martin Luther, Die Freiheit eines Christen, in: Die reformatorischen Grundschriften in vier Bänden, Band 4, neu übertragene und kommentierte Ausgabe von Horst Beintker, München 1983, S. 41.
433 Martin Buber, Ich und Du, a.a.O., S. 28.
434 Karl-Heinz Röhlin, Sinnorientierte Seelsorge, a.a.O.
435 Vgl. Helmut Tacke, Glaubenshilfe als Lebenshilfe, a.a.O.
436 Phil Bosmans, Nimm dir Zeit zum Glücklichsein. Brevier für jeden Tag, 3. Aufl., Freiburg i. Br. 1991. (Das Zitat steht im Vorwort zum Monat Mai!)

oder dieses zärtlich streicheln, dann kommt darin für mich immer auch ihre Sehnsucht nach Liebe, Halt und Geborgenheit zum Ausdruck.[437] Auch der pflegebedürftige alte Mensch hat das Bedürfnis, zärtlich berührt zu werden. Nichts ist für einen alten Menschen trauriger, als wenn er das Gefühl hat, dass ihn niemand mehr zweckfrei, das heißt von den routinemäßigen Berührungen der Pflege einmal abgesehen, berühren will. Dann wird er zum Unberührbaren, ja zum Ausgestoßenen. Von Jesus wird berichtet, wie er Menschen an Körper, Seele und Geist berührte, nicht nur durch Worte, sondern auch durch Zeichen und Gesten. Er ließ es auch selber zu, dass andere ihn liebevoll berührten, wie es z.b. die Geschichte von der Salbung seiner Füße mit kostbarem Öl durch eine Frau zeigt (Lk. 7,36 ff.). Gerade in der Altenseelsorge wird deutlich, dass eine Fixierung auf das Wort allein auch eine Engführung sein kann.[438] Für Menschen, die an einer fortgeschrittenen Demenz oder an einer Aphasie[439] leiden, ist es wichtig, den Glauben/Sinn auch sinnlich zu erleben.[440] Durch eine liebevolle Berührung, z.b. eine Segnung oder Salbung, ein Lied, einen Duft, kann der pflegebedürftige alte Mensch innerlich angerührt werden und etwas von der Liebe Gottes erfahren, die in unserem Wirken ihren Ausdruck

---

437 Vgl. Urte Bejick, Seelsorge mit Hochbetagten, S. 258, in: Hochaltrigkeit: Herausforderung für persönliche Lebensführung und biopsychosoziale Arbeit, hrsg. von Hilarion Petzold, Erika Horn u. Lotti Huber, in der Reihe: Integrative Modelle in Psychotherapie, Supervision und Beratung, 1. Aufl., Wiesbaden 2011.

438 Der Logosbegriff im Prolog des Johannesevangelium kann statt mit „Wort" auch mit „Sinn" übersetzt werden: „Am Anfang war der Sinn …!" (Joh. 1,1 ff.) Johann Wolfgang von Goethe lässt Dr. Faust in seiner Tragödie sagen:
„Geschrieben steht: ‚Im Anfang war das Wort!'
Hier stock´ ich schon!
Ich kann das Wort so hoch unmöglich schätzen,
Ich muß es anders übersetzen,
Wenn ich vom Geiste recht erleuchtet bin.
Geschrieben steht: Im Anfang war der Sinn.
Bedenke wohl die erste Zeile,
Daß deine Feder sich nicht übereile!
Ist es der Sinn, der alles wirkt und schafft?
Es sollte stehn: Im Anfang war die Kraft!
Doch, auch indem ich dieses niederschreibe,
Schon warnt mich was, daß ich dabei nicht bleibe.
Mir hilft der Geist! Auf einmal seh' ich Rat
Und schreibe getrost: Im Anfang war die Tat!"
(Goethe, Faust. Der Tragödie erster und zweiter Teil. Urfaust, hrsg. und kommentiert von Erich Trunz, München 2007).

439 Vgl. Urte Bejick, Sprach-los – Hinweise zur Seelsorge mit an Aphasie erkrankten Menschen, in: Seelsorge im Alter, hrsg. von Susanne Kobler-von Komorowski u. Heinz Schmidt, a.a.O., S. 171 ff.

440 Vgl. Michael Reichert, Demenzgottesdienst: „Wo Worte sie kaum noch erreichen, da erreichen Berührung und Salbung die Menschen." http://www.diakonie.de/diakonie-news-188-demenzgottesdienst-wo-worte-sie-kaum-noch-erreichen-8438.htm (Stand: 5.11.2011).

finden soll. Für mich verwirklicht sich der Auftrag unserer sinnorientierten Altenseelsorge in der Liebe. Ich möchte schließen mit einem Wort Dietrich Bonhoeffers: „Nichts, wirklich gar nichts ist lebenswert ohne Liebe; aller Sinn ist erfüllt, wo Liebe ist."[441]

---

441 Zitiert nach Uwe Böschemeyer, Worauf es ankommt: Werte als Wegweiser, 3. Aufl., München 2004, S. 133.

Danksagung

Am Ende dieses Buches möchte ich es nicht versäumen, allen zu danken, die auf ihre je eigene Weise zu seiner Entstehung beigetragen haben. Hier gilt mein besonderer Dank den vielen betagten Frauen und Männern, die ich in den letzten Jahren seelsorglich begleiten durfte und die mir ihr Vertrauen geschenkt haben. Sodann möchte ich all denen danken, die mich beim Schreiben des Buches mit Rat und Tat unterstützt haben: Prof. Dr. Heinz Schmidt, Dr. Urte Bejick, Eric Windisch, Annette Zick-Breitenstein, Renate Deutschmann, Jörg Abstein, Monika Radecki, Pfr.in Susanne Kobler-von Komorowski, Ursula Windisch und Thomas Goerhe. Auch meinem Lektor Herrn Ekkehard Starke sowie Frau Lea Hoffmann-Lohse von der Neukirchener Verlagsgesellschaft möchte ich an dieser Stelle für ihre Bemühungen ganz herzlich danken.

Literatur

Abel, Peter, Burnout in der Seelsorge, Mainz 1995.
Ders.: Spirituelle Wege aus dem Burnout, Münsterschwarzach 2009.
Andere Zeiten e.V., „Typisch! Kleine Geschichten für andere Zeiten.", Redaktion: Susanne Niemeyer, Sabine Schaefer-Kehnert u. a., 8. Aufl., Hamburg 2009.

Baltes, Paul, in einem Interview mit der Zeitschrift Geo (Geo Magazin Nr. 8/02 – Lebenslauf-Forschung): http://www.geo.de/Geo/mensch/medizin/692.html (S. 3).
Bär, Marion, Sinn erleben im Angesicht der Alzheimerdemenz: Ein anthropologischer Bezugsrahmen, Marburg 2010.
Barth, Karl, Die Kirchliche Dogmatik, Bd. IV/1, Zürich 1955.
Bauer, Monika / Burkhardt, Heinrich u.a., Wenn das Altwerden zur Last wird. Suizidprävention im Alter, 1. Aufl., Rostock 2005.
Becker, Jutta, Die Wegwerf-Windel auf der Wäscheleine. Die Handlungslogik dementer alter Menschen verstehen lernen, Afw-Arbeitshilfe, Darmstadt 1995.
Bejick, Urte, Der essbare Gott … Die spirituelle Dimension der Diakonie am Beispiel des Essens und Trinkens in der Altenpflege, in: Arnd Götzelmann (Hg.), Diakonische Kirche, Anstöße zur Gemeindeentwicklung und Kirchenreform, FS Theodor Strohm (VDWI 17), Heidelberg 2003, S. 218-227.
Dies.: „… mit Ritualen Gefühlen Ausdruck verleihen", hg. vom Diakonischen Werk Baden, Karlsruhe 2005. (Texte und Zusammenstellung: Dr. Urte Bejick)
Dies.: Seelsorge mit dementen Menschen als gemeinsamer spiritueller Weg, in: Seelsorge im Alter – Herausforderungen für den Pflegealltag, hg. von *Susanne Kobler-von Komorowski / Heinz Schmidt,* Heidelberg 2005, S. 118-122.
Dies.: Seelsorge mit Hochbetagten, in: Hochaltrigkeit: Herausforderung für persönliche Lebensführung und biopsychosoziale Arbeit, hg. von *Hilarion Petzold/Erika Horn/Lotti Huber,* Integrative Modelle in Psychotherapie, Supervision und Beratung, Wiesbaden 2011.
Dies.: Sprach-los – Hinweise zur Seelsorge mit an Aphasie erkrankten Menschen, in: Seelsorge im Alter, hg. von *Susanne Kobler-von Komorowski/ Heinz Schmidt,* Heidelberg 2005.
Benedict, Hans-Jürgen, Um Christi willen? Liebeskonzepte in Theologie und Diakonie, in: DWI-Jahrbuch, Bd. 4, hg. von Christian Oelschlägel, Heidelberg 2011.

Berger, Peter L., Auf den Spuren der Engel. Die moderne Gesellschaft und die Wiederentdeckung der Transzendenz, Freiburg i. Br. 1991.

Bierlein, Karl Heinz, Lebensbilanz. Krisen des Altwerdens meistern – kreativ auf das Leben zurückblicken – Zukunftspotentiale ausschöpfen, München 1994.

Biller, Karlheinz, Der Sinn wartet auf den Menschen. Viktor E. Frankls Sinnkonzept, in: Otto Zsok (Hg.), Logotherapie in Aktion. Praxisfelder und Wirkungsweisen, München 2002.

Blasberg-Kuhnke, Martina / Wittrahm, Andreas (Hrsg.), Altern in Freiheit und Würde. Handbuch christlicher Altenarbeit, München 2007.

Böhm, Erwin, Verwirrt nicht die Verwirrten: Neue Ansätze geriatrischer Krankenpflege, Bonn 1988.

Böschemeyer, Uwe, Worauf es ankommt: Werte als Wegweiser, 3. Aufl., München 2004.

Bohren, Rudolf, Daß Gott schön werde. Praktische Theologie als theologische Ästhetik, München 1975.

Ders.: In der Tiefe der Zisterne. Erfahrungen mit der Schwermut, München 1980.

Bojak, Barbara, Depression im Alter. Ein Ratgeber für Angehörige, Bonn 2003.

Bonhoeffer, Dietrich, Widerstand und Ergebung. Briefe und Aufzeichnungen aus der Haft, hrsg. von Eberhard Bethge, 19. Aufl., Gütersloh 2008.

Bosmans, Phil, Nimm dir Zeit zum Glücklichsein. Brevier für jeden Tag, 3. Aufl., Freiburg i. Br. 1991.

Breloer, Gerhard (Hg.), Sinnfragen im Alter: Beiträge der Wissenschaft, Münster / New York 2000.

Brieskorn-Zinke, Marianne, Auf die eigene Wahrnehmung achten. Professionelle Gesundheitskompetenz und Selbstpflege, in: Pflegezeitschrift. Zeitschrift für stationäre und ambulante Pflege, 64. Jahrgang, Ausgabe 2, Stuttgart 2011.

Buber, Martin, Ich und Du, Stuttgart 2001.

Bukowski, Peter, Die Bibel ins Gespräch bringen. Erwägungen zu einer Grundfrage der Seelsorge, 7. Aufl., Neukirchen-Vluyn 2009.

Burisch, Matthias, Das Burnout-Syndrom. Theorie der inneren Erschöpfung, 4. aktualisierte Auflage, Berlin/Heidelberg 2010.

Buske, Norbert, Altersseelsorge: Handbuch der Seelsorge, Berlin 1983.

Cunz, Peter, Was sind die spirituellen Ziele aus Sicht des Islam, und wie können sie erreicht werden?, in: Spiritualität und Kreativität in der Psychotherapie mit älteren Menschen, hg. von Peter Bäuerle/Hans Förstl/Daniel Hell/Hartmut Radebold et al., Bern 2005.

Dais, Petra, Einführung in die Theologie des Spiels, in: Magazin für Theologie und Ästhetik, Heft 24/2003, http://www.theomag.de/24/pd1.htm.

Deckart, Renate, Versöhnung mit dem Alter – Versöhnung mit dem Leben?, der Vortrag wurde am 20.02.2008 im Münchner Bildungswerk gehalten (Titel der Vortragsreihe „Alter": „Älterwerden – Hochbetagt – Demenz – Fragen und Antworten aus Medizin und Logotherapie, Spiritualität und Alltag").

Depping, Klaus, Altersverwirrte Menschen seelsorglich begleiten, 2. korr. Aufl., Hannover 1997.

Ders. / Bejick, Urte, Die seelsorgliche Begleitung depressiver alter Menschen, in: Seelsorge im Alter. Herausforderungen für den Pflegealltag, hg. von *Susanne Kobler-von Komorowski/Heinz Schmidt,* Heidelberg 2005, S. 150-170.

Derndinger, Ulrike, Berührungen – Seelsorge mit dementen Menschen im Pflegeheim, in: Mitteilungen für die Altenarbeit Heft 2004-2, Altenwerk der Erzdiözese Freiburg.

Diakonie Rheinland-Westfalen-Lippe e.V. (Hrsg.), Ich werde bleiben im Hause des Herrn immerdar. Menschen mit Demenz feiern Gottesdienst, Münster 2008.

Deutschmann, Renate, Vortrag über den segregativen Wohnbereich des Pflegeheims Almenhof in 68199 Mannheim, Neckarauer Straße 229. Das Referat wurde auf dem Fachtag „Demenz" am 16.09.2006 in Heidelberg gehalten.

Döring Heinrich / Kaufmann, Franz-Xaver, Kontingenzerfahrung und Sinnfrage, in: Christlicher Glaube in moderner Gesellschaft, Teilband 9, hrsg. von *Franz Böckle/Franz-Xaver Kaufmann u. a.,* Freiburg i. Br. 1981.

Dörner, Klaus, Depressionen im Alter: Was können Kirchengemeinden tun? Das Referat wurde gehalten am 11.10.2006 auf dem II. Internationalen Kongress für Altenheimseelsorge in Karlsruhe.

Dornes, Elvira / Steiof, Dorothee, Depression, in: „Ich will euch tragen": Handbuch für die Seelsorge in der Altenpflege, hg. von der *Evang. Landeskirche in Württemberg* und der *Evang. Kirche in Württemberg e.V.,* V.i.S.d.P.: Dr. Antje Fetzer, Stuttgart 2006, S. 444-448.

Drechsel, Wolfgang, „Selig sind die Alten ...!?" Die AltenPflegeHeimSeelsorge in ihrer Bedeutung für eine älterwerdende Gesellschaft, http://www. seelsorge-im-alter.de/...Vortrag_-_Selig_sind_die_Alten-Drechsel_26.03.09. doc.

Ducret-Ineichen, Guido, Trüb-Sinn-Erhellung. Durch Melancholie und Depression auf den Spuren des Logos, Diplomarbeit für das Institut für Logotherapie und Existenzanalyse nach Viktor E. Frankl, CH-Chur 2005.

Dürckheim, Karlfried Graf von, Alt werden – Zeit zur Verwandlung. Einige Gedanken zur Therapie des alten Menschen, in: Psychotherapie mit alten Menschen, hg. von *Hilarion Petzold/Elisabeth Bubolz,* Paderborn 1980.

Eibach, Ulrich, Der leidende Mensch vor Gott. Krankheit und Behinderung als Herausforderung unseres Bildes von Gott und dem Menschen, Theologie in Seelsorge, Beratung und Diakonie, Bd. 2, Neukirchen-Vluyn 1991.

Engelhardt, Klaus, „Ihn zu fassen, ist fast unsere Freude zu klein", Vorträge und Predigten, Stuttgart/Karlsruhe 2002.

Erikson, Erik H., Identität und Lebenszyklus, 7. Auflage, Frankfurt am Main 1981.

Erne, Thomas, „Spielräume des Lebens". Zur Bedeutung des Spiels für die Praktische Theologie, in: Magazin für Theologie und Ästhetik, Heft 24/2003. http://www.theomag.de/24/te4.htm.

Evang. Erwachsenenbildung Nordrhein e.V. (Hg.), Die Begleitung von demenzkranken Menschen in ihrer letzten Lebensphase, Düsseldorf 2006.

Feil, Naomi, Validation. Ein Weg zum Verständnis verwirrter alter Menschen, 8. Auflage, München 2005.

Dies.: Validation in Anwendung und Beispielen. Der Umgang mit verwirrten alten Menschen, 5. Auflage, München 2007.

Fischer, Ulrich, „Die vierte Hilfe der Seelsorge", Predigt über Jak. 5,13-16, gehalten am 10. Oktober 2010 in einem Gottesdienst zum 150jährigen Jubiläum des Evangelischen Stifts in Freiburg, http://www.ekiba.de/415 _14134.php.

Ders.: Karfreitagspredigt zu 2. Kor. 5,18-20, gehalten am 2. April 2010 in der Stadtkirche Karlsruhe, http://www.ekiba.de/415_12848.php.

Frankl, Viktor E., Anthropologische Grundlagen der Psychotherapie, Bern/ Stuttgart 1975.

Ders.: Ärztliche Seelsorge. Grundlagen der Logotherapie und Existenzanalyse, 8. Auflage, München 1975.

Ders.: Das Leiden am sinnlosen Leben. Psychotherapie für heute, 20. Aufl., Freiburg i. Br. 2009.

Ders.: Der Mensch vor der Frage nach dem Sinn. Eine Auswahl aus dem Gesamtwerk, München 1980.

Ders.: Der unbewusste Gott. Psychotherapie und Religion, 7. Auflage, München 1988.

Ders.: Grundriß der Existenzanalyse und Logotherapie, in: Logotherapie und Existenzanalyse, München 1987, S. 57-184.

Ders.: Logotherapie und Existenzanalyse. Texte aus fünf Jahrzehnten, München 1987.

Ders.: Theorie und Therapie der Neurosen, München 1975.

Ders.: „… trotzdem ja zum Leben sagen". Ein Psychologe erlebt das Konzentrationslager, 26. Auflage, München 2006.

Freud, Sigmund, Briefe 1873-1939, Frankfurt 1960.

Ders.: Das Unbehagen in der Kultur, 20. Aufl., Frankfurt am Main 1971.

Freudenberger, Michael, Kann eine Depression jeden treffen? Kann man vorbeugen?, in: Andrea M. Hesse, Depressionen – Was Sie wissen sollten. Antworten auf die häufigsten Fragen, Freiburg i. Br. 2006.

Fromm, Erich, Haben oder Sein. Die seelischen Grundlagen einer neuen Gesellschaft, 5. Auflage, Stuttgart 1980.

Gadamer, Hans Georg, Gespräch mit dem Philosophen vom 02.08.2001 (Kurzfassung eines Interviews von Sigrid Beckmann-Lamb), www.Bildung-und-mensch.de/philosophie/hansgeorg-gadamer.html.

Gauer, Jürgen, Du hältst deine Hand über mir: Gottesdienste mit Demenzkranken, Ostfildern 2009.

Ders.: Von allen Seiten umgibst du mich: Symbolgottesdienste für Senioren, Ostfildern 2011.

Gärtner, Heiderose, Menschen im Alter verstehen und begleiten, Gütersloh 2006.

Gembris-Nübel, Roswitha, Burnout. Erkennen, überwinden, vorbeugen, in: Dr. med. Mabuse – Zeitschrift für alle Gesundheitsberufe, Ausgabe Nr. 174, 33. Jahrgang, Juli/August 2008.

Goethe, Johann Wolfgang, Faust. Der Tragödie erster und zweiter Teil. Urfaust, hg. und kommentiert von Erich Trunz, München 2007.

Gollwitzer, Helmut, Ich frage nach dem Sinn des Lebens, 6. Aufl., München 1974.

Ders.: Krummes Holz – aufrechter Gang. Zur Frage nach dem Sinn des Lebens, 5. Aufl., München 1972.

Gräb, Wilhelm, Religion als Deutung des Lebens: Perspektiven einer Praktischen Theologie gelebter Religion, Gütersloh 2006.

Ders.: Sinnfragen: Transformationen des Religiösen in der modernen Kultur, Gütersloh 2006.

Groenbaeck, Villiam, Seelsorge an alten Menschen, Göttingen 1969.

Grün, Anselm, Die hohe Kunst des Älterwerdens, 2. Aufl., Münsterschwarzach 2007.

Ders.: Gut mit sich selbst umgehen, 2. Aufl., München 2010.

Ders.: Quellen innerer Kraft. Erschöpfung vermeiden – Positive Energien nutzen, 2. Aufl., Freiburg i. Br. 2005.

Ders.: Wege durch die Depression. Spirituelle Impulse, Freiburg i. Br. 2008.

Güttler, Peter O., Sozialpsychologie, 4. Aufl., München 2003.

Hartmann, Gert, Lebensdeutung. Theologie für die Seelsorge, Göttingen 1993.

Hartmann, Thomas, Der Sinn im Leiden. Was uns heilen kann, Düsseldorf 2009.

Hell, Daniel, Existentielle Depressionstherapie. Der Vortrag wurde gehalten auf dem Kongress der Deutschen Gesellschaft für Logotherapie und Existenzanalyse, der vom 13. – 16. April 2000 in Würzburg stattfand. Veröffentlicht in: Existenz und Logos, Zeitschrift für sinnzentrierte Therapie, Beratung und Bildung, Heft 2/2000.

Ders.: Interview mit Lilli Binzegger. Das Interview hatte den Titel: „Gesund sein ist gar nicht so normal", in: Nzz Folio 09/96 http://www.nzzfolio. ch/www/d80bd71b-b264-4db4-afd=-277884b93470/showarticle/...

Ders.: Welchen Sinn macht Depression? Ein integrativer Ansatz, 2. Aufl., Hamburg 2007.

Hesse, Hermann, Jedem Anfang wohnt ein Zauber inne. Lebensstufen, Frankfurt am Main 1986.

Höhn, Hans-Joachim, Erlebnisgesellschaft! – Erlebnisreligion?, in: *Klaus Hoffmeister / Lothar Bauerochse (Hg.),* Die Zukunft der Religion. Spurensuche an der Schwelle zum 21. Jahrhundert, Würzburg 1999.

Hoffmeister, Johannes (Hg.), Wörterbuch der Philosophischen Begriffe, 2. Aufl., Hamburg 1955.

Huber, Andreas, „Wer keine Anerkennung sät, wird auch keine Leistung ernten!", in: Psychologie Heute, 7/2011.

Huber, Wolfgang, Der Christliche Glaube. Eine evangelische Orientierung, 5. Aufl., Gütersloh 2009.

Ders., „Die Durstigen tränken" – Quellen und Perspektiven christlicher Spiritualität – Eisenacher Vorträge zu den Werken der Barmherzigkeit, Vortrag vom 12.07.2007, http://www.ekd.de/vortraege/070712_huber_eisenach.html (Seite 5).

Ders.: Zur spirituellen Dimension der evangelischen Kirche, Vortrag gehalten am 28.05.2002 in der Philipp-Melanchthon-Kirche, Berlin Neukölln, http:// www.ekd.de/print.php?file=/gemeinden_gottesdienste/huber_020528_spirituelle ... (Seite 4).

Ignatius, Jörg, „Validation – eine Möglichkeit, Würde, Selbstwertgefühl und Identität zu bewahren.", Vortrag auf dem 4. Symposium der Alzheimer-Angehörigen-Initiative am 21.09.2002 im Roten Rathaus Berlin. http:// www.alzheimer-organisation.de/HAVeranstaltungenAP/Ignatius.pdf.

Iwand, Hans-Joachim, Nachgelassene Werke, München 1964.

Josuttis, Manfred, Die Einführung in das Leben: Pastoraltheologie zwischen Phänomenologie und Spiritualität, Gütersloh 1996.

Ders.: Segenskräfte: Potentiale einer energetischen Seelsorge, Gütersloh 2000.

Juchli, Liliane, Pflege: Praxis und Theorie der Gesundheits- und Krankenpflege, unter Mitarbeit von Elisabeth Müggler u. Marie-Louise Dudli, 7. neubearb. Auflage, Stuttgart/New York 1994.

Kästner, Erich, Das Haus Erinnerung, in: *Ute Bogner* (Hg.), Gedichte. Eine Auslese, Weinheim O.J., S. 168.

Käßmann, Margot, In der Mitte des Lebens, 5. Aufl., Freiburg i. Br. 2010.

Karrer, Leo, Der große Atem des Lebens. Wie wir heute beten können, Freiburg i. Br. 1996.

Kast, Verena, Trauern: Phasen und Chancen des psychischen Prozesses, 3. Aufl., Stuttgart 1983.

Dies.: Was wirklich zählt, ist das gelebte Leben. Die Kraft des Lebensrückblicks, Freiburg i. Br. 2010.

Keetmann, Regine / Bejick, Urte, Verwirrte alte Menschen seelsorglich begleiten, in: Seelsorge im Alter – Herausforderungen an den Pflegealltag, hg. von *Susanne Kobler-von Komorowski/Heinz Schmidt,* Heidelberg 2005, 124-141.

Kitwood, Tom, Demenz: Der person-zentrierte Ansatz im Umgang mit verwirrten Menschen, 5. ergänzte Auflage, Bern 2008.

Kobler-von Komorowski, Susanne / Schmidt, Heinz (Hg.): Seelsorge im Alter – Herausforderungen für den Pflegealltag, Veröffentlichungen des Diakoniewissenschaftlichen Instituts, Band 24, Heidelberg 2005.

Koch-Straube, Ursula, Verwirrtheit als Antwort auf unbewältigte Lebenssituationen. Der Verlust des roten Fadens, in: *Ulrich Schindler (Hg.),* Die Pflege demenziell Erkrankter neu erleben, Mäeutik im Pflegealltag, Hannover 2003, S. 97-106.

Koenig, Harold G., Aging and God. Spiritual Pathways to Mental Health in Midlife and Later Years, Birmingham 1994.

Körtner, Ulrich H.J., „Wenn ich nur dich habe …". Über den Umgang mit Verlusten im Alter. Vortrag auf dem 6. Symposium Altenseelsorge zum Thema „Alte Menschen in unserer Gesellschaft – Schatz im Acker oder Klotz am Bein?", veranstaltet von der Diakonie Rheinland-Westfalen-Lippe, am 29.09.2009.

Kooij, Cora van der, Sexualität und Intimität bei alten Menschen, in: *Ulrich Schindler (Hg.),* Die Pflege demenziell Erkrankter neu erleben: Mäeutik im Pflegealltag, Hannover 2003, S. 51-64.

Kruse, Andreas, Das letzte Lebensjahr. Zur körperlichen und sozialen Situation des alten Menschen am Ende seines Lebens, Stuttgart 2007.

Ders.: Was stimmt? Alter. Die wichtigsten Antworten, Freiburg i. Br. 2007.

Kuhn, Johannes, Ich bin vergnügt, erlöst, befreit. Von der Kunst, alt zu werden, Lahr 2006.

Kuntze, Sven, „Altern wie ein Gentleman: zwischen Müßiggang und Engagement, München 2011.

Kunz, Gabriele, „Religiosität gibt Lebenssinn", in: Psychologie Heute, Ausgabe 8/2010.

Kurz, Wolfram, Der leidende Mensch im Lichte der Logotherapie. Einführung in das psychotherapeutische Denken Viktor E. Frankls, in: Zentralblatt für Jugendrecht, 73. Jahrgang, Heft 4/1986, S. 121-172.

Ders.: Die Bedeutung der Meditation für die Seelsorge, in: WzM, 38. Jg., 1986.

Ders.: Menschenbild und therapeutische Zielsetzung, in: Sinnfrage und Suchtprobleme, Hamm 1986.

Ders.: Die Sinnfrage in der späten Lebensphase. Logotherapie in der Gerontagogik, in: *Elisabeth Lukas,* Geist und Sinn. Logotherapie – die dritte Schule der Psychotherapie, München 1990.

Ders.: Die Wechselseitigkeit von Sinnfrage und Schuldfrage im Kontext des funktionalen und intentionalen Beichtgesprächs, in: WzM, 35. Jg., Heft 5/6, Göttingen 1983, S. 226-244.

Ders.: Seel-Sorge als Sinn-Sorge: Zur Analogie von kirchlicher Seelsorge und Logotherapie, in: Wege zum Menschen, 37. Jg., 1985.

Lehr, Ursula, Älterwerden in unserer Zeit – eine Aufgabe für den Einzelnen und die Gesellschaft, in: Hypertonie im Alter: Normvariante oder Krankheit? 10. Rothenburger Gespräch, 16.-18. Mai 1984, Hg. M. Bergener/ H. Grobecker, Stuttgart/New York 1984.

Dies.: Psychologie des Alterns, 11. korrigierte Aufl., Wiebelsheim 2007.

Lüke, Ulrich, Staunen ist der Anfang: Professor Ulrich Lüke über Schöpfung, Evolution und Glaube, http://www.ktrwth-aach.de/.../Lücke_Interview_Staunen_ist_der_Anfang.pdf (Stand 17.10.2010).

Lukas, Elisabeth, Alles fügt sich und erfüllt sich. Die Sinnfrage im Alter, 6. Auflage, Gütersloh 2004.

Dies.: Geist und Sinn. Logotherapie – die dritte Wiener Schule der Psychotherapie, München 1990.

Dies.: Rat in ratloser Zeit. Anwendungs- und Grenzgebiete der Logotherapie, Freiburg/Basel/Wien 1984.

Dies.: Sehnsucht nach Sinn: logotherapeutische Antworten auf existentielle Fragen, 3. Aufl., München/Wien 2004.

Dies.: Wertfülle und Lebensfreude. Logotherapie bei Depressionen und Sinnkrisen, 3. erweiterte Auflage, München/Wien 2006.

Luther, Henning, Religion und Alltag. Bausteine zu einer Praktischen Theologie des Subjekts, Stuttgart 1992.

Luther, Martin, Die Freiheit eines Christen, in: Die reformatorischen Grundschriften in vier Bänden, Band 4, neu übertragene und kommentierte Ausgabe von *Horst Beintker,* München 1983.

Ders.: Sermon von der Bereitung zum Sterben, in: *M. Luther,* Die Botschaft des Kreuzes, hg. von *Horst Beintker u. a.,* 2. Aufl., Berlin 1983.

Mäule, Thomas / Riedel, Annette, Religiöse Bedürfnisse pflegebedürftiger älterer Menschen. Herausforderungen und Aufgaben für seelsorgliche Begleitung, Kirchengemeinden, Altenhilfeeinrichtungen, in: *Susanne Kobler-von Komorowski/Heinz Schmidt,* S. 93-103.

Mayer, Stefan, Orientierung durch Sinneserfahrung, S. 6, in: Menschen mit Demenz seelsorglich begleiten, Dokumentation des Regionalen Fachtags „Altenheimseelsorge" am 22. Juni 2007 in Heidelberg, hg. von *Erzbischöfliches Seelsorgeamt,* Seniorenreferat, Okenstraße 15, 79198 Freiburg.

Mes, Rieke, Seelsorge für demente Menschen im Pflegeheim, in: Altern in Freiheit und Würde. Handbuch christlicher Altenarbeit, hg. von *Martina Blasberg-Kuhnke u. Andreas Wittrahm,* München 2007, S. 360-367.

Möller, Christian, Kirche, die bei Trost ist. Plädoyer für eine seelsorgliche Kirche, Göttingen 2005.

Ders., Seelsorglich predigen: die parakletische Dimension von Predigt, Seelsorge und Gemeinde, 2. durchges. u. erw. Aufl., Göttingen 1990.

Moser, Petra / Fesenfeld, Anke, Der Körper in der Seelsorge (Hand-out zum gleichnamigen Workshop), S. 3. Der Workshop fand am 10.10.2006 auf dem Zweiten Internationalen Kongress für Altenheimseelsorge in Karlsruhe statt.

Moser; Ulrich, Identität. Spiritualität und Lebenssinn: Grundlagen seelsorglicher Begleitung im Altenheim, Würzburg 2000.

Münchhausen, Marco von, Wo die Seele auftankt. Die besten Möglichkeiten, Ihre Ressourcen zu aktivieren, 6. Aufl., München 2006.

Müller, Wunibald, Gönne Dich Dir selbst. Von der Kunst sich gut zu sein, Münsterschwarzach 1995.

Muntanjohl, Felizitas, „Mit dementen Menschen Gottesdienst feiern." (Skript) Sie hielt das Referat auf dem Fachtag Altenheimseelsorge der Badischen Landeskirche am 7. November 2007 im Diakonischen Werk in der Vorholzstr. 3 in 76137 Karlsruhe. Der Fachtag hatte das Thema: „Gottesdienste mit dementen alten Menschen".

Nietzsche, Friedrich, Der Wille zur Macht, Musarionausgabe, Gesammelte Werke XIX, München 1926.

Nouwen, Henri J.M., Der Weg des Wartens, in: Möge der Stern für dich leuchten. Weihnachtliche Worte und Weisen, Freiburg i. Br. 2005.

Ders.: Von der geistlichen Kraft der Erinnerung, Freiburg i. Br. 1984.

Nüchtern, Michael, Was heilen kann: therapeutische Einsichten aus biblischen Geschichten, Göttingen 1994.

Opaschowski, Horst W. / Reinhardt, Ulrich, Altersträume – Illusion und Wirklichkeit, Darmstadt 2007.

Osborn, Carolin/Schweitzer, Pam/Trilling, Angelika, Erinnern: eine Anleitung zur Biographiearbeit mit alten Menschen, Freiburg i. Br. 1997.

Paulus, Daniel, Sich entscheiden! 7 Wochen ohne Zaudern, 46. Tag, Edition Chrismon, Fastenkalender 2009.

Pechmann, Burkhard, Durch die Wintermonate des Lebens: Seelsorge für alte Menschen, Gütersloh 2007.

Peseschkian, Nossrat, Das Alter ist das einzige Mittel für ein langes Leben. Eine positive Sicht auf die zweite Lebenshälfte, Frankfurt 2009.

Pöhlmann, Hans Georg, Die Altenarbeit der Kirche unter besonderer Berücksichtigung der Altenbildung, Zeitschrift für Gerontologie, Band 10, 1977, S. 15-25.

Preißinger, Irmgard, Gesprächsorientierte Biographiearbeit und Erinnerungspflege zur Verbesserung der Lebensqualität im Alter. Ein didaktisch-methodisches Konzept zur Weiterbildung und Qualifizierung von Altenpflegerinnen und Altenpflegern, Inaugural-Dissertation, Bamberg 2004.

Reichert, Michael, Demenzgottesdienst: „Wo Worte sie kaum noch erreichen, da erreichen Berührung und Salbung die Menschen.", http://www.diako-nie.de/diakonie-news-188-demenzgottesdienst-wo-worte-sie-kaum-noch-erreichen-8438.htm.

Ders.: Zwischen Wunsch und Wirklichkeit – Erfahrungen und ethische Fragen in der Begleitung, in: Seelsorgliche Sterbe- und Trauerbegleitung im Pflegeheim, hg. von *Diakonisches Werk Baden e.V.,* Konzeption und Redaktion: Dr. Urte Bejick, Karlsuhe 2006, S. 51-75.

Richard, Nicole, Wertschätzende Begegnungen – Integrative Validation (IVA), in: *Peter Dürrmann (Hg.):* Besondere stationäre Dementenbetreuung, Hannover 2001.

Riemeyer, Jörg, Die Logotherapie Viktor Frankls. Eine Einführung in die sinnorientierte Psychotherapie, Gütersloh 2002.

Robert Bosch Stiftung (Hg.), Ressourcen erhalten. Gemeinsam für ein besseres Leben mit Demenz, Bern 2007.

Röhlin, Karl-Heinz, Sinnorientierte Seelsorge (Diss.), tuduv-Studien, Reihe: Religionswissenschaften Band 3, München 1986.

Rolf, Sibylle, Vom Trost zum Sinn: Überlegungen zur Seelsorge im Horizont einer relationalen Ontologie, Münster/Hamburg/London 2003.

Ruhland, Renate, Sinnsuche und Sinnfindung im Alter als geragogische Herausforderung, Berlin 2006.

Dies.: Spiritualität im Alter, Frankfurt am Main 2008.

Saake, Irmhild, Sinn und Unsinn der Alternsforschung. Oder: Wieviel Sinn brauchen alte Menschen?, http:// www.lrz-muenchen.de/.

Sachweh, Svenja, Spurenlesen im Sprachdschungel: Kommunikation und Verständigung mit demenzkranken Menschen, Bern 2008.

Schäfer, Bruno, Begleitung der Begleiter – Mitarbeiterseelsorge, in: *Peter Bromkamp (Hg.),* Praxishandbuch Altenheimseelsorge, Ostfildern 2010.

Schindler, Ulrich (Hg.), Die Pflege demenziell Erkrankter neu erleben. Mäeutik im Pflegealltag, Hannover 2003.

Schirrmacher, Frank, Das Methusalem-Komplott, 5. Auflage, München 2004.

Schneider-Flume, Gunda, Alter – Schicksal oder Gnade? Theologische Überlegungen zum demographischen Wandel und zum Alter(n), Göttingen 2008.

Dies.: Leben ist kostbar. Wider die Tyrannei des gelingenden Lebens, 2. Aufl., Göttingen 2004.

Schrödter, Christian, Späte Sehnsucht. Sinnsuche im höheren Lebensalter, Marburg 2007.

Schütte, Anne, Kommunikation in Pflegebeziehungen, in: Altern in Freiheit und Würde. Handbuch christlicher Altenarbeit, hg. von *Martina Blasberg-Kuhnke / Andreas Wittrahm,* München 2007.

Seligman, Martin E. P., Erlernte Hilflosikeit, Weinheim 1995.

Sponsel, Rudolf, Spiritualität: eine psychologische Untersuchung, Internet Publikation für Allgemeine und Integrative Psychotherapie, http://www.sgipt.org/wisms/gb/spirit0.htm (11.12.2009).

Sprakties, Gerhard, Altenheimseelsorge als Einzelbegleitung, in: Diakonische Seelsorge im 21. Jahrhundert. Zur Bedeutung seelsorglicher Aufgaben für die diakonische Praxis, hg. von *Arnd Götzelmann u. a.,* Heidelberg 2006.

Ders.: Der leidende Mensch vor der Sinnfrage. Überlegungen zum Umgang mit Leid auf dem Hintergrund der Logotherapie und Existenzanalyse Viktor E. Frankls sowie präferenzutilitaristischen Ethik Peter Singers, Diakoniewissenschaftliche Diplomarbeit, Heidelberg 1997.

Steffensky, Fulbert, Schwarzbrot-Spiritualität, Stuttgart 2006.

Straßner, Brigitte, „Segen empfangen – Handauflegen und Salben", in: „Ich will euch tragen." Handbuch für die Seelsorge in der Altenpflege, hg. von der *Evang. Landeskirche in Württemberg* und dem *Diakonischen Werk der evang. Kirche in Württemberg e.V.,* V.i.S.d.P.: Dr. Antje Fetzer, 1. Aufl., Stuttgart 2006.

Streckert, Hubert, Werden, wer ich bin, in: Konradsblatt, Wochenzeitung für das Erzbistum Freiburg, 94. Jahrgang, Nummer 40, Karlsruhe 3.10.2010.
Swientek, Christine, Letzter Ausweg Selbstmord. Was alte Menschen in den Tod treibt, Freiburg i. Br. 2008.

Tacke, Helmut, Glaubenshilfe als Lebenshilfe. Probleme und Chancen heutiger Seelsorge, Neukirchen-Vluyn 1975.
Thurneysen, Eduard, Die Lehre von der Seelsorge, 7. Aufl., Zürich 1994.

Union Evanglischer Kirchen in der Evangelischen Kirche in Deutschland (Hg.), Unsere Hoffnung auf das ewige Leben. Ein Votum des Theologischen Ausschusses der Union Evangelischer Kirchen in der EKD, Neukirchen-Vluyn 2006.
Utsch, Michael, Spiritualität – Chance oder Risiko für seelische Gesundheit? (Seite 9). Vortrag vom 18.09.2002, gehalten in der Tagesklinik/Institutsambulanz der Klinik Hohe Mark. Quelle: http://www.ezw-berlin.de (EZW = Evang. Zentralstelle für Weltanschauungsfragen).
Ders.: Wenn die Seele Sinn sucht. Herausforderung für Psychotherapie und Seelsorge, Neukirchen-Vluyn 2000.

VELKD, „Du bist mir täglich nahe … Sterben, Tod, Bestattung, Trauer". Eine evangelische Handreichung für Menschen, die trauern, und für die, die sie in ihrer Trauer begleiten. Hg. im Auftrag der VELKD vom Seelsorgeausschuss, Hannover 2006.

Weber-Gast, Ingrid, Weil du nicht geflohen bist vor meiner Angst, 4. Aufl., Mainz 1980.
Weiher, Erhard, Das Geheimnis des Lebens berühren – Spiritualität bei Krankheit, Sterben, Tod. Eine Grammatik für Helfende, 2. Aufl., Stuttgart 2009.
Ders.: Spiritualität in der Begleitung alter und sterbender Menschen, in: Seelsorge im Alter, hg. von Susanne *Kobler-von Komorowski/Heinz Schmidt.*
Weischedel, Wilhelm, Skeptische Ethik, Frankfurt 1980.
Winkler, Klaus, Krisenberatung in der Seelsorge, in: Kurzpsychotherapie und Krisenberatung in Sozialarbeit, Seelsorge und Therapie, hg. von *Peter-Michael Pflüger,* Fellbach 1978.
Wojnar, Jan, Die Welt der Demenzkranken. Leben im Augenblick, Hannover 2007.

Wolter-Henseler, Dirk K., Depressionen im Alter. Erscheinungsformen und Behandlung, in: Sinnfragen im Alter. Beiträge der Wissenschaft, Gerhard Breloer (Hg.), Münster/New York 2000, S. 131-157.

Wuthe, Inge, Das Märchen von der traurigen Traurigkeit, in: Alle Farben dieser Welt – Ein Märchenbuch, hg. von *Heinz & Lucy Körner,* 6. Auflage, Fellbach 2007.

Zehn Gebote der Gelassenheit nach *Johannes XXIII,* Eschbach/Markgräflerland 2010.

Zerfaß, Rolf, Lebensnerv Caritas, Freiburg i. Br. 1992.

Ziemer, Jürgen, Seelsorgelehre. Eine Einführung für Studium und Praxis, 3. Aufl., Göttingen 2008.

Zink, Jörg, Ufergedanken, Gütersloh 2007.

Ders.: Was heißt segnen?, in: Sinn und Gestalt des Segens, Dokumente KT, Düsseldorf 1985.

Ders.: Wie wir beten können, Stuttgart 1991.